MANUAL DE
GERIATRIA

MANUAL DO RESIDENTE DA ASSOCIAÇÃO DOS
MÉDICOS RESIDENTES DA ESCOLA PAULISTA DE MEDICINA

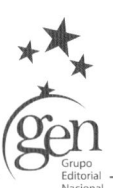

O GEN | Grupo Editorial Nacional – maior plataforma editorial brasileira no segmento científico, técnico e profissional – publica conteúdos nas áreas de ciências da saúde, exatas, humanas, jurídicas e sociais aplicadas, além de prover serviços direcionados à educação continuada e à preparação para concursos.

As editoras que integram o GEN, das mais respeitadas no mercado editorial, construíram catálogos inigualáveis, com obras decisivas para a formação acadêmica e o aperfeiçoamento de várias gerações de profissionais e estudantes, tendo se tornado sinônimo de qualidade e seriedade.

A missão do GEN e dos núcleos de conteúdo que o compõem é prover a melhor informação científica e distribuí-la de maneira flexível e conveniente, a preços justos, gerando benefícios e servindo a autores, docentes, livreiros, funcionários, colaboradores e acionistas.

Nosso comportamento ético incondicional e nossa responsabilidade social e ambiental são reforçados pela natureza educacional de nossa atividade e dão sustentabilidade ao crescimento contínuo e à rentabilidade do grupo.

MANUAL DE
GERIATRIA

MANUAL DO RESIDENTE DA ASSOCIAÇÃO DOS
MÉDICOS RESIDENTES DA ESCOLA PAULISTA DE MEDICINA

Coordenadores

Lucas Porteiro Prospero
Médico geriatra. Residência em Clínica Médica e Geriatria
pela Escola Paulista de Medicina da Universidade Federal de
São Paulo (EPM-Unifesp). Titulado em Geriatria e Gerontologia
pela Sociedade Brasileira de Geriatria e Gerontologia (SBGG).

Débora Yumi Hayashida
Médica geriatra. Residência em Clínica Médica e
Geriatria pela Escola Paulista de Medicina da Universidade
Federal de São Paulo (EPM-Unifesp).

Clineu de Mello Almada Filho
Médico geriatra. Mestre e Doutor em Geriatria pela
Escola Paulista de Medicina da Universidade Federal
de São Paulo (EPM-Unifesp). Professor Afiliado e Chefe da
disciplina de Geriatria e Gerontologia da EPM-Unifesp.

2ª edição

- Os autores deste livro e a EDITORA GUANABARA KOOGAN empenharam seus melhores esforços para assegurar que as informações e os procedimentos apresentados no texto estejam em acordo com os padrões aceitos à época da publicação, *e todos os dados foram atualizados pelos autores até a data da entrega dos originais à editora.* Entretanto, tendo em conta a evolução das ciências da saúde, as mudanças regulamentares governamentais e o constante fluxo de novas informações sobre terapêutica medicamentosa e reações adversas a fármacos, recomendamos enfaticamente que os leitores consultem sempre outras fontes fidedignas, de modo a se certificarem de que as informações contidas neste livro estão corretas e de que não houve alterações nas dosagens recomendadas ou na legislação regulamentadora.

- Os autores e a editora se empenharam para citar adequadamente e dar o devido crédito a todos os detentores de direitos autorais de qualquer material utilizado neste livro, dispondo-se a possíveis acertos posteriores caso, inadvertida e involuntariamente, a identificação de algum deles tenha sido omitida.

- Direitos exclusivos para a língua portuguesa
  Copyright © 2019 by **EDITORA GUANABARA KOOGAN LTDA.**
  Um selo integrante do GEN | Grupo Editorial Nacional
  Travessa do Ouvidor, 11
  Rio de Janeiro – RJ – CEP 20040-040
  Tels.: (21) 3543-0770/(11) 5080-0770 | Fax: (21) 3543-0896
  www.grupogen.com.br | faleconosco@grupogen.com.br

- Reservados todos os direitos. É proibida a duplicação ou reprodução deste volume, no todo ou em parte, em quaisquer formas ou por quaisquer meios (eletrônico, mecânico, gravação, fotocópia, distribuição pela Internet ou outros), sem permissão, por escrito, da EDITORA GUANABARA KOOGAN LTDA.

- Capa: Editorial Saúde

- Editoração eletrônica: Lira Editorial

- Ficha catalográfica

M251
2. ed.

Manual de geriatria/Lucas Porteiro Prospero, Débora Yumi Hayashida, Clineu de Mello Almada Filho. – 2. ed. – Rio de Janeiro: Guanabara Kogan, 2019. 362 p.; 17 cm.

Apêndice
ISBN 9788527735384

1. Geriatria - Manuais, guias, etc. I. Prospero, Lucas Porteiro. II. Hayashida, Débora Yumi. III. Almada Filho, Clineu de Mello.

19-56389
CDD: 618.97
CDU:616-053.9   Leandra Felix da Cruz – Bibliotecária – CRB-7/6135

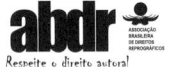

Colaboradores

Aline T. Domingos
Enfermeira. Especialista em Enfermagem Geriátrica e Gerontológica pela EPM-Unifesp. Mestre em Ensino em Saúde pela EPM-Unifesp. Gerente dos Ambulatórios da Unifesp.

Amanda Baptista Aranha
Médica geriatra. Especialista em Geriatria pela EPM-Unifesp. Mestre em Ensino na Saúde pelo Centro de Ciências da Saúde (CCS) da Universidade Federal do Rio Grande do Norte (UFRN). Professora Assistente da disciplina Geriatria do Departamento de Medicina Clínica da UFRN.

Ana Beatriz Galhardi Di Tommaso
Médica geriatra. Especialista em Geriatria pela EPM-Unifesp com certificado de área de atuação em Medicina Paliativa pela Sociedade Brasileira de Geriatria e Gerontologia/Associação Médica Brasileira (SBGG/AMB). Mestranda da disciplina Nutrição da EPM-Unifesp. Médica afiliada do Ambulatório de Longevos da EPM-Unifesp. Coordenadora da Pós-graduação em Cuidados Paliativos do Hospital Israelita Albert Einstein.

Ana Luísa Cardoso Rosa da Silva
Médica. Especialista em Clínica Médica pela EPM-Unifesp. Residência Médica em Geriatria pela EPM-Unifesp.

André Daniel Tavares
Médico geriatra. Titulado em Geriatria pela SBGG. Pós-graduado em Nutrologia pela Associação Brasileira de Nutrologia (ABRAN). MBA em Gestão em Saúde pelo Hospital Israelita Albert Einstein/Insper.

Beatriz Rodrigues de Anchieta
Médica. Especialista em Clínica Médica pelo Hospital do Servidor Público Municipal e em Geriatria pela EPM-Unifesp e pela SBGG. Voluntária no Ambulatório de Neuropsiquiatria da Geriatria da Unifesp.

Carlos André Freitas dos Santos
Médico geriatra. Especialista em Geriatria pela EPM-Unifesp. Mestre em Nutrição e em Medicina Esportiva pela Unifesp. Médico da disciplina Geriatria e Gerontologia do Departamento de Medicina da EPM-Unifesp.

Cybelle Maria Diniz Azeredo Costa
Médica. Especialista em Geriatria e Gerontologia pela SBGG/AMB. Mestre em Ciências da Saúde, disciplina Neurologia, pela Unifesp.

Diego Fernando Matias Oliva
Médico. Especialista em Psiquiatria e Psicogeriatria pela Unifesp. Médico concursado no Serviço de Saúde Mental do Hospital Universitário (SAMEHU) do Departamento de Psiquiatria da Unifesp. Coordenador do Serviço de Retaguarda Psiquiátrica do Hospital Universitário da Unifesp.

Eduardo Canteiro Cruz
Médico geriatra. Especialista em Geriatria pela SBGG/AMB. Médico-assistente da disciplina Geriatria e Gerontologia da EPM-Unifesp.

Eduardo Vieira Fregolente
Médico. Especialista em Geriatria pela EPM-Unifesp.

Egli Belinazzi Quadrado
Médica. Especialista em Clínica Médica pelo Hospital Beneficência Portuguesa de São Paulo e em Cardiologia pelo Instituto do Coração (Incor). Pósgraduação em Geriatria, disciplina Geriatria e Gerontologia pela Unifesp.

Evelyn Ganeco Higa
Fisioterapeuta. Especialista em Envelhecimento pela Unifesp.

Fânia Cristina dos Santos
Médica. Especialista em Geriatria e Dor pela Unifesp. Mestre em Medicina Interna e Terapêutica e Doutora em Ciências pela Unifesp. Professora Afiliada da disciplina Geriatria e Gerontologia do Departamento de Medicina da Unifesp.

Flavio Arbex
Médico. Residência em Pneumologia pela EPM-Unifesp. Doutor em Pneumologia pela EPM-Unifesp. Professor de Pneumologia da Universidade de Araraquara (UNIARA).

Ianna Lacerda
Médica. Especialista em Geriatria pela EPM-Unifesp. Mestre em Ciências pela Unifesp. Doutora em Biotecnologia pela Rede Nordeste de Biotecnologia (Renorbio)/Universidade de Fortaleza (Unifor)/Universidade Estadual do Ceará (Uece). Professora de Medicina e Supervisora da Residência de Geriatria da Unifor.

Jane Érika Frazão Okazaki
Médica. Especialista em Geriatria pela EPM-Unifesp. Mestre em Tecnologias e Atenção à Saúde pela Unifesp.

Julia Cabral Martuscello Bedendo
Médica geriatra. Membro titular da SBGG.

Júlia de Carvalho Galiano
Médica geriatra. Especialista em Clínica Médica pelo Hospital do Servidor Público Estadual de São Paulo e em Geriatria pela EPM-Unifesp. Médica afiliada do Serviço de Dor e Doenças Osteoarticulares da disciplina Geriatria e Gerontologia da Unifesp.

Juliana Bonfim de Souza
Médica. Residência em Geriatria pela Unifor.

Juliana de Oliveira Gomes
Médica geriatra. Especialista em Geriatria pela EPM-Unifesp e em Geriatria pela SBGG.

Julyane Souto Lopes da Silva
Médica. Residência em Geriatria pela EPM-Unifesp. Especialista em Geriatria pela SBGG/AMB. Professora da disciplina Geriatria e Gerontologia do Departamento de Medicina da EPM-Unifesp.

Katia Emi Nakaema
Médica. Especialista em Geriatria pela EPM-Unifesp.

Lara M. Q. Araújo
Médica. Especialista em Geriatria pela EPM-Unifesp. Mestre em Morfologia/Genética e Doutora em Ciências pela Unifesp. Professora Adjunta da disciplina Geriatria e Gerontologia do Departamento de Medicina da EPM-Unifesp.

Lyina Kawazoe
Médica geriatra. Residência em Clínica Médica e Geriatria pela EPM-Unifesp.

Luciana Zimmermann
Médica geriatra. Residência em Geriatria pela EPM-Unifesp. Especialista em Geriatria pela SBGG. Médica-assistente do Serviço de Gerontogeriatria do Hospital do Servidor Municipal de São Paulo.

Luís Gustavo Langoni Mariotti
Médico. Especialista em Geriatria pela EPM-Unifesp e pela SBGG, com área de atuação em Medicina Paliativa pela AMB. Médico-assistente do Serviço de Cuidados Paliativos do Hospital das Clínicas da Faculdade de Medicina de Botucatu da Universidade Estadual Paulista (FMB/UNESP).

Marcia Regina Daga de Souza
Assistente social. Residência Multiprofissional em Gerontologia pela Unifesp.

Márcio Tomita da Rocha Lima
Médico geriatra. Especialista em Geriatria pela SBGG/AMB. Mestre em Tecnologias e Atenção à Saúde pela EPM-Unifesp.

Mariana Bellaguarda Sepulvida
Médica geriatra. Especialista em Clínica Médica pela Pontifícia Universidade Católica de Campinas (PUC-Campinas) e em Geriatria pela Unifesp e pela SBGG. Mestre em Geriatria e Gerontologia pela Unifesp. Médica-assistente e Preceptora do Ambulatório de Doenças Cardiovasculares da disciplina Geriatria e Gerontologia da Unifesp.

Mariany A. F. de Abreu
Nutricionista. Especialista em Geriatria e Gerontologia pela Unifesp.

Myrian Najas
Nutricionista. Especialista em Envelhecimento pela SBGG. Mestre em Epidemiologia pela Unifesp. Professora Assistente da disciplina Geriatria e Gerontologia do Departamento de Medicina da Unifesp.

Naira Dutra Lemos
Assistente social. Mestre em Reabilitação e Doutora em Ciências da Saúde pela Unifesp. Professora Afiliada da disciplina Geriatria e Gerontologia da Unifesp.

Niele Silva de Moraes
Médica geriatra. Residência em Geriatria pela EPM-Unifesp. Especialista em Geriatria pela SBGG. Doutora em Medicina, Hematologia, pela EPM-Unifesp. Professora Assistente do Curso de Medicina da Universidade do Estado do Pará (UEPA). Coordenadora do Núcleo de Atenção ao Idoso da UEPA.

Osvladir Custódio
Médico. Especialista e Mestre em Psiquiatria da Unifesp.

Paskale S. Vargas
Médica. Especialista em Geriatria pela Unifesp.

Paulo M. C. Affonso
Fisioterapeuta. Especialista em Gerontologia e Mestre em Ciências pela Unifesp.

Priscila Pinheiro
Médica. Residência em Geriatria pela Unifor.

Priscila Gaeta Baptistão
Médica geriatra. Especialista em Geriatria pela SBGG/AMB.

Rafael de Sousa Bezerra Pinheiro
Médico. Residência em Geriatria pela Unifor.

Renata Araujo de Souza
Médica. Residência em Clínica Médica no Hospital Ipiranga pela Secretaria do Estado da Saúde do Governo de São Paulo e em Geriatria pela EPM-Unifesp. Especialista em Geriatria pela SBGG/AMB.

Roberto Dischinger Miranda
Médico. Especialista em Clínica Médica, Cardiologia e Geriatria, pela Unifesp. Doutor em Medicina, Cardiologia, pela Unifesp. Chefe do Serviço de Cardiologia da disciplina Geriatria e Gerontologia da Unifesp.

Rodrigo Ngan Pazini
Médico. Especialista em Geriatria e em Clínica Médica pela EPM-Unifesp. Mestrando em Tecnologias da Saúde pela Unifesp. Preceptor e assistente da Liga Acadêmica de Geriatria e Preceptor e assistente voluntário do Ambulatório de Geriatria Cardiovascular da disciplina Geriatria da EPM-Unifesp.

Sabrina Nascimento do Carmo
Médica. Especialista e Mestranda em Geriatria pela Unifesp.

Thais Regina Francisco
Enfermeira. Especialista em Gerontologia pela Unifesp.

Wallena Cavalcante
Médica Geriatra. Residência em Clínica Médica pela Universidade Federal do Ceará (UFC).

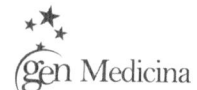

Atualize-se com o melhor conteúdo da área.

Conheça o GEN Medicina, portal elaborado pelo GEN | Grupo Editorial Nacional para prover conteúdo científico atualizado e de alta qualidade por meio de artigos, vídeos, entrevistas, depoimentos, casos clínicos e muito mais.

Acesse: http://genmedicina.com.br

Apresentação

Há sete anos, fizemos parte do time que organizou a primeira edição deste Manual. Estávamos ligados ao ensino de Geriatria graças à preceptoria da Residência Médica de Geriatria da Escola Paulista de Medicina da Universidade Federal de São Paulo (EPM-Unifesp). Naquela época, a afinidade pelo ensino, a busca pela atualização em nossa área, o estímulo à produção científica e o respeito por nossa querida "Escola" nos uniram.

Desde então, o *Manual de Geriatria* tornou-se não só um guia de bolso para os alunos de nossa instituição, mas também um instrumento de apoio para colegas de diversas universidades e para aqueles dedicados à prática clínica de forma exclusiva. Foi considerado referência em praticidade para todos os profissionais da área da saúde que assistem a pessoa idosa tanto no ambiente público quanto no privado, independentemente do cenário de atendimento.

O convite para participar desta segunda edição nos encontrou em um momento muito especial de nossas vidas. Cada um seguiu um rumo pessoal e profissional, e a proximidade física já não é tão comum. Vivemos em locais diferentes (Belém do Pará, Fortaleza e São Paulo), mas seguimos ligados ao ensino de geriatria e gerontologia nas universidades de nossos respectivos Estados. Somos coordenadores de pós-graduação, preceptores de residência médica, docentes de graduação; e, acima de tudo, com muita alegria, continuamos amigos apesar da distância.

Seguimos acreditando que o conhecimento só tem valor quando é compartilhado e que só é possível ser um bom profissional de saúde mediante muito estudo e constantes atualizações. Nosso desejo é de que este manual seja, mais uma vez, um grande aliado dos profissionais dedicados à atenção à saúde da pessoa idosa.

Bons estudos!

Ana Beatriz Galhardi Di Tommaso
Niele Silva de Moraes
Ianna Lacerda
Eduardo Canteiro Cruz

Prefácio

A Residência Médica, instituída no Brasil em 5 de setembro de 1977, constitui uma modalidade de ensino de Pós-graduação, sob a forma de curso de especialização, e funciona em instituições de saúde sob a orientação de profissionais médicos de elevada qualificação ética e profissional, sendo considerada o padrão-ouro da especialização médica.

Ao longo de mais de 30 anos, muitas transformações ocorreram. A constante evolução da Medicina e o aumento dos conhecimentos científicos resultaram, de forma inevitável, em maior cobrança pela qualidade desses profissionais. Hoje, a maioria dos hospitais que alocam residentes tem suas atividades totalmente dependentes desses jovens médicos, o que resulta em excesso de carga de trabalho e horários extenuantes.

Com o objetivo de ajudar nessa difícil missão, a Associação dos Médicos Residentes da Escola Paulista de Medicina (AMEREPAM) tem o prazer de contribuir com a série "Manual do Residente da Universidade Federal de São Paulo", que envolve as mais diversas especialidades médicas e tem como finalidade levar ao residente, de forma fácil e ágil, as informações de maior relevância para a boa prática clínica.

Luiz Fernando dos Reis Falcão
Professor Adjunto de Anestesiologia da Unifesp.
Research Fellow da Harvard Medical School – Harvard University.
Idealizador da série "Manual do Residente da Universidade Federal de São Paulo", em sua gestão como diretor científico da AMEREPAM – Gestão 2008-2009.

É com grata satisfação que apresentamos o novo formato da série "Manual do Residente da Universidade Federal de São Paulo". Nossa constante busca pela atualização e pelo aperfeiçoamento resultou nesta edição mais moderna, repaginada e com o conteúdo de qualidade e excelência que você já conhece.

Com este manual de bolso, esperamos auxiliar na melhor tomada de decisão para cada paciente, de maneira prática e rápida. Esforçamos-nos para fornecer, em cada capítulo, a clareza e a precisão daquilo que buscamos, sempre embasados na segurança das melhores evidências na literatura internacional.

A Associação dos Médicos Residentes da Escola Paulista de Medicina (AMEREPAM) tem o orgulho de manter viva esta série e enriquecer o seu legado.

Davi Jing Jue Liu
Presidente da AMEREPAM – Gestão 2016-2017.
Residente do Programa de Cancerologia Clínica da EPM-Unifesp.

Nossa trajetória na Escola começou na graduação, mas foi na residência médica, momento crucial de nossa formação, que surgiu essa parceria que nos trouxe até esta publicação.

Ao iniciarmos nossa jornada pela Residência de Geriatria, vimos, neste manual, um verdadeiro guia de bolso, fruto da iniciativa daqueles que, hoje, não são apenas nossos preceptores, mas também colegas de profissão e amigos.

Felizmente, os estudos em Geriatria e Gerontologia estão em constante atualização, e foi com muita honra que aceitamos o desafio da Associação dos Médicos Residentes da Escola Paulista de Medicina (AMEREPAM) de coordenar esta segunda edição. Com os objetivos de manter a praticidade deste material e ampliar sua abrangência a profissionais de outras áreas da saúde, exploramos de forma concisa diversos temas de relevância na prática de cuidado ao paciente idoso.

Agradecemos àqueles que um dia fizeram parte da Disciplina de Geriatria e Gerontologia (DIGG) da Escola Paulista de Medicina (EPM) e que se dedicaram à elaboração desta obra. Esperamos que este manual transforme o olhar sobre o paciente idoso, proporcionando um cuidado mais humanizado a essa parcela crescente de nossa população.

Lucas Porteiro Prospero
Débora Yumi Hayashida

Sumário

Parte 1 Avaliação do Idoso 1

1. Avaliação Geriátrica Ampla 3
   Rodrigo Ngan Pazini, Eduardo Canteiro Cruz

2. Avaliação Nutricional.. 15
   Mariany A. F. de Abreu, Myrian Najas

3. Avaliação Física 27
   Evelyn Ganeco Higa, Paulo M. C. Affonso

4. Exercício Físico 33
   Evelyn Ganeco Higa, Rodrigo Ngan Pazini, Paulo M. C. Affonso,
   Carlos André Freitas dos Santos

5. Prevenção e Rastreamento de Doenças.. 41
   Renata Araujo de Souza, Lara M. Q. Araújo

6. Avaliação Social 51
   Marcia Regina Daga de Souza, Naira Dutra Lemos

7. Interdição e Curatela.. 55
   Marcia Regina Daga de Souza, Naira Dutra Lemos

Parte 2 Síndromes Geriátricas 59

8. Iatrogenias 61
   Ana Beatriz Galhardi Di Tommaso, Ianna Lacerda, Juliana Bonfim de Souza,
   Rafael de Sousa Bezerra Pinheiro

9. Síndrome da Fragilidade 67
   Amanda Baptista Aranha, André Daniel Tavares

10. Perda de Peso Involuntária.. 73
    Katia Emi Nakaema

11. Transtornos Neurocognitivos Maiores 79
    Ana Beatriz Galhardi Di Tommaso, Ianna Lacerda, Priscila Pinheiro,
    Wallena Cavalcante

12. *Delirium* 91
    Márcio Tomita da Rocha Lima, Niele Silva de Moraes

13. Incontinência Urinária..109
    Beatriz Rodrigues de Anchieta, Lara M. Q. Araújo

14 Incontinência Fecal 117
Beatriz Rodrigues de Anchieta, Lara M. Q. Araújo

15 Constipação Intestinal 121
Beatriz Rodrigues de Anchieta, Lara M. Q. Araújo

16 Síndrome da Imobilidade 127
Beatriz Rodrigues de Anchieta, Lara M. Q. Araújo

17 Lesão por Pressão 131
Thais Regina Francisco, Aline T. Domingos

18 Osteoporose 147
Jane Érika Frazão Okazaki, Fânia Cristina dos Santos

19 Quedas 161
Julia Cabral Martuscello Bedendo, Juliana de Oliveira Gomes

20 Fratura de Fêmur 175
Jane Érika Frazão Okazaki, Julyane Souto Lopes da Silva, Fânia Cristina dos Santos

Parte 3 Temas Especiais em Geriatria 181

21 Ansiedade e Depressão 183
Luciana Zimmermann, Luís Gustavo Langoni Mariotti

22 Sintomas Psicológicos e Comportamentais Secundários à Demência 195
Diego Fernando Matias Oliva, Osvladir Custódio

23 Transtornos do Sono 201
Lucas Porteiro Prospero, Osvladir Custódio

24 Transtornos do Movimento 209
Paskale S. Vargas, Cybelle Maria Diniz Azeredo Costa

25 Hipertensão Arterial 219
Mariana Bellaguarda Sepulvida, Roberto Dischinger Miranda

26 Insuficiência Cardíaca 237
Lucas Porteiro Prospero, Egli Belinazzi Quadrado, Roberto Dischinger Miranda

27 Síncope 249
Lyina Kawazoe, Priscila Gaeta

28 Dislipidemias 259
Eduardo Vieira Fregolente, Ana Luísa Cardoso Rosa da Silva, Roberto Dischinger Miranda

29 Osteoartrite 267
Sabrina Nascimento do Carmo, Fânia Cristina dos Santos

30 Artrite Reumatoide 273
Sabrina Nascimento do Carmo, Fânia Cristina dos Santos

31 Doenças da Tireoide 283
Júlia de Carvalho Galiano, Ana Beatriz Galhardi Di Tommaso

32 Diabetes Melito..293
Júlia de Carvalho Galiano, Ana Beatriz Galhardi Di Tommaso

33 Asma...303
Jane Érika Frazão Okazaki, Flavio Arbex

34 Doença Pulmonar Obstrutiva Crônica................................315
Jane Érika Frazão Okazaki, Flavio Arbex

35 Pneumonias 327
Julyane Souto Lopes da Silva, Jane Érika Frazão Okazaki, Flavio Arbex

Índice Alfabético 337

Parte 1

Avaliação do Idoso

1 Avaliação Geriátrica Ampla

Rodrigo Ngan Pazini • Eduardo Canteiro Cruz

INTRODUÇÃO

A avaliação geriátrica ampla (AGA) aborda os aspectos médico, funcional e psicossocial, bem como os fatores ambientais. É multidimensional, geralmente interdisciplinar, e objetiva obter um diagnóstico global e detectar deficiências, incapacidades e desvantagens apresentadas pelos idosos, além de identificar os indivíduos frágeis e de alto risco, estabelecendo medidas de prevenção, tratamento e reabilitação.

A diferença entre a AGA e uma avaliação médica habitual consiste na priorização da funcionalidade e da qualidade de vida, utilizando instrumentos de avaliação, como testes, índices e escalas, que facilitam a comparação evolutiva do indivíduo.

AVALIAÇÃO CLÍNICA

O paciente deve ser avaliado considerando-se os grandes domínios: cognição, físico/funcionalidade, humor (mental), socioambiental e aspectos de espiritualidade. Por isso, deve-se:

- Analisar as queixas atuais
- Interrogar sobre os diversos aparelhos (questionar ativamente os sintomas, uma vez que, às vezes, determinadas alterações não são valorizadas pelo idoso nem por sua família)
- Investigar antecedentes pessoais e familiares
- Fazer exame físico:
  - Tirar medidas antropométricas: peso, altura, índice de massa corporal (IMC) e circunferência do quadril, da cintura e da panturrilha
  - Aferir hipotensão postural: pressão arterial (PA) e frequência cardíaca (FC) nas posições sentada e ortostática (após 3 min em cada posição)
  - Fazer exame físico geral para cada sistema
  - Examinar a boca (retirar e avaliar as próteses dentárias), pele e mucosas, carótidas, tireoide, pulsos distais, sopro abdominal
  - Fazer exames neurológico e articular direcionados.

Hábitos de vida

Também devem ser avaliados, principalmente:

- Tabagismo: avaliar se atual ou prévio e registrar a quantidade (em maços/ano) e há quanto tempo parou, se for o caso
- Etilismo: avaliar se atual ou prévio, registrar a quantidade por semana e o tipo de bebida ingerida normalmente, há quanto tempo parou (se for o caso) e se há prejuízo no dia a dia do indivíduo
- Direção veicular: caso dirija, avaliar dificuldades e descrever acidentes; se parou, avaliar os motivos
- Atividade física: investigar tipo, frequência, duração e intensidade
- Atividade sexual: se presente, questionar a frequência de relações, o número de parceiros e se usa preservativo, e analisar libido, ocorrência de dispareunia e disfunção erétil
- Atividade de lazer: questionar tipo e frequência
- Vacinação: investigar se foi vacinado para influenza, pneumococos, hepatite B, tétano, difteria, febre amarela (para casos específicos) e herpes-zóster.

Alimentação

Com relação à dieta e ao estado nutricional, avaliar a quantidade diária ingerida de cálcio (leite e derivados), proteínas, frutas, verduras, legumes e líquidos. Para a avaliação do risco nutricional, podem-se utilizar a miniavaliação nutricional (MAN®) e medidas antropométricas como peso, altura, IMC e circunferência de panturrilha (Quadro 1.1).

A circunferência da panturrilha é uma medida sensível da massa muscular em idosos, indicando alterações que ocorrem em virtude da idade e do decréscimo da atividade física. Deve ser obtida na perna do lado contralateral ao da mão dominante, com uma fita métrica inelástica, na parte mais protuberante. Considera-se adequada a circunferência igual ou superior a 31 cm.

Incontinência urinária

Frequente em idosos, a incontinência urinária também pode estar presente e, em alguns casos, causar constrangimento e contribuir para o isolamento social. Nessas situações, deve-se questionar e classificar o tipo (esforço, urgência, mista e transbordamento), avaliar a gravidade dos sintomas e o quanto eles afetam a qualidade de vida.

Fragilidade

Consiste em uma das síndromes geriátricas de alta vulnerabilidade para eventos de saúde adversos, inclusive quedas, dependência, incapacidade e mortalidade.

Existem cinco critérios para o estabelecimento do diagnóstico de fragilidade. Se um ou dois deles estiverem presentes, o diagnóstico é

Quadro 1.1 Miniavaliação nutricional (versão reduzida).

A. Nos últimos 3 meses, houve diminuição da ingesta alimentar em decorrência de perda de apetite, problemas digestivos ou dificuldade para mastigar ou deglutir?
0: diminuição grave da ingesta
1: diminuição moderada da ingesta
2: sem diminuição da ingesta

B. Houve perda de peso nos últimos meses?
0: > 3 kg
1: não sabe informar
2: entre 1 e 3 kg
3: sem perda de peso

C. Mobilidade
0: restrito ao leito ou à cadeira de rodas
1: deambula, mas não é capaz de sair de casa
2: normal

D. Passou por algum estresse psicológico ou doença aguda nos últimos 3 meses?
0: sim
2: não

E. Problemas neuropsicológicos
0: demência ou depressão grave
1: demência leve
2: sem problemas psicológicos

F1. Índice de massa corporal [IMC = peso (kg)/estatura (m^2)]
0: IMC < 19
1: IMC entre 19 e 21
2: IMC entre 21 e 23
3: IMC > 23

F2. Circunferência da panturrilha (em cm)
0: CP < 31
3: CP ≥ 31

Escore de triagem total:
≥ 12 pontos: normal; desnecessário continuar a avaliação
≤ 11 pontos: possibilidade de desnutrição; continuar a avaliação com a versão completa da MAN®

IMC em idosos:
< 22 kg/m^2: desnutrição
22 a 27 kg/m^2: eutrofia
> 27 kg/m^2: obesidade

Obs.: se o cálculo do IMC não for possível, deve-se substituir a questão F1 pela F2. Caso seja possível calcular o IMC, desconsiderar F2. CP: circunferência da panturrilha.

pré-frágil; se três ou mais estiverem presentes, o diagnóstico é frágil. Esses critérios são:

- Fadiga ou exaustão autorreferida
- Perda de peso acima de 5% do peso habitual no último ano
- Inaptidão para atividade física
- Velocidade de marcha: avaliar o paciente caminhando por 4 m (se fizer uso de dispositivo de marcha, deverá utilizá-lo no teste), cronometrar o tempo e realizar o cálculo da velocidade média (V = $\Delta S/\Delta T$ – quociente da distância percorrida pelo tempo gasto neste percurso). Se a velocidade de marcha estiver abaixo de 0,8 m/s, é considerada baixa
- Força de preensão palmar (*hand grip*): usar o dinamômetro e considerar a melhor de três tentativas. Valores considerados normais são: ≥ 20 kg para mulheres e ≥ 30 kg para homens.

Equilíbrio e marcha

O envelhecimento pode alterar o equilíbrio e a mobilidade, provocando instabilidade postural, alterações da marcha e maior risco de quedas. Essas alterações podem ser investigadas a partir das seguintes informações:

- Número de quedas no último ano (com pelo menos duas quedas, o paciente é considerado caidor crônico)
- Histórico da queda: período, mecanismo, sintomas associados, local, circunstância, ambiente e calçado, efeitos adversos
- Fatores de risco de quedas: intrínsecos (decorrentes de alterações fisiológicas do envelhecimento, doenças e efeitos de medicamentos) e extrínsecos (circunstâncias sociais e ambientais). A probabilidade de quedas aumenta à medida que esses fatores se acumulam
- Teste do sentar e do levantar: solicitar que o paciente se levante da cadeira sem utilizar apoio (com os braços cruzados sob o peito) e que se sente três vezes seguidas. Avaliar se há dificuldade ou desequilíbrio que indique fraqueza de membros inferiores
- Teste de velocidade de marcha: anteriormente descrito no tópico *Fragilidade*
- *Timed Up & Go Test* (TUGT): o paciente deve se levantar de uma cadeira, caminhar normalmente por 3 m, voltar, girar 180° e sentar-se novamente. O tempo da tarefa deve ser cronometrado. Se ≤ 10 s, o indivíduo é considerado independente, sem alterações; entre 11 e 20 s, independente em transferências básicas, mas com baixo risco de quedas; ≥ 20 s, dependente na mobilidade e com alto risco de quedas.

Polifarmácia

Definida pelo uso de cinco ou mais medicamentos, relaciona-se a maior incidência de quedas, interações medicamentosas e hospitalizações. Para ser identificada, o paciente precisa relatar o uso de medicamentos (inclusive fitoterápicos e homeopáticos), com suas respectivas doses e frequências, para que se possam avaliar e suspender aqueles potencialmente inapropriados para idosos segundo Critério de Beers da American Geriatrics Society (AGS).

AVALIAÇÃO SENSORIAL

Déficits sensoriais são comuns nos idosos e podem acarretar perda de qualidade de vida, afetando a funcionalidade, principalmente nos sentidos descritos a seguir.

Visão

A prevalência de catarata, glaucoma e degeneração macular aumenta com a idade.

Avaliação subjetiva. Questionar sobre dificuldade para enxergar mesmo com o uso de lentes corretivas. Tentar identificar se a dificuldade é para longas, médias ou curtas distâncias (p. ex., reconhecer ônibus ou pessoas, assistir à televisão ou ler/costurar). Cabe lembrar que idosos com dificuldade para enxergar médias distâncias geralmente sofrem mais quedas.

Avaliação objetiva. Utilizar cartelas que possam ser visualizadas sem necessidade de projetor. Tentar mensurar a acuidade visual de cada olho (quadro de Snellen, cartão de Jaeger). Avaliar o uso de lentes corretivas, a data da última troca e em quais situações o idoso utiliza os óculos. Verificar quando foi a última consulta com oftalmologista e, se necessário, reencaminhar.

Audição

Déficit auditivo é comum em idosos, podendo interferir significativamente em seu cotidiano e sua qualidade de vida, contribuindo ainda para o isolamento social.

Avaliação subjetiva. Questionar dificuldade para escutar.
Avaliação objetiva. Fazer o teste do sussurro, ou seja, sussurrar três letras/números/palavras a 33 cm (distância aproximada da medida de um braço), fora do campo visual do paciente, cobrindo-lhe a orelha contralateral e pedindo que repita o que escutou. Caso ele não seja capaz, o teste é positivo, devendo-se recomendar avaliação auditiva.
Uso de prótese auditiva. Avaliar se uni ou bilateral, se há dificuldade de adaptação e tempo de uso.

AVALIAÇÃO COGNITIVA

Utilizada para determinar o grau de autonomia do idoso, a avaliação cognitiva é de grande importância considerando-se que:

- A prevalência de doença de Alzheimer e outras demências é alta nessa população

- A maioria das pessoas com demência não se queixa de problemas de memória
- A presença de déficit cognitivo aumenta o risco de acidentes, *delirium*, falta de adesão ao tratamento e incapacidades.

A avaliação cognitiva deve ser realizada anualmente, ainda que não haja queixas cognitivas do paciente ou do seu acompanhante. Para tanto, são utilizados alguns testes de rastreio para avaliação cognitiva inicial, como miniexame do estado mental (MEEM), fluência verbal (FV) e teste do desenho do relógio (TDR), apresentados nos Quadros 1.2 a 1.4.

AVALIAÇÃO DO HUMOR

Depressão deve ser investigada em todos os idosos, em virtude de sua grande prevalência nessa faixa etária e da presença de manifestações atípicas que, muitas vezes, não preenchem os critérios do DSM-V, dificultando o seu reconhecimento.

A escala de depressão geriátrica (GDS, do inglês *geriatric depression scale*), apresentada no Quadro 1.5, deve ser utilizada como instrumento de rastreio de depressão do idoso, e não como diagnóstico, devendo-se utilizar critérios do DSM-V para tal.

AVALIAÇÃO FUNCIONAL

Elemento central da AGA e fundamental para a tomada de decisões terapêuticas, a avaliação funcional determina o grau de independência do idoso.

O comprometimento da funcionalidade tem impacto negativo significativo na qualidade de vida do idoso, prejudicando seu cotidiano e podendo causar vulnerabilidade e dependência. Traz repercussões negativas também para familiares, para a comunidade e para o sistema de saúde.

A avaliação funcional do idoso pode ser feita empregando-se a escala de atividades básicas de vida diária e a escala de atividades instrumentais da vida diária, apresentadas nos Quadros 1.6 e 1.7.

AVALIAÇÃO SOCIOAMBIENTAL

A avaliação socioambiental é essencial para o entendimento do contexto de vida do paciente e de seu cuidador, uma vez que um ambiente adequado pode prevenir o aparecimento da maioria das síndromes geriátricas. A falta de suporte e de adequação do idoso à vida familiar e social é um dos fatores que contribuem negativamente para suas condições clínicas e seu estado funcional. Nesse sentido, deve-se avaliar:
- Rede (quem pode ajudar), suporte (se pode contar com ajuda) e engajamento (relação do indivíduo com a comunidade) social
- Renda familiar

Quadro 1.2 Miniexame do estado mental.

1. Orientação temporal (5 pontos)

Qual é o ...?
Ano ( ) Mês ( ) Dia ( ) Dia da semana ( ) Hora ( )

2. Orientação espacial (5 pontos)

Onde estamos?
Estado ( ) Cidade ( ) Bairro ( ) Hospital ( ) Andar ( )

3. Memória imediata (3 pontos)

Repetir as palavras:
Carro ( ) Vaso ( ) Tijolo ( )

4. Atenção e cálculo (5 pontos)

100 – 7 ( ) 93 – 7 ( ) 86 – 7 ( ) 79 – 7 ( ) 72 – 7 ( )

5. Memória de evocação (3 pontos)

Repetir palavras ditas há pouco:
Carro ( ) Vaso ( ) Tijolo ( )

6. Linguagem

6.1. Reconhecimento (2 pontos):
Relógio ( ) Caneta ( )

6.2. Repetição (1 ponto):
Nem aqui, nem ali, nem lá ( )

6.3. Ordem verbal (3 pontos):
Pegue o papel com sua mão direita ( ) Dobre-o ao meio ( ) Ponha-o no chão ( )

6.4. Executar ordem escrita (1 ponto):
Feche os olhos ( )

6.5 Escreva uma frase (1 ponto): ( )

6.6 Copie o desenho (1 ponto): ( )

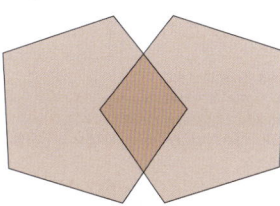

Pontos de corte:

- Analfabetos: 20 pontos
- 1 a 4 anos de escolaridade: 25 pontos
- 5 a 8 anos de escolaridade: 26 pontos
- 9 a 11 anos de escolaridade: 28 pontos
- > 11 anos de escolaridade: 29 pontos

Quadro 1.3 Fluência verbal.

Avalia linguagem, memória semântica e função executiva:
"Fale, o mais rápido que puder, todos os animais (ou frutas) que conseguir se lembrar. Vale qualquer tipo."
(marcar 1 min)

Pontos de corte:
- Analfabetos: 12 palavras
- Escolaridade:
  - 1 a 4 anos = 12 palavras
  - 5 a 8 anos = 14 palavras
  - 9 a 11 anos = 16 palavras
  - > 11 anos = 18 palavras

Quadro 1.4 Teste do relógio.

Avalia funções executivas, memória, habilidades visuoconstrutivas, abstração e compreensão verbal:
"Desenhe o mostrador de um relógio com todos os números e ponteiros, marcando 11 h10 min."
Escore_____

Pontuação:
Podem ser utilizadas as pontuações de 5, 10 ou 15 pontos, sendo esta última a mais utilizada no serviço de Geriatria da EPM-Unifesp.
- Contorno:
  - Aceitável = 1
  - Tamanho médio = 1
- Números:
  - De 1 a 12 sem adição ou subtração = 1
  - Somente arábicos ou romanos = 1
  - Ordem correta = 1
  - Papel não é rotacionado = 1
  - Posição = 1
  - Todos números dentro do contorno = 1
- Ponteiros:
  - Dois ponteiros e/ou marcas = 1
  - Hora indicada de alguma maneira = 1
  - Minutos indicados de alguma maneira = 1
  - Ponteiros de proporção correta, sem marcas supérfluas = 1
  - Ponteiros ligados = 1
  - Centro = 1

Se o total for menor que 11 pontos, o desempenho no teste é considerado baixo

Quadro 1.5 Escala de depressão geriátrica.

Perguntas	Sim	Não
1. Está satisfeito com a vida?	0	1
2. Interrompe muito suas atividades?	1	0
3. Sente que sua vida está vazia?	1	0
4. Aborrece-se com frequência?	1	0
5. Sente-se de bom humor a maior parte do tempo?	0	1
6. Tem medo de que algo ruim lhe aconteça?	1	0
7. Sente-se alegre (feliz) a maior parte do tempo?	0	1
8. Sente-se desamparado com frequência?	1	0
9. Prefere ficar em casa a sair e fazer coisas novas?	1	0
10. Acha que tem mais problemas de memória que a maioria das pessoas?	1	0
11. Acha que é maravilhoso estar vivo?	0	1
12. Vale a pena viver como vive agora?	0	1
13. Sente-se cheio de energia?	0	1
14. Acha que a sua situação tem solução?	0	1
15. Acha que a maioria das pessoas está em situação melhor que a sua?	1	0

Escore: _____
Escore > 5 significa suspeita de depressão.

Quadro 1.6 Escala de atividades básicas de vida diária.

Atividade	Sim	Não
Banho: não recebe ajuda ou somente recebe ajuda para determinadas partes do corpo	1	0
Vestir-se: pega as roupas e se veste sem ajuda (exceto amarrar sapatos)	1	0
Higiene pessoal: vai ao banheiro, utiliza-o, veste-se e retorna sem ajuda (pode usar andador ou bengala)	1	0
Transferência: deita-se, senta-se e levanta-se sem auxílio (pode usar andador ou bengala)	1	0
Continência: controla completamente urina e fezes	1	0

(continua)

Quadro 1.6 (Continuação) Escala de atividades básicas de vida diária.		
Atividade	Sim	Não
Alimentação: come sem ajuda (exceto cortar carne ou passar manteiga no pão)	1	0
Pontuação: • Independente = 5 a 6 • Dependente parcial = 3 a 4 • Dependente importante = 1 a 2		

Quadro 1.7 Escala de atividades instrumentais de vida diária.			
Atividades	3 (sem ajuda)	2 (ajuda parcial)	1 (não consegue)
Usar o telefone			
Ir a um lugar distante			
Fazer compras			
Preparar as próprias refeições			
Fazer trabalhos domésticos			
Executar trabalhos manuais e reparos na casa			
Lavar e passar roupas			
Manusear medicação			
Cuidar das finanças			
Pontuação: • Totalmente dependente = 9 • Dependente grave = 10 a 15 • Dependente moderado = 16 a 20 • Dependente leve = 21 a 25 • Independente = 25 a 27			

- Ambiente:
  - Assegurar um ambiente domiciliar seguro a fim de evitar quedas
  - Avaliar necessidades especiais e de adaptação do ambiente domiciliar
  - Adequar o acesso a serviços de saúde e necessidades pessoais (mercado, açougue, farmácia etc.)
  - Segurança na direção veicular.

Espiritualidade

A compreensão das crenças do paciente pode auxiliar o médico na abordagem a seus problemas de saúde e até mesmo nas decisões sobre condutas no fim da vida. Por isso, deve-se questionar o paciente quanto à sua religiosidade e às suas crenças e avaliar a importância da religiosidade/espiritualidade para ele.

BIBLIOGRAFIA

Almada Filho CM, Cruz EC, Braga ILS, Tommaso ABG, Moraes NS. Manual de geriatria. 1.ed. São Paulo: Roca; 2012.

Freitas EV, Py L. Tratado de geriatria e gerontologia. 4.ed. Rio de Janeiro: Guanabara Koogan; 2017.

Fried LP, Tangen CM, Walston J, Newman AB, Hirsch C, Gottdiener J et al. Frailty in older adults: evidence for a phenotype. J Gerontol A Biol Sci Med Sci. 2001;56 (3):M146-56.

Heflin MT, Schmader KE, Melin JA. Geriatric health maintenance. Disponível em: https://www.uptodate.com/contents/geriatric-health-maintenance?-search=geriatria&source=search_result&selectedTitle=2cerca de 150&usage_type=default&display_rank=2. Acesso em: 20/03/2019.

Tommaso ABG, Moraes NS, Cruz EC, Kairalla MC, Cendoroglo MS. Geriatria: guia prático. 1.ed. Rio de Janeiro: Guanabara Koogan; 2016.

Ward TK, Reuben DB. Comprehensive geriatric assessment, 2017. Disponível em: https://www.uptodate.com/contents/comprehensive-geriatric-assessment?-search=geriatria&source=search_result&selectedTitle=1cerca de 150&usage_type=default&display_rank=1. Acesso em: 20/03/2019.

2 Avaliação Nutricional

Mariany A. F. de Abreu • Myrian Najas

INTRODUÇÃO

O objetivo da avaliação nutricional é identificar distúrbios nutricionais, possibilitando a intervenção, o monitoramento e o restabelecimento do estado nutricional normal, integrando a avaliação geriátrica ampla.

Deve ser composta pelas avaliações antropométrica e dietética e por exames bioquímicos e físico, apresentados a seguir.

AVALIAÇÃO ANTROPOMÉTRICA

São realizadas medidas dos compartimentos corporais (peso, altura e circunferências) e comparadas com valores específicos para idade.

Peso

Deve ser calculado com o paciente usando roupas leves e sem sapatos, atentando-se para a calibração frequente da balança utilizada. O peso corporal representa a somatória de todos os componentes corporais: massa livre de gordura, massa óssea e gordura; por isso, não deve ser avaliado isoladamente. A perda ponderal pode significar diversas alterações comportamentais ou clínicas, sendo necessárias investigação e intervenção precoces.

O cálculo de velocidade de perda de peso (VPP%) contribui para melhor vigilância de possíveis situações adversas (Quadro 2.1).

$$VPP\% = \frac{(peso\ usual - peso\ atual) \times 100}{peso\ usual}$$

Quadro 2.1 Classificação da velocidade.

Tempo	Perda significativa (%)	Perda grave (%)
1 semana	1 a 2	> 2
1 mês	5	> 5
3 meses	7,5	> 7,5
6 meses	10	> 10

Adaptado de Blackburn et al., 1977.[1]

Estatura

O paciente deve estar ereto, com os pés juntos e a cabeça posicionada paralelamente à linha do horizonte. Essa medida sofre influência direta com o avançar da idade, diminuindo com certa constância, e deve ser feita regularmente, visto que é utilizada no cálculo de índice de massa corporal (IMC), afetando sua classificação.

Índice de massa corporal

Para calcular o IMC, utiliza-se a seguinte equação:

$$IMC = \frac{Peso\ (kg)}{Altura\ (m)^2}$$

Em decorrência das alterações dos compartimentos corporais comuns da idade, tornou-se necessária a utilização de pontos de cortes diferenciados, conforme apresentado no Quadro 2.2.

Circunferências

Na avaliação nutricional de idosos, consideram-se também as medidas antropométricas apresentadas no Quadro 2.3.

Na população brasileira, valores de circunferência de panturrilha inferiores a 33 cm para mulheres e 34 cm para homens com mais de 60 anos e vivendo na comunidade foram considerados indicativos de massa muscular reduzida. Para uma avaliação nutricional complementar, utiliza-se a medida de 31 cm.

AVALIAÇÃO DIETÉTICA

A avaliação do consumo alimentar requer a utilização de inquéritos alimentares que se complementam, a saber:

- Recordatório de 24 h: o paciente ou familiar deve descrever detalhadamente os alimentos consumidos nas refeições das últimas 24 h ou no dia anterior
- Registro do consumo alimentar: as refeições devem ser anotadas durante 3 dias, um deles no fim de semana
- Questionários de frequência alimentar: alguns alimentos ou preparações são elencados e questionados quanto à frequência de consumo.

Quadro 2.2 Classificação do IMC para idosos.	
Classificação	IMC (kg/m²)
Desnutrição	< 22
Eutrofia	22 a 27
Obesidade	> 27

Adaptado de Lipschitz, 1994.[2]

Quadro 2.3 Medidas antropométricas utilizadas na avaliação nutricional de idosos.

Medida	Modo de aferição	Referência	Interpretação
Circunferência do braço	Com o braço esquerdo flexionado a 90°, deve-se marcar o ponto médio entre acrômio (ombro) e olécrano (cotovelo). A medida deve ser realizada com o membro relaxado (sem comprimir partes moles)	22 cm	Indica as reservas calóricas e proteicas
Circunferência da panturrilha	Sentado ou deitado, o paciente deve flexionar o joelho, formando um ângulo de 90°. Nessa posição, o examinador deve encontrar o local de maior circunferência e realizar a medida	31 cm	Marcador de massa muscular bastante sensível a alterações no estado nutricional
Circunferência abdominal	A fita métrica deve estar posicionada sob a cicatriz abdominal	Mulheres > 80 cm Homens > 94 cm	Indica acúmulo de gordura abdominal, sinalizando risco cardiovascular

Esses instrumentos, que objetivam quantificar a ingestão calórica, proteica e de vitaminas e minerais, são de domínio do profissional nutricionista, e sua aplicação não difere de outras faixas etárias. Entretanto, a população idosa requer atenção a características dietéticas diferenciadas, elencadas no Quadro 2.4.

Os nutrientes consumidos em menor quantidade na dieta ou com mais demanda fisiológica nessa faixa etária devem ser investigados detalhadamente durante a anamnese. Para tanto, conhecer alguns alimentos fonte e recomendações torna a avaliação do consumo mais fidedigna.

Cálcio

A recomendação diária de cálcio para mulheres é de 1.200 mg/dia e, para homens, de 1.000 mg/dia. As principais fontes de cálcio são apresentadas no Quadro 2.5.

Quadro 2.4 Características a serem investigadas no hábito alimentar.

Consistência

- Verificar a consistência da dieta consumida: geral, branda, pastosa, pastosa homogênea
- Dietas com consistência mais líquida têm menor aporte calórico e podem necessitar de ajustes
- Caso haja seguimento com profissional fonoaudiólogo, confirmar a consistência orientada

Hidratação

- Recomendação: 25 a 30 mℓ/kg
- Idosos apresentam pouca sede, devendo-se garantir hidratação adequada com estratégias dietéticas variadas
- Questionar a respeito de espessantes para alimentos, bem como a maneira de uso

Substituições

- Investigar a troca de refeições por lanches ou sopa, bastante comuns nessa população
- Quando a troca não for possível, incentivar o preparo adequado dos alimentos

Polifarmácia

- Atentar para o uso de medicamentos que interferem na alimentação: apetite reduzido, disgeusia, xerostomia, dispepsia, náuseas, constipação intestinal, diarreia

Suplementos alimentares

- Questionar diretamente sobre o consumo de suplementos alimentares, de qualquer gênero, recomendados por nutricionista ou médico ou utilizados sem indicação profissional

Comportamental

- Atentar para possíveis interferências de sintomas neuropsicológicos no momento da refeição ou durante o dia (perambulação, agitação, sonolência)
- À mesa, manejar o uso de utensílios adequados que favoreçam a refeição, quando necessário
- Evitar o uso de estampas chamativas: mesa, prato, toalha de mesa e talheres devem ser de cores claras, para que o idoso com síndrome demencial não fique confuso ou desatento

Quadro 2.5 Alimentos fonte de cálcio.

Alimento	Teor de cálcio (mg/g de alimento)	Teor de cálcio/porção de consumo usual
Leite integral (fluido)	1,23	246 mg, 1 copo
Leite desnatado (fluido)	1,34	268 mg, 1 copo
Leite integral (pó)	8,9	284 mg, 2 col. sopa

(continua)

Quadro 2.5 (Continuação) Alimentos fonte de cálcio.

Alimento	Teor de cálcio (mg/g de alimento)	Teor de cálcio/porção de consumo usual
Leite desnatado (pó)	13,6	435,2 mg, 2 col. sopa
Iogurte natural (integral)	1,43	243 mg, 1 unidade
Iogurte natural (desnatado)	1,57	266 mg, 1 unidade
Queijo tipo branco	5,79	173 mg, 1 fatia
Queijo tipo muçarela	8,75	175 mg, 1 fatia
Brócolis	5,1	102 mg, 2 col. sopa
Couve	1,77	70 mg, 2 folhas

Adaptado de NEPA, 2011.[3]

Proteína
O consumo recomendado de proteína é de 1 a 1,5 g/kg de peso/dia. As principais fontes proteicas são apresentadas no Quadro 2.6.

Fibras
O consumo recomendado de fibras é de 25 a 30 g/dia. As principais fontes de fibra são apresentadas no Quadro 2.7.

EXAMES BIOQUÍMICOS

A avaliação de marcadores bioquímicos complementa a avaliação antropométrica, produzindo uma avaliação nutricional mais fidedigna do estado nutricional do paciente idoso. Os marcadores utilizados são apresentados no Quadro 2.8.

Quadro 2.6 Principais fontes proteicas.

Alimento (porção de 100 g*)	Proteína (g)
Bife bovino	31,9
Filé de frango	32
Filé de peixe	26,6
Pernil suíno	32,1
Grão de bico (concha)	21
Proteína texturizada de soja (cerca de 1 xícara)	52,4

* 1 bife/filé médio
Adaptado de NEPA, 2011[3]; e Philippi, 2002.[4]

Quadro 2.7 Alimentos fonte de fibras.

Alimento (porção em g)	Fibras (g)
Maçã (1 unidade)	1,69
Banana (1 unidade)	0,8
Mamão (1/2 unidade)	1,55
Alface (1 prato de sobremesa)	0,54
Tomate (1 unidade)	2,1
Farinha de aveia (2 colheres de sopa)	1,9
Aveia em flocos (2 colheres de sopa)	2,7
Farelo de aveia (2 colheres de sopa)	4,6
Pão integral (2 fatias)	3,45
Arroz integral (2 colheres de sopa)	1,35

Adaptado de NEPA, 2011[3]; USDA, 2016.[5]

Quadro 2.8 Marcadores bioquímicos do estado nutricional.

Marcador	Referência	Interpretação
Albumina	Normal: > 3,5 g/dℓ Depleção leve: 3 a 3,5 g/dℓ Depleção moderada: 2,4 a 2,9 g/dℓ Depleção grave: < 2,4 g/dℓ	Sinaliza depleção proteica diminuída em caso de inflamação, infecção, hepatopatia e síndrome nefrótica
Transferrina	Normal: > 200 mg/dℓ Depleção leve: 150 a 200 mg/dℓ Depleção moderada: 100 a 150 mg/dℓ Depleção grave: < 100 mg/dℓ	Elevada em caso de carência de ferro, doenças hepáticas, renais e má absorção
Colesterol total	< 160 mg/dℓ	Indicador de desnutrição Tem relação com maior mortalidade e permanência hospitalar

Adaptado Bottoni *et al.*, 2001[6]; Maica e Schweigert, 2008.[7]

MINIAVALIAÇÃO NUTRICIONAL

Para a identificação precoce de risco nutricional e desnutrição, utilizam-se instrumentos rápidos e de fácil aplicação. A miniavaliação nutricional (MAN®) trata-se de uma ferramenta validada e específica para a população idosa, apresentando altas especificidade e sensibilidade para o diagnóstico de desnutrição, além de ter baixo custo e poder ser aplicada por qualquer profissional devidamente treinado.

A MAN® divide-se em duas partes (Quadro 2.9). A primeira denomina-se triagem e é composta pelas seguintes questões:

- Diminuição do apetite nos últimos 3 meses
- Diminuição de peso nos últimos 3 meses
- Estresse psicológico ou doença aguda nos últimos 3 meses
- Problemas neuropsicológicos
- IMC.

Quadro 2.9 Miniavaliação Nutricional.

Sobrenome:_____ Nome:_____
Sexo:_____ Idade:_____ Peso (kg):_____
Altura:_____

Triagem

A. Nos últimos 3 meses, houve diminuição da ingestão alimentar em decorrência de perda de apetite, problemas digestivos ou dificuldade para mastigar ou deglutir?
0: diminuição grave da ingestão
1: diminuição moderada da ingestão
2: sem diminuição da ingestão

B. Perda de peso nos últimos 3 meses
0: superior a 3 kg
1: não sabe informar
2: entre 1 e 3 kg
3: sem perda de peso

C. Mobilidade
0: restrito ao leito ou à cadeira de rodas
1: deambula, mas não é capaz de sair de casa
2: normal

D. Passou por algum estresse psicológico ou doença aguda nos últimos 3 meses?
0: sim
2: não

E. Problemas neuropsicológicos
0: demência ou depressão grave
1: demência ligeira
2: sem problemas psicológicos

F. Índice de massa corporal
0: IMC < 19
1: 19 ≤ IMC < 21
2: 21 ≤ IMC < 23
3: IMC ≤ 23

(continua)

Quadro 2.9 (*Continuação*) Miniavaliação Nutricional.
Pontuação da triagem (subtotal, máximo de 14 pontos): ▪ 12 a 14 pontos: estado nutricional normal ▪ 8 a 11 pontos: sob risco de desnutrição ▪ 0 a 7 pontos: desnutrido
Avaliação global
G. O paciente vive na sua própria casa (e não em instituição geriátrica ou hospital)? 1: sim 0: não
H. Utiliza mais de três medicamentos diferentes por dia? 0: sim 1: não
I. Apresenta lesões ou escaras na pele? 0: sim 1: não
J. Quantas refeições faz por dia? 0: uma refeição 1: duas refeições 2: três refeições
K. O paciente consome: Pelo menos uma porção diária de leite ou derivados (leite, queijo, iogurte)? Duas ou mais porções semanais de leguminosas ou ovos? Carne, peixe ou aves todos os dias? 0: nenhuma ou uma resposta "sim" 0,5: duas respostas "sim" 1: três respostas "sim"
L. O paciente consome duas ou mais porções diárias de frutas ou produtos hortícolas? 0: não 1: sim
M. Quantos copos de líquidos (água, suco, café, chá, leite) o paciente consome por dia? 0: menos de três copos 0,5: três a cinco copos 1: mais de cinco copos
N. Modo de se alimentar 0: não é capaz de se alimentar sozinho 1: alimenta-se sozinho, porém com dificuldade 2: alimenta-se sozinho sem dificuldade
O. O paciente acredita ter algum problema nutricional? 0: acredita estar desnutrido 1: não sabe dizer 2: acredita não ter um problema nutricional

(*continua*)

Quadro 2.9 *(Continuação)* Miniavaliação Nutricional.
P. Em comparação com outras pessoas da mesma idade, como o paciente considera sua própria saúde? 0: pior 0,5: não sabe dizer 1: igual 2: melhor
Q. Perímetro braquial 0: < 21 cm 0,5: ≤ 22 cm 1: > 22 cm
R. Perímetro da perna 0: < 31 cm 1: ≥ 31 cm
Classificação geral (triagem + avaliação global): - 24 a 30 pontos: nutricional normal - 17 a 23,5 pontos: sob risco de desnutrição - 0 a 17 pontos: desnutrido

Cada uma das questões tem de duas a quatro opções de resposta, com pontuação de 0 até 3 pontos. Ao final, a somatória dessas questões classifica o paciente da seguinte maneira:

- 12 a 14 pontos: estado nutricional normal
- 8 a 11 pontos: sob risco de desnutrição
- 0 a 7 pontos: desnutrido.

Essa triagem também pode ser utilizada isoladamente como instrumento de rastreio de situações de risco nutricional, chamada de *MAN®-Short Form*. Caso não seja possível pesar o paciente, durante o *short form* é possível substituir essa informação pela circunferência de panturrilha, parâmetro de avaliação antropométrica.

Completando a primeira parte do instrumento, também a partir da soma de pontos, a segunda parte avalia questões referentes a:

- Antropometria: circunferências de braço e panturrilha
- Avaliação global: estilo de vida, medicação e lesões de pele
- Hábito alimentar: número de refeições, ingestão de alimentos fonte de proteína e cálcio, ingestão hídrica e autonomia na alimentação
- Avaliação subjetiva: autopercepção do estado nutricional de saúde.

A classificação é feita com a soma das duas partes. Ao final, a somatória dessas questões classifica o paciente da seguinte maneira:

- 24 a 30 pontos: estado nutricional normal
- 17 a 23,5 pontos: sob risco de desnutrição
- 0 a 17 pontos: desnutrido.

OBESIDADE SARCOPÊNICA

Considerada atualmente a pior condição clínica para o idoso, requer maior cuidado e um olhar mais atento durante o diagnóstico. Nesses pacientes, pode ocorrer redução de massa muscular, com concomitante exacerbação do volume corporal à custa de gordura corporal (adiposidade), aumentando a condição inflamatória, o que causa maior perda ou piora da qualidade da massa muscular.

A literatura atual não estabeleceu protocolo preciso para identificar essa condição. Até o momento, o diagnóstico pode ser obtido a partir da avaliação clínica dos tecidos afetados na doença, a saber:

- Massa muscular reduzida: a mensuração pode ser feita por meio de bioimpedância, fórmulas antropométricas preditivas e exames de imagem
- Massa de gordura aumentada: a quantidade de gordura pode ser avaliada por bioimpedância, fórmulas antropométricas preditivas e exames de imagem. Outros métodos, mais simples, também podem ser utilizados, como medida da circunferência abdominal e classificação do IMC (esta, porém, é uma medida pouco sensível, já que utiliza toda massa corporal, sem diferenciá-las).

Assim como no diagnóstico de sarcopenia, também deve-se mensurar a força e a função do tecido muscular, sinalizando insuficiência para execução de tarefas. Nesse caso, aplicam-se o teste de força de preensão palmar, utilizando-se como pontos de corte 20 kg para mulheres e 30 kg para homens, e o teste de caminhada de 3 m, realizado em velocidade menor ou igual a 0,8 m/s.

REFERÊNCIAS BIBLIOGRÁFICAS

1. Blackburn GL, Bistrian BR, Maini BS. Nutritional and metabolic assessment of the hospitalized patient. J Parenter Enteral Nutr. 1977;1(1):11-32.
2. Lipschitz DA. Screening for nutritional status in the elderly. Prim Care. 1994;21(1):55-67.
3. Núcleo de Estudos e Pesquisas em Alimentação (NEPA). Tabela brasileira de composição de alimentos. 4.ed. Campinas: NEPA-Unicamp; 2011.
4. Philippi ST. Tabela de composição de alimentos: suporte para decisão nutricional. 2.ed. São Paulo: Coronário, 2002.
5. United States Department of Agriculture (USDA). Agricultural Research Service, USDA Nutrient Data Laboratory. Composition of foods. USDA National Nutrient Database for Standard Reference; 2016.
6. Bottoni A, Oliveira GP, Ferrini MT. Avaliação nutricional: exames laboratoriais. In: Waitzberg DL. Nutrição oral, enteral e parenteral na prática clínica. 3.ed. São Paulo: Atheneu; 2001.
7. Maica IA, Schweigert D. Nutritional assessment of severely ill patient. Rev Bras Ter Intens. 2008;20(3):286-95.

BIBLIOGRAFIA

Barbosa-Silva TG, Bielemann RM, Gonzalez MC, Menezes AMB. Prevalence of sarcopenia among community dwelling elderly of a medium-sized South American city: results of the COMO VAI? Study. J Cachexia Sarcopenia Muscle. 2016;7:136-43.

Chemin SM, Mura JP. Tratado de alimentação, nutrição e dietoterapia. São Paulo: Roca; 2007.

Cuppari L. Nutrição clínica no adulto – Guia de medicina ambulatorial e hospitalar (Unifesp-Escola Paulista de Medicina). 1.ed. Barueri: Manole; 2002.

Lauretani F, Russo CR, Bandinelli S, Bartali B, Cavazzini C, Di Iorio A et al. Age-associated changes in skeletal muscles and their effect on mobility: an operational diagnosis of sarcopenia. J Appl Physiol. 2003;95:1851-60.

McMinn J, Steel C, Bowman A. Investigation and management of unintentional weight loss in older adults. BMJ. 2011;342:d1732.

Najas MS, Pereira FAI. Nutrição em gerontologia. In: Tratado de geriatria e gerontologia. 2.ed. Rio de Janeiro: Guanabara Koogan; 2005.

Newman AB, Kupelian V, Visser M, Simonsick E, Goodpaster B, Nevitt M et al. Sarcopenia: alternative definitions and associations with lower extremity function. J Am Geriatr Soc. 2003;51(11):1602-9.

Pinheiro ABV, Lacerda EMA, Benzecry EH, Gomes MCS, Costa VM. Tabela para avaliação de consumo alimentar em medidas caseiras. São Paulo: Atheneu; 2002.

World Health Organization (WHO). Obesity: preventing and managing the global epidemic. Report of a World Health Organization Consultation. Geneva: WHO; 2000.

3 Avaliação Física

Evelyn Ganeco Higa • Paulo M. C. Affonso

INTRODUÇÃO

A avaliação física está relacionada à capacidade do idoso de realizar as atividades básicas de vida diária (ABVD). Por meio de testes e baterias que abrangem equilíbrio, força, marcha e resistência muscular e aeróbica, torna-se possível observar perdas funcionais que, em um questionário de autorrelato, provavelmente não seriam percebidas.

Na literatura brasileira, encontram-se diversos instrumentos voltados para a avaliação física do idoso: *Short Physical Performance Battery*[1], *Timed Up & Go Test*[2], testes de equilíbrio estático e dinâmico[3], entre outros.

A seguir, serão apresentados os testes mais frequentemente utilizados em pesquisas acadêmicas e aplicados na prática clínica para a avaliação física da população idosa.

TIMED UP & GO TEST

O objetivo deste instrumento é avaliar o grau de mobilidade, dependência funcional e risco de quedas do idoso. Para tanto, o paciente deve posicionar-se com as costas apoiadas na cadeira, e ser instruído a se levantar, andar um percurso de 3 m até um ponto predeterminado marcado no chão, regressar e tornar a sentar-se apoiando as costas na mesma cadeira.

O teste deve ser feito com o calçado de uso habitual do idoso, utilizando também, se necessário, o dispositivo de marcha. O idoso não deve conversar durante o teste e deve executá-lo o mais rápido possível, de maneira segura.

Deve-se registrar o tempo que o idoso levou para percorrer os 3 m, considerando que quanto menor o tempo para executar a tarefa, melhor a mobilidade (Quadro 3.1).

Quadro 3.1 Escore de mobilidade de acordo com a faixa etária.

Faixa etária (anos)	Escore (s)
60 a 69	8,1
70 a 79	9,2
80 a 90	11,3
60 a 99	9,4

Adaptado de Bohannon, 2006.[4]

SHORT PHYSICAL PERFORMANCE BATTERY

Trata-se de uma bateria de testes capaz de avaliar o desempenho físico da população de idosos, muito utilizada como instrumento de rastreio de idosos com risco de desenvolver incapacidades.

É composta por testes que avaliam equilíbrio estático, velocidade de marcha e força dos membros inferiores, apresentados no Quadro 3.2.

SENTAR E LEVANTAR EM 30 S

O objetivo deste teste é avaliar a força muscular dos membros inferiores com movimento de levantar-se e sentar-se na cadeira de forma consecutiva, durante 30 s, sem utilizar o apoio dos membros superiores. O paciente deve se sentar com o tronco ereto, sem apoio do encosto da cadeira, pés apoiados no chão e braços cruzados no tronco e realizar o máximo de execuções do movimento de sentar e levantar durante 30 s.

Quadro 3.2 Testes da *Short Physical Performance Battery*.

Teste	Instruções	Pontuação
Romberg	Ficar em pé, com os dois pés juntos, encostados um no outro, por 10 s	≥ 10 s: 1 < 10 s: 0
Semitandem	Colocar um dos pés um pouco à frente do outro até ficar com o calcanhar de um pé encostado no dedão do outro pé. Manter por 10 s	≥ 10 s: 1 < 10 s: 0
Tandem	Colocar os pés alinhados, um à frente do outro, com calcanhar do pé da frente encostado nos dedos do pé de trás. Manter por 10 s	≥ 10 s: 2 3 a 9,99 s: 1 < 3 s: 0
Velocidade de marcha	Caminhar no passo habitual até a marca de 4 m. Medir em dois tempos e utilizar o menor deles para pontuar	Não realizou: 0 > 8,70 s: 1 6,21 a 8,7 s: 2 4,82 a 6,20 s: 3 < 4,82 s: 4
Sentar e levantar	Realizar o movimento de levantar-se e sentar-se na cadeira 5 vezes, de forma consecutiva, sem utilizar o apoio dos membros superiores	Não completou: 0 > 16,70 s: 1 16,69 a 13,7 s: 2 13,69 a 11,20 s: 3 < 11,19 s: 4

Pontuação total:
- 0 a 3 pontos: incapacidade ou desempenho muito ruim
- 4 a 6 pontos: baixo desempenho
- 7 a 9 pontos: moderado desempenho
- 10 a 12 pontos: bom desempenho

Adaptado de Nakano, 2007.[1]

Deve-se registrar o número de repetições em que o paciente levantou completamente, considerando que o número de repetições abaixo do esperado para idade e sexo (Quadro 3.3) indica diminuição da força muscular, da coordenação e do equilíbrio, refletindo na diminuição da capacidade funcional.

FUNCIONAL REACH TEST (TESTE DE ALCANCE FUNCIONAL)[3]

O objetivo é avaliar o equilíbrio dinâmico anteroposterior. Para tanto, deve-se posicionar uma fita métrica presa à parede, paralela ao chão, na altura do acrômio do paciente. A medida inicial é feita na posição em que o terceiro metacarpo se encontra na fita.

O paciente deve estar em pé, descalço, perpendicular à parede, próximo ao início da fita métrica, com os pés paralelos, ombro fletido a 90°, cotovelo estendido, punho neutro e dedos fletidos, inclinando-se para frente, o máximo possível, sem perder o equilíbrio, tirar o calcanhar do apoio ou dar um passo. Assim, verificar o deslocamento sobre a fita. Podem ser feitas até três tentativas.

Espera-se alcance maior ou igual a 25,4 cm; alcances menores indicam déficit de equilíbrio anteroposterior, fator associado ao maior risco de quedas.

ONE LEG BALANCE (APOIO UNIPODAL)[3]

O objetivo é avaliar o equilíbrio estático lateralateral. Para sua realização, o paciente, utilizando calçado habitual e sem apoio de membros superiores, deve fletir um dos membros inferiores e permanecer em apoio unipodal. O teste é feito com apoio em membro inferior esquerdo e direito.

Considera-se o escore normal quando o paciente permanecer em apoio unipodal por 5 s ou mais. Se a permanência for inferior a 5 s, indica déficit de equilíbrio lateralateral, predizendo maior risco de quedas.

Quadro 3.3 Escore Sentar e Levantar em 30 s.

Sexo	Idade (anos)						
	60 a 64	65 a 69	70 a 74	75 a 79	80 a 84	85 a 89	90 a 94
Mulher	14,5	13,5	12,9	12,5	11,3	10,3	8
Homem	16,4	15,2	14,5	14	12,4	11,1	9,7

Adaptado de Rikli e Jones, 1999.[5]

MARCHA ESTACIONÁRIA (*STEP TEST*)

O objetivo é avaliar a resistência aeróbia. Deve-se fixar na parede uma fita adesiva na altura que refere o ponto mediano entre a patela e a crista ilíaca do paciente, o qual deve iniciar a marcha começando com o joelho direito. Eleva-se os joelhos até a altura da marcação na parede. Registrar quantas vezes o joelho direito foi elevado corretamente em 2 min. Um número de repetições abaixo do esperado para idade e sexo (Quadro 3.4) indica diminuição da resistência aeróbia.

Quadro 3.4 Escore Marcha Estacionária (*Step Test*).

Sexo	Idade						
	60 a 64	65 a 69	70 a 74	75 a 79	80 a 84	85 a 89	90 a 94
Mulher	81	90	84	84	75	70	58
Homem	101	101	95	91	87	75	69

Adaptado de Rikli e Jones, 2002.[6]

FORÇA DE PREENSÃO MANUAL

O objetivo é avaliar força muscular global. O paciente deve permanecer sentado com os pés apoiados no solo e o cotovelo a 90°. Devem-se aferir três medidas na mão dominante e utilizar a maior para pontuar. Valores abaixo do esperado estão associados a modificações no desempenho físico de idosos, predizendo perda de funcionalidade, dependência nas ABVD (Quadros 3.5 e 3.6) e mortalidade.

Quadro 3.5 Força de preensão manual denotando independência no desempenho das ABVD, faixa etária, IMC e sexo.

Sexo	Faixa etária (anos)	IMC			
		< 23	23 a 28	28 a 30	> 30
Feminino	60 a 69	19,49 ± 5,01 kg	21,76 ± 5,31 kg	20,60 ± 4,64 kg	21.60 ± 4,54 kg
	70 a 79	18,62 ± 3,62 kg	18,74 ± 4,59 kg	18,84 ± 4,49 kg	19,27 ± 5,03 kg
	80 ou mais	13,33 ± 3,45 kg	14,16 ± 5,52 kg	15,49 ± 2,32 kg	16,16 ± 5,33 kg
	Total	18,42 ± 4,76 kg	20,41 ± 5,61 kg	19,62 ± 4,64 kg	20,54 ± 4,96 kg

(continua)

Quadro 3.5 (*Continuação*) Força de preensão manual denotando independência no desempenho das ABVD, faixa etária, IMC e sexo.

Sexo	Faixa etária (anos)	IMC			
		< 23	23 a 28	28 a 30	> 30
Masculino	60 a 69	32,42 ± 7,38 kg	35,39 ± 7,64 kg	35,19 ± 7,93 kg	32,64 ± 8,33 kg
	70 a 79	28,89 ± 7,59 kg	30,40 ± 6,63 kg	30,23 ± 6,03 kg	34,64 ± 6,21 kg
	80 ou mais	23,16 ± 7,30 kg	24,62 ± 7,81 kg	21,88 ± 7,60 kg	29,79 ± 9,40 kg
	Total	29,99 ± 8,01 kg	35,56 ± 7,99 kg	33,34 ± 7,86 kg	33,15 ± 7,76 kg

Adaptado de Alexandre *et al.*, 2008.[7]

Quadro 3.6 Força de preensão manual denotando dependência no desempenho das ABVD, faixa etária, IMC e sexo.

IMC			
< 23	23 a 28	28 a 30	> 30
14,42 ± 5,09 kg	18,63 ± 4,76 kg	19,20 ± 4,29 kg	19,97 ± 5,23 kg
14,96 ± 5,63 kg	16,59 ± 4,95 kg	16,92 ± 5,35 kg	18,02 ± 4,56 kg
11,57 ± 4,61 kg	13,77 ± 3,78 kg	11,51 ± 2,72 kg	14,06 ± 5,66 kg
13,67 ± 5,22 kg	17,04 ± 4,96 kg	17,06 ± 5,20 kg	18,61 ± 5,42 kg
23,53 ± 7,74 kg	30,19 ± 7,08 kg	35,62 ± 10,32 kg	35,63 ± 7,33 kg
20,60 ± 7,37 kg	27,57 ± 8,22 kg	33,35 ± 8,46 kg	27,60 ± 5 kg
17,77 ± 8,36 kg	23,77 ± 7,02 kg	26,95 ± 6,03 kg	18
21,06 ± 7,91 kg	28,54 ± 7,63 kg	33,45 ± 9,28 kg	31,40 ± 7,45 kg

Adaptado de Alexandre *et al.*, 2008.[7]

REFERÊNCIAS BIBLIOGRÁFICAS

1. Nakano MM. Versão brasileira da Short Physical Perfomance Battery – SPPB: adaptação cultural e estudo da confiabilidade. [Dissertação de Mestrado] Campinas: Unicamp; 2007.
2. Podsiadlo D, Richardson S. The timed "Up & Go": a test of basic funcional mobility for frail eldery persons. J Am Geriatr Soc. 1991;39(2):142-8.
3. Duncan PW. Functional reach: a new clinical measure of balance. J Gerontol. 1990;45:M192-7.
4. Bohannon RW. Reference values for the Timed Up and Go Test: a descriptive meta-analysis. J Geriatric Phys Ther. 2006;29(2):64-8.
5. Rikli RE, Jones CJ. Development and validation of a functional fitness test for community residing older adults. Journal of Aging and Physical Activity. 1999;7:129-61.
6. Rikli RE, Jones CJ. Measuring functional fitness of older adults. The Journal on Active Aging. 2002;24-30.
7. Alexandre TS, Duarte YAO, Santos JLF, Lebão ML. Relação entre força de preensão manual e dificuldade no desempenho de atividades básicas de vida diária em idosos do município de São Paulo. Saúde Coletiva. 2008;5(24):178-82.

4 Exercício Físico

*Evelyn Ganeco Higa • Rodrigo Ngan Pazini •
Paulo M. C. Affonso • Carlos André Freitas dos Santos*

INTRODUÇÃO

A prática regular de atividade física é fundamental para a promoção da saúde do idoso, bem como para prevenir doenças relacionadas ao envelhecimento. Seus benefícios são observados nos aspectos físicos, sociais e psicológicos, resultando em desempenho mais eficaz durante as atividades de vida diária e na melhora da independência e da autonomia.[1]

ATIVIDADE FÍSICA E EXERCÍCIO FÍSICO[2,3]

Define-se atividade física como qualquer movimento corporal produzido pelos músculos esqueléticos e que resulte em gasto energético além dos níveis de repouso. Já exercício físico é um tipo de atividade física planejada, estruturada e repetitiva cujo objetivo é a manutenção ou a melhora da saúde e da aptidão física.

RECOMENDAÇÕES E MODALIDADES DE EXERCÍCIO

A escolha da modalidade de exercício deve valorizar as preferências e as possibilidades do idoso. Divide-se um programa de condicionamento geral em três fases:[4]

- Aquecimento: caminhada, exercícios de mobilidade articular
- Treinamento: resistido, aeróbio, equilíbrio
- Esfriamento: alongamentos.

Desconhece-se a combinação ideal de exercícios para proporcionar melhora da capacidade funcional do idoso. Contudo, para elaborar um programa de exercícios voltado a essa população, recomenda-se contemplar o fortalecimento muscular, associando exercícios aeróbios, de coordenação e de equilíbrio. As recomendações para cada modalidade de exercícios estão descritas nos Quadros 4.1 a 4.4.

Quadro 4.1 Recomendações de exercícios aeróbios.

Tipos	Intensidade	Duração	Frequência
Caminhada, corrida, bicicleta, natação, dança, hidroterapia, tai chi chuan	Moderada a vigorosa 40 a 75% do $VO_{2máx}$ 12 e 13 na escala de Borg 55 a 85% da $FC_{máx}$*	30 a 60 min/dia	Mínimo de 3 a 5 dias/sem

* Para mensuração da FC máxima: 220 − idade ou 208 − (0,7 × idade).
Adaptado de Karvonen et al., 1957[5]; Tanaka et al., 2001.[6]

Quadro 4.2 Recomendações de exercícios de fortalecimento muscular.[1,4,7]

Tipos	Recomendações	Intensidade	Frequência	Séries	Repetições	Duração
Resistido	Iniciar pelos maiores grupos musculares Expirar durante a fase concêntrica da contração	50 a 80% de 1RM	3 vezes/sem Repouso de 48 h entre as sessões	1 a 3 Repouso de 1 a 2 min	8 a 10 repetições em cada série	30 a 60 min
Isométrico	Indicado para articulações instáveis ou edemaciadas	Contrações de intensidade de 30% da força máxima, aumentando até 75%	Período inflamatório: 2 vezes/dia Período pós-inflamatório 5 a 10 vezes/dia	–	8 a 10, conforme tolerância do paciente	Manter contração por 6 a 10 seg
Potência muscular	Executar a fase concêntrica dos exercícios na maior velocidade possível	60 a 80% de 1RM	3 vezes/sem	3 séries Repouso de 2 a 5 min	6 a 10 repetições	–

Adaptado de Tribess e virtuoso, 2005[1]; Pedrinelli e Garcez-Lema, 2009[4]; Correa e Pinto, 2001.[7]

Quadro 4.3 Recomendações de exercícios de equilíbrio e coordenação.

Tipo	Recomendações	Sugestões	Evidências
Exercícios funcionais	Aquecimento: caminhada Treinamento: marcha e variações (lateral, tandem), circuitos Resfriamento: alongamento de grandes grupos musculares	Posturas progressivamente difíceis que reduzem a base de apoio Movimentos dinâmicos que interferem no centro de gravidade Redução sensorial (fechar os olhos)	Faltam evidências científicas em termos de frequência e intensidade
Exercícios de equilíbrio estáticos e dinâmicos	Executar no início do programa de exercícios melhorando a performance durante a sua execução	Os exercícios podem envolver combinações de manipulação, ausência de estímulo visual, giros e coordenação	Tempo: 10 a 30 s 2 a 3 repetições para cada exercício Duração: 10 a 15 min

Adaptado de Tribess e Virtuoso, 2005[1]; Lustosa et al., 2010.[8]

Quadro 4.4 Recomendações de exercícios de flexibilidade.

Tipo	Recomendações	Frequência	Intensidade	Repetições	Duração
Qualquer atividade que mantenha ou aumente a flexibilidade, utilizando alongamento sustentado para principais grupos musculares	Fazer movimentos estáticos, lentos, seguidos de alongamento estático durante 15 a 30 s Evitar movimento balístico Acompanhar os exercícios aeróbicos e de força A amplitude de movimento deve ser confortável, sem causar dor	Mínimo 2 vezes/sem	Moderada (5 a 6) na escala de Borg	3 a 5 para cada exercício	15 a 30 min

Adaptado de Tribess e Virtuoso, 2005.[1]

Quadro 4.5 Exercícios recomendados de acordo com as doenças que mais acometem os idosos.

Doença	Objetivos	Modalidade e exercícios	Recomendações
Demências	Prevenir e minimizar perdas motoras Manter e melhorar a força muscular, a amplitude de movimento, o equilíbrio e a marcha	Equilíbrio Fortalecimento muscular Alongamentos Aeróbios Exercícios funcionais	Os exercícios podem ser realizados em grupo Supervisionar e estimular o idoso a realizar os exercícios de forma independente
Doenças osteoarticulares	Controlar a dor Manter e melhorar a força muscular Melhorar o condicionamento cardiorrespiratório	Exercícios isométricos Exercícios resistidos Hidroterapia Caminhada	Os exercícios devem ser progressivos Considerar a dor e o grau de comprometimento funcional
Doenças cardiorrespiratórias	Prevenir declínios e aumentar a capacidade cardiovascular máxima	Fortalecimento muscular Treinamento aeróbio: caminhada Treinos funcionais: marcha e equilíbrio	Em virtude da reserva funcional diminuída, ter cuidado especial na avaliação e na prescrição de exercícios em pacientes que apresentam insuficiência cardíaca
Acidente vascular cerebral	Prevenir diminuição de força muscular periférica e respiratória Evitar posturas típicas pós-AVC	Exercícios de flexibilidade Exercícios funcionais: equilíbrio Fortalecimento muscular	Atentar para alterações de tônus e sensibilidade
Doença de Parkinson	Diminuir a rigidez muscular Manter boa postura Manter capacidade cardiorrespiratória Melhorar coordenação e equilíbrio	Coordenação e equilíbrio Fortalecimento muscular Flexibilidade Fortalecimento muscular: resistidos	Utilizar ritmo verbal e pistas visuais Atentar para o controle postural Estimular o planejamento motor

Adaptado de Pereira et al., 2011[19]; Perracini e Fló, 2009.[10]

CUIDADOS GERAIS

Durante a prática do exercício físico, algumas orientações são importantes, a saber:[5]

- Realizar aquecimento adequado
- Praticar exercício somente quando houver bem-estar físico
- Respeitar os limites pessoais, interrompendo o exercício se houver dor ou desconforto
- Usar roupas e calçados adequados
- Evitar o fumo e o uso de sedativos
- Iniciar a atividade lenta e gradativamente, para permitir a adaptação
- Manter hidratação adequada antes, durante e após a atividade física (sensibilidade de sede prejudicada em idosos)
- Não se exercitar em jejum
- Dar preferência ao consumo de carboidratos antes do exercício
- Orientar a respiração (evitar manobra de Valsalva)
- Evitar extremos de temperatura e umidade, assegurando ambientes ventilados (termorregulação prejudicada em idosos)
- Exercitar-se em ambientes bem iluminados e com pisos antiderrapantes
- Ter acompanhamento individualizado.

AVALIAÇÃO MÉDICA PRÉ-PARTICIPATIVA

Antes de quaisquer tipos de exercício físico, sempre surge dúvida sobre a necessidade de realização ou não de exame médico e de teste de esforço. A Figura 4.1, baseada nas recomendações da American College of Sports Medicine (ACSM). responde bem a essas perguntas.

EXERCÍCIOS E COMORBIDADES

A prática de exercícios físicos relaciona-se a uma melhor qualidade de vida dos idosos e tem relação direta com a independência e a saúde, prevenindo as doenças que ocorrem durante o processo de envelhecimento. O Quadro 4.5 apresenta as modalidades e os exercícios recomendados para as principais doenças que acometem a população idosa.

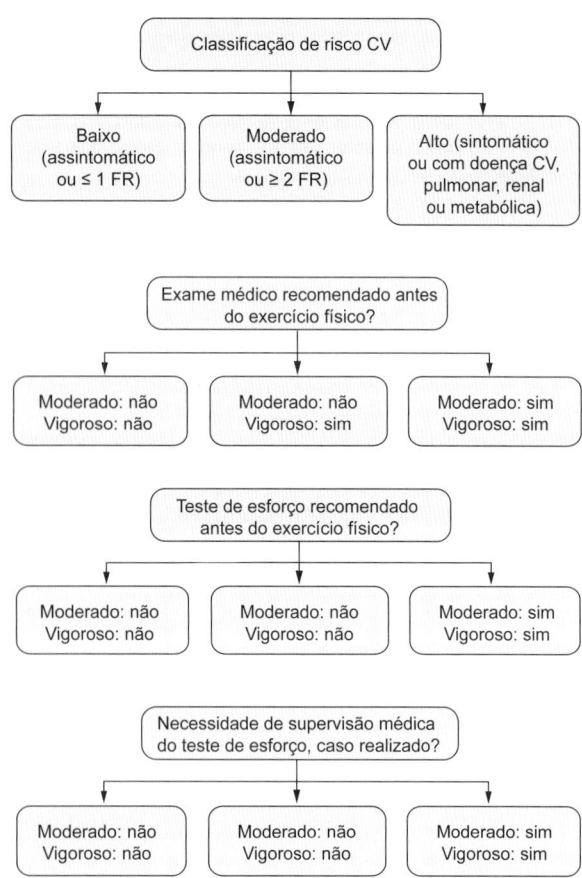

Figura 4.1 Avaliação médica pré-participativa. CV: cardiovascular; FR: frequência respiratória.

REFERÊNCIAS BIBLIOGRÁFICAS

1. Tribess S, Virtuoso Jr. JS. Prescrição de exercícios físicos para idosos. Rev Saúde Com. 2005;1(2):163-72.
2. Caspersen CJ, Powell KE, Christenson GM. Physical activity, exercise, and physical fitness: definitions and distinctions for health-related research. Public Health Rep. 1985;100(2):126-31.
3. Cheik NC, Reis IT, Heredia RAG, Ventura ML, Tufik S, Antunes HK et al. Effects of the physical exercise and physical activity on the depression and anxiety in elderly. Rev Bras Cien Mov. 2003;11(3):45-52.
4. Pedrineli A, Garcez-Lema LE. O efeito da atividade física no aparelho locomotor do idoso. Rev Bras Ortop. 2009;44(2):96-101.
5. Karvonen JJ, Kentala E, Musala O. The effects of training on heart rate: a "longitudinal" study. Ann Med Exp Biol Fenn. 1957;35:307-15.
6. Tanaka H, Monahan KD, Seals DR. Age-predicted maximal heart revisited. J Am Coll Cardiol. 2001;37:153-6.
7. Correa CS, Pinto RS. Efeitos de diferentes treinamentos de força no desempenho de capacidades funcionais em mulheres idosas. Estud Interdiscipl Envelhec. 2001;16(1):41-60.
8. Lustosa LP, Oliveira LA, Santos LS, Guedes RC, Parentoni AN, Pereira LSM. Effect of a functional training program on community-dwelling elderly women's postural balance. Fisioterapia e Pesquisa. 2010;17(2):153-6.
9. Pereira LSM, Dias RC, Dias JMD, Gomes GC, Sitta MI. Fisioterapia em gerontologia. In: Freitas IV, Py L. Tratado de geriatria e gerontologia. Rio de Janeiro: Guanabara Koogan; 2011.
10. Perracini MR, Fló CM. Funcionalidade e envelhecimento. Rio de Janeiro: Guanabara Koogan; 2009.

BIBLIOGRAFIA

American College of Sports Medicine. Position stand: progression models in resistance training for healthy adults. Med Sci Sports Exerc. 2009;41:687-708.

Camarda SRA, Tebexreni AS, Páfaro CR, Sasai FB, Tambeiro VL, Juliano Y et al. Comparison of maximal heart rate using the prediction equations proposed by Karvonen and Tanaka. Arq Bras Cardiol. 2008;91(5):285-8.

Jones CJ, Rikli RE. Measuring functional fitness of older adults. The Journal on Active Aging. 2002;24-30.

Kato EM. Tratamento das demências no idoso. In: Perracini MR, Fló CM. Funcionalidade e envelhecimento. Rio de Janeiro: Guanabara Koogan; 2009.

Morey MC, Schmader EK, Sullivan DJ. Physical activity and exercise in older adults. Disponível em: https://www.uptodate.com/contents/physical-activity-and-exercise-in-older-adults?search=atividade%20 fisica%20no%20idoso&source=-search_result&selectedTitle=1cerca de 150&usage_type=default&display_rank=1. Acesso em: 15/09/2017.

Nóbrega ACL, Freitas IV, Oliveira MAB, Leitão MB, Lazzoli JK, Nahas RM et al. Posicionamento oficial da Sociedade Brasileira de Medicina do Esporte e da Sociedade Brasileira de Geriatria e Gerontologia: atividade física e saúde no idoso. Rev Bras Med Esporte. 1999;5(6):207-11.

Santos SFC, Silva Neto VM. Treinamento resistido para idosos: revisão de literatura. Cinergis. 2017;18(2):151-5.

5 Prevenção e Rastreamento de Doenças

Renata Araujo de Souza • Lara M. Q. Araújo

INTRODUÇÃO

A prevenção de doenças e a promoção da saúde constituem maneiras de alcançar qualidade de vida. Alguns problemas comumente associados ao envelhecimento podem ser minimizados ou mesmo evitados com medidas para preservar a saúde física e mental e, assim, manter a independência e a autonomia. Essa abordagem pode tanto melhorar o bem-estar do idoso como minimizar o ônus do envelhecimento populacional.[1]

PREVENÇÃO PRIMÁRIA

As medidas de prevenção primária visam a impedir o desenvolvimento de determinadas doenças.

Atividade física[2]

A prática de exercício físico é benéfica desde seu início, e os exercícios são classificados como:

- Aeróbico: 30 min de exercício com intensidade moderada 5 vezes/semana ou 20 min de exercício com intensidade alta 3 vezes/semana
- Resistido: 2 vezes/semana
- Equilíbrio e mobilidade: 2 a 5 vezes/semana.

O programa de exercícios deve ser iniciado de forma leve e aumentado gradualmente, sendo sempre revisto e readequado às condições do paciente.

Tabagismo

É a principal causa de morte evitável em todo o mundo, responsável por 63% dos óbitos relacionados às doenças crônicas não transmissíveis. Deve-se desestimular essa prática desde a primeira consulta, pois a cessação reduz significativamente o risco de doenças cardiovasculares (DCV), pulmonares e neoplásicas.

A abordagem de pacientes interessados em parar de fumar consiste em terapia comportamental associada à farmacológica. A combinação de ambas se mostrou superior a qualquer intervenção isolada.

Etilismo

Deve-se questionar anualmente o uso de álcool e desencorajar quando nocivo. Segundo a Organização Mundial da Saúde (OMS), indivíduos saudáveis podem apresentar benefícios cardiovasculares com o uso de bebida alcoólica da seguinte maneira:

- Mulheres: 1 dose/dia
- Homens: 2 doses/dia.

Uma dose corresponde a 150 ml de vinho, 50 ml de destilado ou 250 ml de cerveja.

O questionário *Cut down, Annoyed, Guilty, Eye-opener* (CAGE) pode ser útil para detectar o uso abusivo de álcool e o grau de dependência; ele é composto pelas seguintes perguntas:

1. Você já tentou diminuir ou cortar (*cut down*) a bebida?
2. Você já ficou incomodado ou irritado (*annoyed*) com outros porque criticaram seu jeito de beber?
3. Você já se sentiu culpado (*guilty*) por causa do seu jeito de beber?
4. Você já teve de beber para aliviar os nervos ou reduzir os efeitos de uma ressaca (*eye-opener*)?

Duas respostas afirmativas sugere indicação positiva de dependência alcoólica.

Imunizações[3,4]

Hepatite A. Vírus inativado, administração intramuscular (IM) recomendada após avaliação sorológica ou se houver exposição ou surtos.

Hepatite B. Antígeno de superfície do vírus, administração IM em 3 doses (esquema 0-1-6 meses).

Febre amarela. Vírus vivo atenuado, administração subcutânea (SC) em dose única. A decisão sobre vacinar ou não o idoso contra a febre amarela deve ser individualizada, considerando-se os riscos e os benefícios da vacina em virtude da maior probabilidade de reações adversas nessa população. São candidatos à vacinação idosos que residem ou precisarão permanecer por tempo prolongado em áreas de maior risco para a doença, que se encontram em bom estado de saúde e não apresentarem contraindicações à vacina.

Influenza sazonal. Vacina contra o vírus influenza (vírus fracionado e inativado), administração IM ou SC em dose anual.

Pneumocócica. 23-valente (VPP23) e conjugada 13-valente (polissacarídicas; VPC13), administração IM indicada para todos os indivíduos acima de 60 anos ou com uma ou mais doenças crônicas. Recomenda-se vacinar maiores de 60 anos com VPC13 seguida de VPP23 após 6 a

12 meses, e uma segunda dose de VPP23 após 5 anos. Em indivíduos que receberam anteriormente uma dose de VPP23, aplica-se VPC13 após 1 ano, com segunda dose de VPP23 após 5 anos da primeira. Já para os anteriormente vacinados com duas doses de VPP23, utiliza-se 1 dose de VPC13 após 1 ano da última dose de VPP23. Se a segunda dose de VPP23 for aplicada antes dos 65 anos, recomenda-se uma terceira dose após essa idade, com intervalo mínimo de 5 anos da última.

Dupla tipo adulto (dT). Administração IM, 1 dose a cada 10 anos para os anteriormente vacinados com 3 doses no passado.

Herpes-zóster. Vírus vivos atenuados, dose única. Vacinar todas as pessoas com 60 anos ou mais.

Ácido acetilsalicílico[5]

A U.S. Preventive Services Task Force (USPSTF) recomenda usar dose baixa de ácido acetilsalicílico para a prevenção primária de DCV e câncer colorretal em adultos com idades entre 50 e 69 anos com 10% ou mais de risco de apresentar DCV em 10 anos, sem maior risco de sangramento, com expectativa de vida de pelo menos 10 anos e dispostos a tomar uma dose baixa de ácido acetilsalicílico diariamente por, pelo menos, 10 anos (nível de evidência B). Para indivíduos entre 60 e 69 anos, essas recomendações são de nível de evidência C.

PREVENÇÃO SECUNDÁRIA

As medidas de prevenção secundária visam a diagnosticar e tratar precocemente doenças assintomáticas.

Rastreamento de doenças crônicas não neoplásicas[6]

Hipertensão arterial[7]

A pressão arterial (PA) deve ser medida em toda avaliação clínica e avaliada a cada 2 anos em adultos com PA ≤ 120/80 mmHg e anualmente naqueles com PA > 120/80 mmHg e < 140/90 mmHg.

Recomenda-se o início de terapia farmacológica anti-hipertensiva em idosos a partir de níveis de pressão arterial sistólica (PAS) ≥ 140 mmHg, desde que bem tolerada e avaliando-se as condições gerais do indivíduo.

Em idosos com 80 anos ou mais, o limite para início da terapia farmacológica aumenta para PAS ≥ 160 mmHg.

Dislipidemia[8]

Idosos podem apresentar benefício absoluto com o tratamento de dislipidemia na prevenção secundária em qualquer idade, desde que a expectativa de vida esteja acima de 1 a 3,5 anos. Classifica-se o LDL em:

- Muito alto risco: < 50 mg/dℓ
- Alto risco: < 70 mg/dℓ
- Risco intermediário: < 100 mg/dℓ
- Baixo risco: < 130 mg/dℓ.

Aneurisma de aorta abdominal[9]

O rastreamento anual do aneurisma de aorta abdominal (AAA) é recomendado, por meio de ultrassonografia, para homens fumantes com idade entre 65 e 75 anos. Para mulheres, não apresenta benefício.

Diabetes melito[10]

Indica-se o rastreamento em pacientes assintomáticos obesos, com sobrepeso ou outro fator de risco para diabetes, em qualquer idade ou em todos os indivíduos com mais de 45 anos.

Osteoporose

Iniciar o rastreamento com densitometria óssea, anualmente, em todas as mulheres com 65 anos ou mais e homens com 70 anos ou mais. Se houver fatores de risco, devem-se avaliar a partir dos 50 anos:

- Casos de fraturas de baixo impacto[11]
- Mulheres com menos de 45 anos e deficiência estrogênica[12]
- Perda de estatura superior a 2,5 cm ou hipercifose torácica
- Uso de corticosteroides por mais de 3 meses (dose equivalente a 5 mg de prednisona/dia)
- Baixo índice de massa corporal (IMC)
- Tabagismo
- Etilismo.

Tireoidopatias[13]

Recomenda-se avaliar a dosagem de hormônio tireoidiano em homens e mulheres a cada 5 anos após os 35 anos, ou antes, em pacientes sintomáticos.

Não se recomenda o rastreamento para câncer de tireoide em indivíduos assintomáticos, seja por palpação ou ultrassonografia cervical.

Acuidade visual e auditiva

Devem ser avaliados anualmente todos os pacientes acima de 60 anos. Para analisar a acuidade auditiva, perguntar sobre dificuldade de audição e fazer o teste do sussurro ou a audiometria tonal.

Rastreamento de doenças neoplásicas

Câncer de mama[14]

Recomenda-se mamografia de rotina para as mulheres de 50 a 69 anos a cada 2 anos.

A USPSTF recomenda mamografia de triagem bienal para mulheres de 50 a 74 anos.

Orienta-se considerar rastreio se expectativa de vida maior que 10 anos.

Câncer de colo uterino

Rastreio indicado até os 64 anos em mulheres sexualmente ativas e naquelas sem história prévia de doença neoplásica pré-invasiva, interrompido quando existirem pelo menos dois exames negativos consecutivos nos últimos 5 anos.

Para mulheres com mais 64 anos de idade e que nunca se submeteram ao exame citopatológico, deve-se realizar dois exames com intervalo de 1 a 3 anos. Se ambos os exames forem negativos, essas mulheres podem ser dispensadas de exames adicionais.

Câncer colorretal[15,16]

Pacientes assintomáticos, sem doença inflamatória ou história familiar, devem iniciar rastreamento a partir dos 50 anos por meio de pesquisa de sangue oculto nas fezes ou teste imunoquímico fecal (FIT) anualmente. Colonoscopia deve ser feita a cada 10 anos; sigmoidoscopia flexível a cada 5 anos ou a cada 10 anos com FIT anualmente.

Considera-se a interrupção do rastreio aos 75 anos ou se a expectativa de vida for inferior a 10 anos. Para pacientes com idade entre 76 e 85 anos, a decisão de fazer a triagem deve ser individualizada. Não se deve realizar rastreamento em indivíduos com expectativa de vida inferior 10 anos.

A American Cancer Society (ACS) publicou em 2018 que o rastreamento deve começar aos 45 anos para adultos com risco médio.

Câncer de próstata

O Ministério da Saúde (MS) não recomenda exames de rastreio para homens assintomáticos. A USPSTF sugere individualizar o rastreio em homens entre 55 e 69 anos (decisão compartilhada, discutir riscos e benefícios), sem triagem baseada em antígeno prostático específico (PSA; exame para rastreio de neoplasia de próstata) para homens com mais de 70 anos. Já a Sociedade Brasileira de Urologia recomenda rastreio anual em homens a partir de 50 anos ou, naqueles da raça negra ou que tenham parentes de primeiro grau com câncer de próstata, aos 45 anos. Após os 75 anos, o rastreio deve ser feito apenas em indivíduos com expectativa de vida superior a 10 anos.

Câncer de pulmão

Indica-se rastreamento anual com tomografia computadorizada (TC) de tórax de baixa radiação em pacientes entre 55 e 74 anos, histórico de tabagismo de 30 maços/ano e tabagistas ou ex-tabagistas que pararam de fumar há menos de 15 anos.

A USPSTF indica rastreio em pacientes entre 55 e 80 anos, devendo ser suspenso quando o paciente ex-tabagista completar 15 anos sem fumar.

Câncer de pele

Não há evidência para se recomendar rastreamento com exame dermatológico por médico não dermatologista nem autoexame de pele. Médicos generalistas devem se manter atentos a lesões de pele durante o exame físico.

Quando não realizar prevenção secundária

Nota-se nessa população grande prevalência de doenças, muitas vezes assintomáticas, passíveis de prevenção e tratamento. No entanto, os estudos clínicos de rastreamento não contemplam, em sua maioria, a população acima de 75 anos. É preciso, portanto, bom senso e julgamento clínico antes de aplicar à população idosa conceitos e regras estabelecidas para a população mais jovem. Deve-se avaliar a expectativa de vida. Em geral, se esta for inferior a 5 anos, não triar para cânceres; se inferior a 10 anos, não triar para doenças crônicas.

EXPECTATIVA DE VIDA EM IDOSOS

Apesar de não ser possível saber com exatidão o tempo de vida de uma pessoa, o julgamento clínico associado ao teste de desempenho físico e ao uso de algumas calculadoras de risco pode ajudar a estimá-lo. Certamente, a idade é um dos parâmetros a ser considerado, bem como a presença de múltiplas comorbidades, número de hospitalizações no último ano e declínio funcional.[17]

Idade

A Figura 5.1 apresenta gráfico da expectativa de vida do brasileiro segundo última pesquisa do Instituto Brasileiro de Geografia e Pesquisa (IBGE). Aos 75 anos, observa-se que a expectativa é viver, em média, mais 12 anos. É importante reforçar, porém, que a idade não deve ser utilizada como único parâmetro para estimar o tempo de vida.

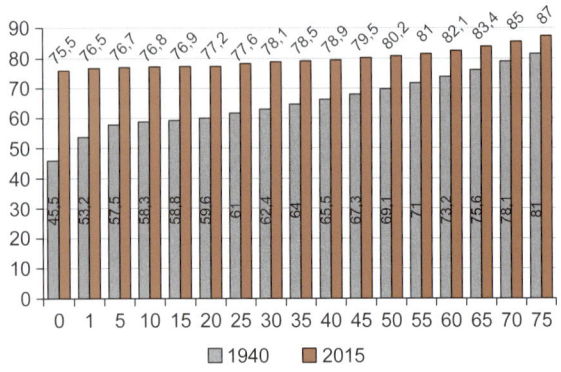

Figura 5.1 Expectativa de vida do brasileiro.

Avaliação da velocidade de marcha[18]

A velocidade de marcha é um bom preditor de expectativa de vida. Para cada aumento de 0,1 m/s na velocidade de marcha usual (em 4 m), tem-se uma redução de 22% na chance de morrer (Quadro 5.1).

Quadro 5.1 Velocidade de marcha e expectativa de vida.	
Velocidade de marcha (em 4 m)	**Expectativa de vida**
< 0,6 m/s	Risco alto de morrer
≥ 0,8 m/s	Expectativa de vida média
≥ 1 m/s	Expectativa de vida melhor que a média
≥ 1,2 m/s	Expectativa de vida excepcional

A Figura 5.2 mostra a avaliação da sobrevida do idoso de acordo com o sexo baseado na medida da velocidade de marcha em m/s. Observa-se que, aos 80 anos e com velocidade de marcha de 1,2 m/s, o homem tem expectativa de 10 anos de vida, ao passo que a mulher tem expectativa de 13 anos.

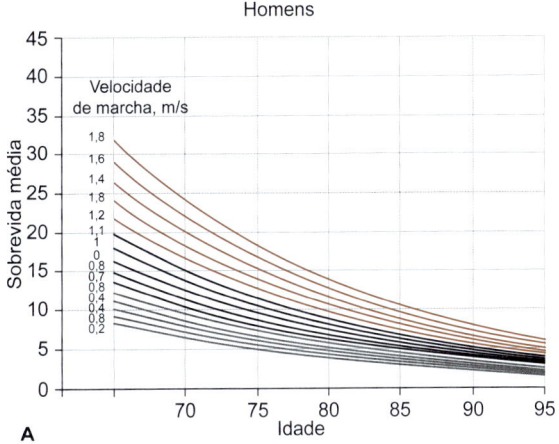

Figura 5.2 Avaliação da sobrevida do idoso com base na medida da velocidade de marcha de homens (**A**) e mulheres (**B**). (*continua*)

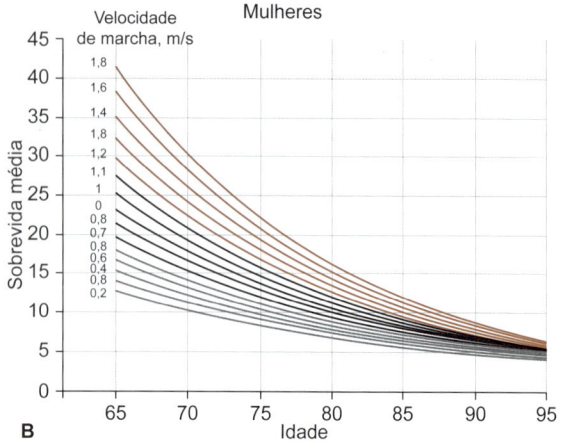

Figura 5.2 (*Continuação*) Avaliação da sobrevida do idoso com base na medida da velocidade de marcha de homens (**A**) e mulheres (**B**).

REFERÊNCIAS BIBLIOGRÁFICAS

1. Halter JD, Ouslander JD, Studenski S, High KP, Asthana S, Auspiano MA *et al*. Hazzard's Geriatric Medicine and Gerontology. 7.ed. New York: McGraw Hill; 2017.
2. Maciel MG. Atividade física e funcionalidade do idoso. Motriz. 2010; 16(4):1024-32.
3. Associação Médica Brasileira. Vacina contra febre amarela em idosos – perguntas e respostas. Disponível em: https://amb.org.br/noticias/vacina-contra-febre-amarela-em-idosos-perguntas-e-respostas/2018. Acessado em: 21/03/2019.
4. Sociedade Brasileira de Imunização. Calendários de vacinação. Disponível em: www.sbim.org.br/calendarios-de-vacinacao. Acesso em: 21/03/2019.
5. Bibbins-Domingo K. Aspirin use for the primary prevention of cardiovascular disease and colorectal cancer: U.S. Preventive Services Task Force Recommendation Statement. Ann Intern Med. 2016;164(12):836-45.
6. Brasil. Ministério da Saúde. Diretrizes para rastreamento de câncer de colo de útero. 2.ed. Instituto Nacional de Câncer José Alencar Gomes Da Silva (INCA). 2016.
7. Malachias MVB, Souza WKSB, Plavnik FL, Rodrigues CIS, Brandão AA, Neves MFT *et al*. 7ª Diretriz Brasileira de Hipertensão Arterial. Arq Bras Cardiol. 2016;107(3Supl.3):1-83.
8. Faludi AA, Izar MCO, Saraiva JFK, Chacra APM, Bianco HT, Afiune Neto A. Atualização da Diretriz Brasileira de Dislipidemias e Prevenção da Aterosclerose – 2017. Arq Bras Cardiol. 2017;109(2 Supl 1):1-76.

9. Sociedade Brasileira de Angiologia e de Cirurgia Vascular. Aneurismas da aorta abdominal: diagnóstico e tratamento. Gestões 2012/2015. SBACV, 2015.
10. Egídio J, Oliveira O, Montenegro Jr. RM, Vencio S. Diretrizes da Sociedade Brasileira de Diabetes 2017-2018. São Paulo: Clannad; 2017.
11. Curry SJ, Krist AH, Owens DK, Barry MJ, Caughey AB, Davidson KW et al. Screening for osteoporosis to prevent fractures: US Preventive Services Task Force Recommendation Statement. JAMA. 2018;319(24):2521-31.
12. Radominski SC, Bernardo W, de Paula AP, Albergaria BH, Moreira C, Fernandes CD et al. Diretrizes brasileiras para o diagnóstico e tratamento da osteoporose em mulheres na pós-menopausa. Rev Bras Rematol. 2017;57(S2):S452-66.
13. Rugge JB, Bougatsos C, Chou R. Screening for and treatment of thyroid dysfunction: an evidence review for the U.S. Preventive Services Task Force. Ann Intern Med. 2015;162(1):35-45
14. Brasil. Ministério da Saúde. Diretrizes para a detecção precoce do câncer de mama no Brasil. Rio de Janeiro: INCA; 2015.
15. Lin JS, Piper MA, Perdue LA, Rutter C, Webber EM, O'Connor E et al. Screening for colorectal cancer: a systematic review for the U.S. Preventive Services Task Force. Agency for Healthcare Research and Quality (US). 2016;14-05203-EF-1.
16. Wolf AM, Fontham ET, Church TR, Flowers CR, Guerra CE, LaMonte SJ. Colorectal cancer screening for average-risk adults: 2018 guideline update from the American Cancer Society. CA Cancer J Clin. 2018;68(4):250-81.
17. Yourman LC, Lee SJ, Schonberg MA, Widera EW, Smith AK. Prognostic indices for older adults: a systematic review. JAMA. 2012;307(2):182-92.
18. Studenski S, Perera S, Patel K, Rosano C, Faulkner K, Inzitary M et al. Gait speed and survival in older adults. JAMA. 2011;305(1):50-8.

6 Avaliação Social

Marcia Regina Daga de Souza • Naira Dutra Lemos

INTRODUÇÃO
A avaliação social pode ser definida como um instrumental técnico-operativo do assistente social com o objetivo de identificar a realidade do usuário e suas interações no contexto em que está inserido. Pode ser vista como uma das atribuições do profissional, o qual realiza estudos socioeconômicos por meio de entrevista social para fins de benefícios e serviços sociais.

ENTREVISTA SOCIAL
O objetivo principal dessa entrevista é levantar dados para conhecimento do usuário e de suas demandas, além de reunir as condições efetivas para futuras intervenções. As demandas podem ser explícitas ou implícitas, cabendo ao profissional identificá-las. Uma entrevista bem-sucedida envolve:

- Acolher o usuário
- Formar vínculo com ele
- Estabelecer um roteiro estruturado que atenda à área de atuação do profissional
- Esclarecer para o usuário o objetivo desse procedimento
- Informar sobre o caráter sigiloso envolvido no processo
- Evitar expor opiniões pessoais e fazer julgamentos (pré-conceitos)
- Identificar a linguagem facial e gestual.

Essa entrevista permite uma avaliação do perfil não apenas do usuário, mas também da população, além de possibilitar a elaboração de um plano de intervenção para a solução efetiva das demandas apresentadas.

Para compreender e contextualizar as demandas do usuário e elaborar seu plano de ação, o assistente social deve:

- Conhecer detalhadamente o espaço institucional onde atua e ter clareza de sua prática
- Conhecer os recursos disponíveis
- Extrapolar os itens estabelecidos no roteiro
- Compreender as demandas apresentadas pelo usuário
- Compreender a importância da reflexão após a entrevista para fundamentar sua ação.

AVALIAÇÃO GERIÁTRICA AMPLA

A dimensão social deve ser avaliada sob o ponto de vista da equipe multiprofissional, uma vez que o ambiente pode influenciar na saúde física, emocional e cognitiva do idoso. As dimensões das condições sociais que podem ser avaliadas no idoso são apresentadas a seguir.

Suporte social

Segundo Neri e Vieira[1], o apoio ou suporte social é um produto da atuação das relações sociais, podendo ser classificado como:

- Apoio material: finanças, alimentação etc.
- Apoio instrumental: tarefas domésticas e transporte
- Apoio informativo: saúde, legislação e tomada de decisões
- Apoio afetivo: expressões de amor, afeição e encorajamento.

Para Lemos e Medeiros[2], classifica-se o suporte social em:

- Informal: conjunto de ações exercidas por familiares, amigos ou vizinhos, constituindo a fonte primária de cuidados e proteção do idoso. Varia conforme o grau de dependência do idoso, as regras estabelecidas nas relações entre os membros dessa família e também sua competência assistencial
- Formal: oferecido pelas instituições tanto públicas quanto privadas. No Brasil, há uma grande necessidade de criação de locais, equipamentos e técnicas para atender aos idosos dependentes, embora a institucionalização dessa população seja encarada com restrições e tenha recursos escassos e precários. Na falta de suporte informal, devem ser estabelecidas medidas adequadas de oferta de abrigo ao idoso a longo prazo.

Para avaliar se o idoso necessita de ajuda, alguns aspectos devem ser observados:

- Com quem a pessoa pode contar se precisar de ajuda?
- Qual é a frequência de contato com familiares próximos?
- Com que frequência encontra amigos?
- Qual é a disponibilidade das pessoas envolvidas com o idoso?
- Os vínculos são frágeis ou fortes?

Suporte financeiro

Outro aspecto importante, segundo Gallo et al.[3], é o suporte financeiro, uma vez que também influencia na conduta terapêutica, nas condições de moradia, na saúde nutricional e na compra de medicamentos.

Sobrecarga do cuidador

O cuidador pode ser um grande parceiro da equipe, e, considerando-se a possibilidade de ele desenvolver um quadro de estresse, também deve ser avaliado periodicamente. Para tanto, pode-se utilizar um instrumento como a Escala de Zarit[4] ou a *Caregiver Burden Scale*.[5] Importante ressaltar, porém, que a utilização de instrumentos desse tipo deve ser bastante ponderada e somente terá significado se, após o resultado, for implementado algum tipo de apoio ao cuidador. Nesse sentido, cabe ainda ao assistente social:

- Conhecer a dinâmica familiar e os recursos (pessoais, físicos e psicológicos do cuidador)
- Discutir as possibilidades e as limitações do cuidados
- Identificar políticas que atendam às demandas dos cuidados
- Orientar familiares e cuidadores quanto aos seus direitos.

REFERÊNCIAS BIBLIOGRÁFICAS

1. Neri AL, Vieira LAM. Envolvimento social e suporte social percebido na velhice. Rev Bras Geriatr Gerontol. 2013;16(3):419-32.
2. Lemos ND, Medeiros SL. Suporte social ao idoso dependente. In: Freitas EV, Py L (eds.). Tratado de geriatria e gerontologia. 4.ed. Rio de Janeiro: Guanabara Koogan; 2016.
3. Gallo JJ, Fulmen T, Paveza GJ, Reichel W. Handbook of geriatric assessment. Gaithrsburg: Aspen; 2000.
4. Ferreira F, Pinto A, Laranjeira A, Pinto AC, Lopes A, Viana A et al. Validação da escala de Zarit: sobrecarga do cuidador em cuidados paliativos domiciliários, para população portuguesa. Cad Saúde. 2010;3(2):13-9.
5. Medeiros MMC, Ferraz MB, Quaresma MR, Menezes AP. Adaptation and validation of the caregiver burden scale to Brazilian cultural milieu. Rev Bras Reumatol. 1998;38(4):193-9.

BIBLIOGRAFIA

Kane RA. Assessment of social function: recomendations for comprehensive geriatric assessment. In: Rubenstain LZ, Wieland D, Benrnabei R (eds.). Geriatric assessment tecnology: the state of the art. New York: Spring Publish; 1995.

Sanchez MAS, Mota GMS. A entrevista social no processo de avaliação geriátrica ampla. Rev Bras Geriatr Gerontol. 2009;(12):25-33.

7 Interdição e Curatela

Marcia Regina Daga de Souza • Naira Dutra Lemos

INTERDIÇÃO

Quando as famílias se deparam com o idoso que deixa de apresentar condições para tomar decisões e cuidar de si mesmo ou que é acometido por alguma doença neurológica, torna-se necessário definir um representante legal para responder por ele, o chamado curador. Esse processo ocorre por meio da ação de interdição e é definido judicialmente. Nessas situações, o juiz analisa se o idoso apresenta condições e discernimento para praticar os atos da vida civil ou se necessita de representação para tal. Geralmente, as solicitações são realizadas a fim de proteger o idoso, quando este apresenta doença mental ou não tem condições de agir por si mesmo de maneira lúcida, buscando-se a garantia de melhor qualidade de vida e proteção de seu patrimônio/saúde. Segundo a Lei n. 10.216/2001, são direitos da pessoa portadora de transtorno mental:[1]

I – ter acesso ao melhor tratamento do sistema de saúde, consentâneo às suas necessidades;
II – ser tratada com humanidade e respeito e no interesse exclusivo de beneficiar sua saúde, visando alcançar sua recuperação pela inserção na família, no trabalho e na comunidade;
III – ser protegida contra qualquer forma de abuso e exploração;
IV – ter garantia de sigilo nas informações prestadas;
V – ter direito à presença médica, em qualquer tempo, para esclarecer a necessidade ou não de sua hospitalização involuntária;
VI – ter livre acesso aos meios de comunicação disponíveis;
VII – receber o maior número de informações a respeito de sua doença e de seu tratamento;
VIII – ser tratada em ambiente terapêutico pelos meios menos invasivos possíveis;
IX – ser tratada, preferencialmente, em serviços comunitários de saúde mental.

CURATELA

É a função exercida por alguém que deverá administrar os bens de uma pessoa incapaz de fazê-lo por si mesma. Cabe ao curador o exercício dos atos civis referentes à concretização e ao usufruto dos direitos por parte do curatelado.[2]

Conforme o Art. 1.767 do Código Civil Brasileiro (2015), estão sujeitos à curatela:

I – aqueles que, por enfermidade ou deficiência mental, não tiverem o necessário discernimento para os atos da vida civil;
II – aqueles que, por outra causa duradoura, não puderem exprimir a sua vontade;
III – os deficientes mentais, os ébrios habituais e os viciados em tóxicos;
IV – os excepcionais, sem completo desenvolvimento mental;
V – os pródigos.

Trata-se de uma ferramenta voltada para a proteção do interesse patrimonial e a salvaguarda da sociedade do curatelado, devendo ser aplicada quando:

- Há mitigação (diminuição, abrandamento) ou exclusão da personalidade e da convivência social do tutelado
- O curatelado é considerado incapaz, nos termos da lei, para exprimir sua vontade de maneira válida
- O curatelado não possui autonomia para, por si só, relacionar-se juridicamente na vida civil
- A vontade do curatelado é substituída pela do curador.

DECLARAÇÃO DOS DIREITOS HUMANOS

Segundo Tepedino[3], a Declaração Universal dos Direitos Humanos necessita de ajustes nos seguintes aspectos:

- Ascensão do princípio da dignidade da pessoa humana
- Proteção da autodeterminação do sujeito, na medida do seu discernimento
- Busca pela autonomia e vontade da pessoa humana para sua plena realização (p. ex., caso de acidente/curatela provisória)
- Caráter "suplementar da curatela": auxiliar o incapaz a realizar os atos da vida civil somente quando imprescindível para a realização integral da pessoa humana
- Preservação da "esfera personalíssima do incapacitado" (casamento, doação de órgãos, doação de sangue, privacidade, integridade corporal etc.)
- Inclusão da pessoa com limitação.

No novo Código de Processo Civil, também são necessários alguns ajustes, como:

- Legitimidade ativa do companheiro (união estável) para promover a interdição
- Companheiro sobrevivente ser parte no processo de inventário
- Nomeação de curador provisório pelo juiz nos casos em que houver urgência

- Investigação e consideração de *vontades, preferências, laços familiares e afetivos*[4]
- Dilatação do prazo de 5 para 15 dias para o interditando apresentar impugnação ao pedido
- Nomeação do perito pelo juiz, agora com participação de equipe multiprofissional
- Maior capacidade de analisar as limitações do interditando
- Nomeação de curador que possa melhor atender aos interesses do curatelado.

Ao longo dos anos, diversas alterações foram realizadas, porém a principal razão da sua instituição foi preservada: a curatela do aspecto patrimonial do curatelado.

O curador é nomeado pelo juiz nas hipóteses de interdição tanto parcial quanto absoluta, dentro dos limites em que for declarada a incapacidade do curatelado. A decretação da medida, bem como sua suspensão, é feita mediante ação judicial.

A restrição dos direitos das pessoas por meio de medida judicial deve ser encarada como uma exceção, e não como regra. É importante também elencar as diferenças entre tutela e curatela, conforme apresentado no Quadro 7.1.

Quadro 7.1 Diferenças entre tutela e curatela.

Tutela	Curatela
Encargo conferido por lei, a alguém capaz, para cuidar e administrar os bens do menor	Cargo conferido por autoridade pública para reger a pessoa ou os bens de pessoa impossibilitada por causa determinada
Poderes irrestritos	Poderes mais restritos, com prestação de contas para o juiz
Exercida por maior de 18 anos	Exercida por maior de 18 anos
Exercida pelos pais de um indivíduo, cônjuge ou parente próximo ou pelo Ministério Público. Na ausência destes, pode ser solicitada via advogado particular ou Ministério Público	Preferência dada a cônjuges e demais familiares

* Lei n. 8.069/90 do Estatuto da Criança e do Adolescente.
** Lei n. 10.406/02 do Código Civil.

Por fim, cabe destacar as atribuições do serviço social no processo de interdição:

- Realizar a mediação entre interdito, família e profissionais da saúde
- Promover a reinserção social do interdito

- Atuar junto às mazelas do adoecimento, priorizando a cidadania e a legitimidade do ser social
- Intervir nas variadas formas de exclusão social, como resultado do processo de interdição
- Promover a participação de todas as pessoas na sociedade, com garantia de qualidade de vida
- Trabalhar com paciente e família na garantia dos direitos mínimos de convivência social
- Restabelecer vínculos sociais, culturais e religiosos, objetivando desalienação, autonomia e emancipação.

REFERÊNCIAS BIBLIOGRÁFICAS

1. Lei 10.216, de 06 de abril de 2001. Dispõe sobre a proteção e os direitos das pessoas portadoras de transtornos mentais redireciona o modelo assistencial em saúde mental. Publicada no DOU, Brasília, DF, 09/04/2001.
2. Menezes JBM, Neto JFC. Interdição e curatela no novo CPC à luz da dignidade da pessoa humana e do direito civil constitucional. Disponível em: http://www.publicadireito.com.br/artigos/?cod=029b50deea7a25c4. Acesso em: 27/03/2019.
3. Tepedino G. O Código Civil, os chamados microssistemas e Constituição: premissas para uma reforma legislativa. In: Tepedino G. Problemas de Direito Civil. Rio de Janeiro: Renovar; 2001.
4. Wambier LR, Talamini E. Processo Cautelar e Procedimentos Especiais. 12.ed. São Paulo: Editora Revista dos Tribunais; 2013.

BIBLIOGRAFIA

Bleger J. Temas de psicologia: entrevista e grupos. 2.ed. São Paulo: Martins Fontes; 1998.
Código Civil Brasileiro – Lei 10.406, de 10/01/2002. Capítulo II Seção I.
Martinez P. Direito e cidadania: um lugar ao sol. São Paulo: Scipione; 1996.
Medeiros MB. Interdição civil: uma exclusão oficializada? Textos & Contextos. 2006;5(1):1-21.
Pereira RA. Interdição civil: suas faces na saúde mental e a atuação do serviço social na garantia de direitos. Toledo: Unioeste; 2014.
Quintino CV. O trabalho do assistente social nas ações de interdição de idosos e a questão social do envelhecimento. Disponível em: http://cress-mg.org.br/hotsites/Upload/Pics/4a/4a4b33d1-3193-4e7c-bff0-1dca7718baf4.pdf. Acesso em: 27/03/2019.

Parte 2
Síndromes Geriátricas

8 Iatrogenias

Ana Beatriz Galhardi Di Tommaso • Ianna Lacerda •
Juliana Bonfim de Souza • Rafael de Sousa Bezerra Pinheiro

INTRODUÇÃO

Iatrogenia é todo prejuízo provocado a um paciente por omissão ou ação dos profissionais de saúde, mesmo que a intervenção tenha sido bem indicada e realizada adequadamente. Contudo, cabe ressaltar que sua definição difere de erro médico, que consiste no dano provocado ao paciente por ação ou inação do médico, no exercício da profissão, sem a intenção de cometê-lo. Há três possibilidades de causar o dano e suscitar o erro:

- Negligência: não fazer o que deveria ser feito
- Imprudência: fazer o que não deveria ser feito
- Imperícia: fazer de forma inadequada o que deveria ser bem feito.

Um erro médico sempre caracteriza iatrogenia, mas nem toda iatrogenia consiste em erro médico. A literatura mostra grande variação na incidência de iatrogenia (6 a 65%) na população de pacientes idosos hospitalizados. Aqueles com 65 anos de idade ou mais apresentam risco duas vezes maior de sofrer iatrogenia durante a internação do que os pacientes entre 16 e 44 anos. Além disso, 9 a 23% dos idosos internados que sofreram iatrogenia apresentaram comprometimento funcional importante, e 5 a 13% evoluíram para óbito durante a internação.

Estima-se, ainda, que 5 a 78% dos idosos estão sujeitos à polifarmácia, 13 a 58%, a interações medicamentosas, e 2,9 a 38,5%, a prescrições médicas impróprias, o que resulta em custos de saúde maiores, morbidade, internações hospitalares e mortalidade.

FATORES DE RISCO

Entre os fatores de risco para iatrogenia, destacam-se:

- Idade
- Número de comorbidades
- Complexidade das patologias
- Fragilidade
- Polifarmácia
- Tempo de internação

- Gravidade da doença no momento da internação e funcionalidade
- Maior frequência de procedimentos diagnósticos e métodos terapêuticos mais agressivos e sofisticados
- Uso de medicamentos inadequados
- Alterações na farmacocinética e na farmacodinâmica das medicações.

TIPOS

Há três tipos de iatrogenia:

- Diagnóstica:
  - Resultante de procedimentos:
    - Demora na realização de exames diagnósticos, com internação prolongada
    - Insuficiência renal aguda por uso de contraste iodado
    - Desidratação durante preparo para colonoscopia
  - Resultante de erro diagnóstico:
    - Demora em identificar um estado de *delirium*
    - Colonoscopia desnecessária
- Terapêutica:
  - Resultante de procedimentos:
    - Flebite em acesso venoso periférico
    - Atraso para realizar cirurgia, com internação prolongada
    - Complicações decorrentes do uso de sonda nasogástrica (p. ex., aspiração de alimentos, sonda colocada no trato respiratório, sinusite)
    - Complicações relacionadas com acesso venoso central (p. ex., infecção, acidente relacionado à punção, pneumotórax)
    - Infecção urinária por uso de sonda vesical de demora
    - Complicações cirúrgicas (p. ex., hemorragia, deiscência anastomótica, hematoma na ferida cirúrgica)
  - Resultante de reações adversas a fármacos:
    - Insuficiência renal aguda causada por inibidores da enzima conversora de angiotensina
    - Hipoglicemia por posologia inadequada de insulina
    - Hipotensão por fármacos anti-hipertensivos
    - Hipoglicemia por hipoglicemiantes orais
    - Insuficiência renal aguda por diuréticos
- Por ocorrência:
  - Lesão por pressão
  - Quedas:
    - Sem repercussão
    - Com fratura
    - Com lacerações ou equimoses
  - Infecção hospitalar não relacionada a procedimento diagnóstico ou terapêutico.

REAÇÕES MEDICAMENTOSAS ADVERSAS | CRITÉRIOS DE BEERS

A reação medicamentosa é a principal causa de iatrogenia em todas as faixas etárias. Em pacientes hospitalizados, sua frequência é 3 a 7 vezes maior em idosos.

Com o envelhecimento, os indivíduos passam geralmente a ingerir mais medicamentos. Nos EUA, pessoas com 65 anos ou mais correspondem a 12% da população, mas são responsáveis pelo consumo de mais de um terço das medicações prescritas para toda a população.

Por conta disso, em 2011, a American Geriatrics Society (AGS) criou os critérios Beers (AGS Beers Criteria®) para medicamentos potencialmente inadequados (PIM) e atualiza-os, periodicamente, a cada 3 anos. O AGS Beers Criteria® consiste em uma lista explícita de PIM, que devem ser normalmente evitados, na maioria das circunstâncias ou em situações específicas (p. ex., certas doenças ou condições), por adultos mais velhos.

A intenção do AGS Beers Criteria® é melhorar a seleção de medicamentos, educar médicos e pacientes, reduzir eventos adversos a medicamentos e servir como ferramenta para avaliar a qualidade do atendimento, do custo e dos padrões de uso dos fármacos em idosos.

Na atualização de 2019, os cinco tipos de critérios listados na atualização de 2015 foram mantidos:

- Medicamentos potencialmente inapropriados para a maioria dos adultos mais velhos (Quadro 8.1)
- Medicamentos que devem normalmente ser evitados em idosos com certas condições
- Medicamentos para serem usadas com cautela
- Fármacos e interações
- Ajuste da dose de medicamentos com base na função renal.

PREVENÇÃO

Mais da metade dos eventos iatrogênicos em idosos hospitalizados podem ser prevenidos, o que reforça a necessidade de um conhecimento sólido sobre as causas da iatrogenia nessa população.

As reações iatrogênicas aos medicamentos podem ser evitadas ou reduzidas em intensidade quando levadas em consideração algumas normas fundamentais da terapêutica geriátrica, como: diagnóstico correto das afecções; avaliação do estado nutricional e das funções hepática e renal; emprego da menor dosagem necessária do medicamento; utilização do menor número possível de fármacos.

O delirium costuma ser mais frequente no pós-operatório de idosos portadores de afecções neurológicas, como demência, doença de Parkinson e infarto cerebral. O estresse fisiológico da cirurgia aumenta a suscetibilidade do sistema nervoso central a diversos fármacos, como os hipnóticos e os hipnoanalgésicos, que, anteriormente, eram bem tolerados por idosos. Por esse motivo, medicamentos não essenciais e que podem determinar, potencialmente, efeitos colaterais neuropsíquicos, como anticolinérgicos, anti-histamínicos, antiparkinsonianos e antidepressivos tricíclicos, devem ser suspensos algum tempo antes da cirurgia, de modo a permitir sua completa eliminação.

Entre as complicações iatrogênicas não diretamente relacionadas com procedimentos diagnósticos e terapêuticos, estão as úlceras de decúbito ou escaras, as quedas e as fraturas.

Quadro 8.1 Medicamentos potencialmente inapropriados.

Fármacos	Efeito
Anti-histamínicos de primeira geração: prometazina	Anticolinérgico e sedação prolongada
Antiespasmódico: hioscina	Anticolinérgico
Dipiridamol	Hipotensão ortostática
Nitrofurantoína	Toxicidade pulmonar, hepatotoxicidade e neuropatia periférica, principalmente com uso prolongado
Alfa-1-bloqueador: doxazosina	Hipotensão ortostática
Alfa-agonista central: clonidina	Hipotensão ortostática e bradicardia
Nifedipino	Hipotensão ortostática; precipita isquemia miocárdica
Digoxina	Maior risco de intoxicação digitálica
Antidepressivos tricíclicos	Anticolinérgico
Antipsicóticos	Aumentam risco de acidente vascular encefálico
Barbitúricos	Alta taxa de dependência física
Benzodiazepínicos: diazepam	Aumentam o risco de comprometimento cognitivo, *delirium*, quedas, fraturas e acidentes automobilísticos em idosos
Sulfoniureias: glibenclamida	Risco de hipoglicemia
Metoclopramida	Efeitos extrapiramidais
Relaxantes musculares: ciclobenzaprina	Efeitos adversos anticolinérgicos, sedação, aumento do risco de fraturas
Desmopressina	Alto risco de hiponatremia
Anti-inflamatórios não hormonais	Aumento do risco de sangramento gastrintestinal ou úlcera péptica em grupos de alto risco

A causa fundamental para desencadear lesões por pressão é a isquemia tecidual, decorrente de compressão prolongada em local onde haja saliência óssea subjacente. Facilita-se a ocorrência de escara quando se associam condições, como permanência prolongada no leito, imobilidade, alterações tróficas da pele, desnutrição e incontinência esfinctérica. Medidas preventivas são de grande importância e podem reduzir em até 50% sua incidência. Essas medidas visam a eliminar fatores de risco e, sobretudo, mobilizar o paciente constantemente.

Quedas e outras lesões acidentais são consideradas complicações que podem ser evitadas com medidas preventivas simples, como grades nos leitos, corrimãos nas paredes dos quartos, nos corredores e nos banheiros, além de pisos antiderrapantes.

NOTIFICAÇÃO

É importante notificar espontaneamente aos órgãos oficiais de farmacovigilância, como a Anvisa, reações adversas a medicamentos, sobretudo as graves ou anteriormente desconhecidas.

BIBLIOGRAFIA

Carvalho-Filho ET. Iatrogenia em pacientes idosos hospitalizados. Rev Saúde Pública. 1998;32(1):36-42.

Fick DM, Semla TP, Steinman M, Beizer J, Brandt N, 2019 American Geriatrics Society Beers Criteria® Update Expert Panel. American Geriatrics Society 2019 Updated AGS Beers Criteria® for Potentially Inappropriate Medication Use in Older Adults. J Am Geriatr Soc. 2019;67(4):674-94.

Gomes JC, França G. Erro médico. Disponível em: <http://www.portalmedico.org.br/biblioteca_virtual/bioetica/PartelVerromedico.htm>. Acesso em 02 mai 2019.

Szlejf C, Farfel JM, Saporetti LA, Jacob-Filho W, Curiati JA. Fatores relacionados com a ocorrência de iatrogenia em idosos internados em enfermaria geriátrica: estudo prospectivo. Einstein. 2008;6(3):337-42.

9 Síndrome da Fragilidade

Amanda Baptista Aranha • *André Daniel Tavares*

INTRODUÇÃO

Síndrome biológica que diminui a capacidade de reserva homeostática do organismo e a resistência aos estressores, a fragilidade resulta em declínios cumulativos de múltiplos sistemas biológicos, o que causa vulnerabilidade e desfechos clínicos adversos. Essa vulnerabilidade aumentada contribui para elevar o risco de desfechos adversos múltiplos, inclusive complicações processuais, quedas, institucionalização, incapacidade e morte.

A conscientização sobre a fragilidade e os riscos associados a resultados adversos e a compreensão de sua base biológica podem melhorar o atendimento a esse subgrupo de pacientes mais vulneráveis.

Cada vez mais, considera-se a fragilidade em pacientes mais velhos a síndrome geriátrica característica e precursora de diversas condições, como quedas, fraturas, delírio e incontinência.

Embora não haja um padrão-ouro para detectar a fragilidade em adultos mais velhos, foram desenvolvidos e utilizados diversos instrumentos de rastreio da fragilidade para avaliação de risco e estudo epidemiológico.

INCIDÊNCIA

Muitos estudos epidemiológicos sobre a fragilidade foram realizados utilizando uma variedade de medidas. Não surpreende, portanto, que a prevalência da fragilidade tenha variado de acordo com a ferramenta empregada e a população estudada, mas em vários estudos norte-americanos ficou em 4 a 16% nas pessoas com 65 anos ou mais e 43% em adultos mais velhos com câncer. A pré-fragilidade (pacientes com risco e que preenchem alguns, mas não todos os critérios de fragilidade) tem prevalência de 28 a 44%. Os fatores associados ao aumento da prevalência de fragilidade incluem:

- Idade avançada
- Nível educacional mais baixo
- Tabagismo atual
- Uso recente de terapia hormonal pós-menopausa

- Depressão ou uso de antidepressivos
- Deficiência intelectual.

FISIOPATOLOGIA

A Figura 9.1 resume a fisiopatologia da síndrome da fragilidade.

Sarcopenia

Tem grande impacto na capacidade funcional de um indivíduo e caracteriza-se por:

- Perda de massa e força musculares
- Atrofia das fibras musculares rápidas (tipo IIa) e substituição por tecido adiposo e fibrótico
- Redução da síntese proteica
- Redução da força e da eficiência musculares.

A diminuição da força muscular e da tolerância ao exercício leva à diminuição da capacidade para as atividades de vida diária e, consequentemente, aumenta a dependência.

Alterações imunológicas

Há evidências crescentes de que sistemas desregulados de estresse, energia e respostas imunológica e endócrina são importantes para o desenvolvimento de fragilidade física ou sindrômica. A base da desregulação provavelmente relaciona-se com alterações moleculares associadas ao envelhecimento, à genética e a estados de doença específicos, causando deficiências fisiológicas e fragilidade clínica.

O envelhecimento tem sido associado a aumento crônico dos níveis circulantes de marcadores inflamatórios, inclusive citocinas pró-inflamatórias e anti-inflamatórias, antagonistas de citocinas e proteínas de fase aguda, como:

- Aumento do fator de necrose tumoral alfa (TNF-alfa): melhor indicador de mortalidade em idosos
- Aumento da interleucina (IL-6)
- Aumento da proteína C reativa.

Alterações neuroendócrinas

Entre as alterações neuroendócrinas envolvidas na fisiopatologia da fragilidade destacam-se:

- Diminuição da testosterona
- Diminuição do estrogênio
- Diminuição do hormônio luteinizante
- Diminuição de desidroepiandrosterona (DHEA)
- Diminuição de hormônio do crescimento (GH, do *growth hormone*)
- Diminuição de fator de crescimento insulina-1 (IGF-1)
- Diminuição do cortisol.

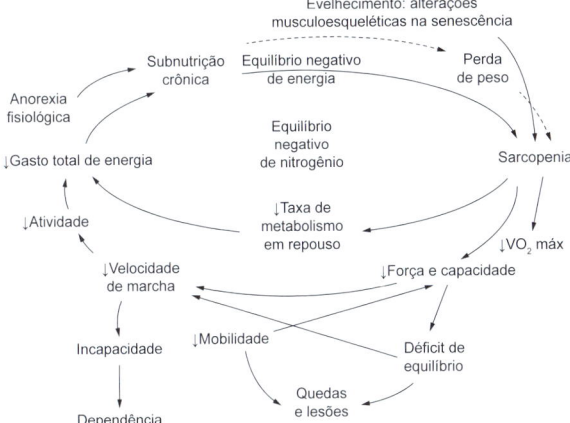

Figura 9.1 Fisiopatologia da fragilidade. Adaptada de Fried et al., 2001.

CRITÉRIOS DIAGNÓSTICOS

Os critérios diagnósticos estão resumidos no Quadro 9.1. Se o idoso apresentar um ou dois critérios, é considerado pré-frágil; se apresentar três ou mais, frágil.

> **Quadro 9.1** Critérios diagnósticos de fragilidade.
>
> - Perda de peso não intencional: maior que 4,5 kg ou superior a 5% do peso corporal no último ano
> - Diminuição da força de preensão palmar, medida com dinamômetro e ajustada para gênero e IMC
> - Diminuição da velocidade de marcha em segundos
> - Exaustão/queixas: "eu sinto que faço todas as minhas atividades com muito esforço" e/ou "não consigo continuar minhas atividades" (se houver, pelo menos, uma das queixas por 3 semanas ou mais, considera-se esse critério positivo)
> - Baixo nível de atividade física, medido pelo dispêndio semanal de energia em quilocalorias (com base no autorrelato das atividades e dos exercícios físicos específicos feitos) e ajustado segundo o gênero

EXAMES COMPLEMENTARES

Ao avaliar, pela primeira vez, um paciente frágil, testes laboratoriais devem ser realizados para descartar condições tratáveis. A abordagem inicial sugerida inclui:

- Hemograma completo
- Painel metabólico básico
- Testes bioquímicos hepáticos, inclusive albumina
- Vitamina B12
- Vitamina D
- Hormônio estimulante da tireoide (TSH).

Outros marcadores que também podem estar alterados e merecem avaliação são:

- Colesterol
- Proteína C reativa
- Pré-albumina
- Triglicerídios
- Dímero-D
- Transferrina
- IGF-1
- Fibrinogênio
- Ceruloplasmina
- GH
- Poliformismo de nucleotídio único (SNP, do inglês *single nucleotide polymorphism*)
- Folato
- Insulina (jejum)
- Mutação DNA-mitocondrial
- Zinco e vitaminas
- IL-6.

DIAGNÓSTICO DIFERENCIAL

É feito descartando-se doenças consumptivas, terminais e quando se identificam componentes suficientes para preencher a síndrome da fragilidade. Fazem parte do diagnóstico diferencial:

- Malignidade: linfoma, mieloma múltiplo, tumores sólidos ocultos
- Depressão
- Doença reumatológica: polimialgia reumática, vasculite
- Doença endocrinológica: hiper ou hipotireoidismo, diabetes melito
- Doença cardiovascular: hipertensão, insuficiência cardíaca, doença arterial coronariana, doença vascular periférica
- Doença renal: insuficiência renal
- Doença hematológica: mielodisplasia, deficiência de ferro e anemia perniciosa
- Déficits nutricionais: deficiências de vitaminas
- Doença neurológica: doença de Parkinson, demência vascular, infartos seriados lacunares.

PREVENÇÃO

As medidas preventivas são:

- Estimular dieta adequada, com quantidades suficientes de energia, proteínas, vitaminas e minerais
- Estimular a prática de exercício físico regular
- Monitorar periodicamente estado cognitivo, humor, funcionalidade, equilíbrio e marcha
- Prevenir infecções (basicamente com vacinas)
- Antecipar possíveis situações de estresse (p. ex., cirurgias eletivas).

TRATAMENTO

Quando a fragilidade já está instalada, as medidas citadas servem para diminuir a velocidade de progressão do quadro e podem até, em teoria, revertê-lo. No entanto, na prática, observa-se apenas melhora na funcionalidade e, algumas vezes, ganho de força, principalmente com prática de exercício físico regular e aporte nutricional adequado.

Quanto aos tratamentos farmacológicos, ainda não se dispõe de nenhum fármaco realmente benéfico. A reposição hormonal, sem atividade física, não resulta em melhora de força ou funcionalidade. Além disso, os efeitos colaterais tornam seu uso quase proibitivo a essa população.

BIBLIOGRAFIA

Fried LP, Tangen CM, Walston J, Newman AB, Hirsch C, Gottdiener J *et al*. Frailty in older adults: evidence for a phenotype. J Gerontol A Biol Sci Med Sci. 2001;56 (3):M146-56.

10 Perda de Peso Involuntária

Katia Emi Nakaema

INTRODUÇÃO

A perda de peso involuntária pode ocorrer em 15 a 20% dos indivíduos acima dos 65 anos, estando associada a morte prematura, deficiência de micronutrientes, fragilidade, maior chance de hospitalizações, fraturas de quadril e perda de funcionalidade e da qualidade de vida.

A quantidade de massa magra diminui 0,3 kg/ano após a terceira década da vida e, depois da sétima década, ocorre redução do peso de 0,1 a 0,2 kg/ano. A perda ponderal torna-se clinicamente significativa quando ultrapassa 5% do peso corporal em 6 a 12 meses ou mais de 10% em 5 a 10 anos.

Indivíduos idosos apresentam habilidade comprometida para recuperar o peso perdido, devendo-se atentar para prevenção e detecção precoce.

ETIOLOGIA

A perda de peso decorre, basicamente, de três mecanismos: menor ingestão, metabolismo acelerado e maior gasto calórico. Aproximadamente 25% das causas não são identificadas e, em muitos casos, a perda de peso é multifatorial. As principais causas da perda de peso em idosos são:

- Sociais:
  - Baixa renda (impossibilidade de adquirir alimentos)
  - Morar sozinho (menor motivação para comer e cozinhar)
  - Isolamento social e emocional
  - Baixo conhecimento sobre nutrição e preparo de refeições
- Neuropsiquiátricas:
  - Demência (maior gasto calórico com perambulação e agitação, delírios persecutórios reduzindo a ingestão, esquecimento da necessidade de comer ou perda da capacidade de alimentar-se sozinho)
  - Depressão (perda de apetite e da motivação para comprar e preparar alimentos)
  - Luto
  - Anorexia nervosa

- Alcoolismo
- Comportamento manipulador
- Fobia de colesterol
- Comorbidades e outras condições de saúde:
  - Doenças sistêmicas (insuficiência cardíaca congestiva, doença pulmonar crônica obstrutiva, doença de Parkinson, neoplasias, litíase vesicular, síndrome dispéptica, hipercalcemia, hipertireoidismo)
  - Efeitos colaterais de medicamentos (anorexia, má absorção, xerostomia, aumento de metabolismo)
  - Problemas de dentição, mastigação e deglutição
  - Incapacidade funcional (física, cognitiva e psicossocial)
- Relacionadas à idade:
  - Redução de massa magra e massa óssea
  - Olfato e paladar diminuídos
  - Inapetência e saciedade precoce (menor esvaziamento gástrico, maiores níveis e maior eficácia de colecistoquinina, aumento de leptina em homens e menor ação opioide e de neuropeptídeo Y).

AVALIAÇÃO CLÍNICA

Deve-se aferir o peso de todos os pacientes em todas as avaliações e questionar sobre perda de peso subjetiva (p. ex., roupas mais largas, percepção do cuidador etc.).

Para avaliação nutricional, rastreamento de desnutrição ou risco de desnutrição, podem ser utilizadas escalas como a Miniavaliação nutricional (MAN®), apresentada no Quadro 10.1.

Deve-se tentar estabelecer a exata quantidade de peso perdido e o tempo específico. Para tanto, é preciso obter história detalhada com o paciente, cuidador e/ou familiar, considerando sintomas como fraqueza, alteração de apetite, olfato, dor abdominal, inapetência, náuseas e vômitos, diarreia ou constipação intestinal, disfagia, problemas de dentição, tabagismo ou etilismo e alterações do estado mental e cognitivo.

Medicamentos em uso e seus principais efeitos colaterais também devem ser cuidadosamente avaliados. Alguns efeitos adversos que podem contribuir para a perda de peso em virtude do uso de medicamentos são:

- Anorexia: amantadina, anticonvulsivantes, benzodiazepínicos, digoxina, levodopa, metformina, neurolépticos, opioides, anfetaminas, descongestionantes, inibidores seletivos da recaptação de serotonina, anticolinesterásicos
- Boca seca: anticolinérgicos, anti-histamínicos, clonidina, diuréticos
- Disgeusia e disosmia: inibidores da enzima de conversão da angiotensina (IECA), antibióticos, anticolinérgicos, anti-histamínicos, bloqueadores dos canais de cálcio, hidroclorotiazida, hidralazina, propranolol, carbamazepina, tricíclicos, fenitoína, opioides, nitroglicerina, metformina

- Disfagia: bisfosfonatos, antibióticos, anticolinérgicos, corticosteroides, levodopa, anti-inflamatórios não hormonais (AINH), teofilina, ferro
- Náuseas e vômitos: antibióticos, bisfosfonatos, amantadina, digoxina, agonistas dopaminérgicos, levodopa, ferro, metformina, metronidazol, opioides, fenitoína, estatinas, inibidores seletivos da recaptação de serotonina, tricíclicos

Quadro 10.1 Miniavaliação nutricional (versão reduzida).

A. Nos últimos 3 meses, houve diminuição da ingesta alimentar em decorrência de perda de apetite, problemas digestivos ou dificuldade de mastigar ou deglutir?
0: diminuição grave da ingesta
1: diminuição moderada da ingesta
2: sem diminuição da ingesta

B. Perda de peso nos últimos 3 meses:
0: superior a 3 kg
1: não sabe informar
2: 1 a 3 kg
3: sem perda de peso

C. Mobilidade:
0: restrito ao leito ou à cadeira de rodas
1: deambula, mas não é capaz de sair de casa
2: normal

D. Passou por algum estresse psicológico ou doença aguda nos últimos 3 meses?
0: sim
1: não

E. Problemas neurológicos:
0: demência ou depressão grave
1: demência leve
2: sem problemas psicológicos

F. Índice de massa corporal (kg/m^2)
0: IMC < 19
1: IMC entre 19 e 21
2: IMC entre 21 e 23
3: IMC > 23

G. Circunferência de panturrilha (em cm)
0: menor que 31
3: maior ou igual a 31

Escore de triagem:
- 12 a 14 pontos: estado nutricional normal
- 8 a 11 pontos: sob risco de desnutrição
- 0 a 7 pontos: desnutrição

IMC: índice de massa corporal.

Na avaliação clínica, também é necessário considerar comorbidades presentes e investigar aspectos psicossociais (recursos financeiros, apoio familiar, avaliação psicológica, isolamento social) e pesquisar depressão – para este último, utilizam-se os critérios DSM-V e a escala de depressão geriátrica (GDS, do inglês *geriatric depression scale*) para rastreio.

Avaliação cognitiva também deve ser feita para pesquisa de demência, bem como exame físico detalhado para procurar sinais de carência nutricional (alopecia, edema, glossite, descamação), linfadenopatia, massas palpáveis, caquexia. É importante, ainda, observar o paciente durante a alimentação (local da refeição, posicionamento à mesa, dificuldades com talheres e copos, tempo gasto para comer, quantidade de comida oferecida e ingerida, problemas de mastigação e deglutição, dificuldade visual, qualidade da comida oferecida).

Exames de triagem iniciais são indicados para todos os pacientes. Já exames complementares invasivos devem ser recomendados somente se houver suspeitas e perspectiva de tratamentos futuros. Os exames iniciais incluem:

- Hemograma completo
- Velocidade de hemossedimentação
- Urina tipo 1
- Função renal
- Enzimas hepáticas
- Desidrogenase láctica (DHL)
- Albumina
- Cálcio e fósforo
- Eletrólitos
- Glicemia
- Hormônios tireoidianos
- Radiografia de tórax
- Teste tuberculínico (se houver suspeita)
- Sorologia para HIV (se houver suspeita).

Para complementar a investigação, pode-se solicitar:

- Pesquisa de sangue oculto nas fezes
- Sigmoidoscopia flexível
- Citologia oncótica cervical
- Mamografia
- Antígeno prostático específico
- Endoscopia digestiva alta.

TRATAMENTO

Deve ser multidisciplinar, realizado em conjunto com assistente social, fonoaudiólogo, dentista, terapeuta ocupacional, nutricionista e fisioterapeutas. Para iniciá-lo, é preciso identificar e tratar causas específicas ou condições contribuintes, além de rever todos os medicamentos e suspender aqueles que possam afetar a ingestão.

Em alguns casos, é necessário modificar a consistência dos alimentos e minimizar restrições dietéticas, bem como variar os alimentos, evitando aqueles que causem flatulência. Fracionar a dieta, comer em companhia ou com assistência e oferecer alimentos calóricos também são estratégias úteis. A prática de atividade física pode ser incentivada, uma vez que melhora o apetite e a sensação de bem-estar.

- Suporte nutricional:
  - Suplemento energético para indivíduos desnutridos. Deve ser oferecido entre as refeições
  - Nutrição artificial (enteral ou parenteral): devem ser considerados os objetivos do cuidado, as preferências do paciente, seu conforto e sua tolerabilidade
- Corrigir deficiências de vitaminas e minerais.

Terapia medicamentosa

Deve ser individualizada e, antes de iniciada, é preciso considerar os possíveis efeitos colaterais dos medicamentos. Por exemplo, o megestrol suprime citocinas inflamatórias e provoca aumento do apetite durante 8 semanas; em contrapartida, apresenta como principais efeitos adversos: retenção hídrica, náuseas, intolerância à glicose, tromboembolia venosa e insuficiência adrenal, quando em uso prolongado.

Antidepressivos podem ser úteis em casos de inapetência relacionada à depressão. Já agentes anabólicos, como testosterona e oxandrolona, ainda carecem de mais estudos sobre sua eficácia e segurança.

Caso não seja identificada nenhuma causa orgânica e os exames complementares não apresentem anormalidades, devem-se reforçar medidas socioambientais e nutricionais e manter seguimento clínico com avaliações trimestrais.

BIBLIOGRAFIA

Bosch X, Monclús E, Escoda O, Guerra-García M, Moreno P, Guasch N et al. Unintentional weight loss: clinical characteristics and outcomes in a prospective cohort of 2677 patients. PLoS ONE. 2017;12(4):e0175125.

McMinn J, Steel C, Bowman A. Investigation and management of unintentional weight loss in older adults. BMJ. 2011;342:d1732.

11 Transtornos Neurocognitivos Maiores

Ana Beatriz Galhardi Di Tommaso • Ianna Lacerda • Priscila Pinheiro • Wallena Cavalcante

INTRODUÇÃO

Na avaliação de um paciente com suspeita de transtorno neurocognitivo maior ou demência, geralmente há reclamação de alteração em dois ou mais dos cinco domínios cognitivos (memória, praxia, humor/comportamento, visuoespacial e linguagem), embora a alteração na memória costume ser a queixa mais comum do paciente (subjetiva) ou do familiar (objetiva).

Em geral, a queixa subjetiva de memória sugere transtornos de humor. Já as queixas objetivas (ou de, pelo menos, dois dos cinco domínios) direcionam para demência instalada. Recentemente, constatou-se que alteração do comportamento também aponta para raciocínio clínico de demência provável. Inicialmente, deve-se lembrar de que existem alterações cognitivas próprias do envelhecimento, como:

- Prejuízo na atenção e na função executiva
- Alteração da percepção (declínio da circuitaria aferente)
- Alteração da velocidade de processamento, da linguagem e da capacidade de decisão.

Função executiva é um dos principais fatores que contribuem para o declínio cognitivo relacionado à idade.

Desde a publicação da quinta edição do Manual Diagnóstico e Estatístico de Transtornos Mentais (DSM-5) da American Psychiatric Association, em maio de 2013, a nomenclatura transtorno neurocognitivo (TNC) maior vem sendo empregada em vez de demência, visto que seu sentido é mais amplo e engloba também pessoas com declínio substancial em um só domínio; portanto, a categoria do DSM-IV "Transtorno Amnéstico" passa a ser diagnosticada como TNC maior.

Ademais, embora demência seja o termo usado habitualmente para transtornos como demências degenerativas, que costumam afetar a população idosa, TNC também é amplamente empregado, além de ser considerado, em geral, a expressão preferida para condições que afetam jovens, como o prejuízo secundário à lesão cerebral traumática ou à infecção pelo HIV.

O termo demência foi mantido no DSM-5, podendo ser usado em contextos nos quais médicos e pacientes estejam mais habituados a ele.

AVALIAÇÃO INICIAL

Quando se define demência provável, é importante afastar causas potencialmente reversíveis. Os exames a serem solicitados incluem: hemograma completo, sódio e potássio, glicemia, ureia, creatinina, transaminase glutâmico-oxalacética (TGO), transaminase glutâmico-pirúvica (TGP), vitamina B12, ácido fólico, hormônio estimulante da tireoide (TSH), sorologia não treponêmica (VDRL) e/ou outro teste treponêmico, anti-HIV 1 e 2. O exame para HIV deve ser solicitado com a aprovação do paciente ou seu responsável legal.

A punção lombar é indicada para casos de demência em indivíduos com menos de 55 anos, ou progressão atípica, hidrocefalia ou quando há suspeita de condições infecciosas, inflamatórias, autoimunes ou desmielinizantes.

As principais etiologias a serem investigadas são: degenerativa, vascular, infecciosa, neoplásica, autoimune, endocrinopatológica, metabólica, traumática e tóxica (Quadro 11.1).

Quadro 11.1 Etiologias das síndromes demenciais

Grupos	Agentes causais	Testes diagnósticos
Lesões cerebrais estruturais	HPN, hematoma subdural, tumores cerebrais	TC de crânio, RM
Transtornos nutricionais	Deficiência de vitamina B12, encefalopatia de Wernicke	B12 e tiamina sérica
Transtornos endócrinos	Hipotireoidismo, hipertireoidismo, hipoparatireoidismo	T3, T4, TSH séricos e paratormônio
Transtornos metabólicos	Transtornos eletrolíticos, insuficiências hepática e renal, doença de Wilson, apneia obstrutiva do sono	K, Na e Ca, enzimas hepáticas, creatinina, cobre e ceruloplasmina e polissonografia
Condições tóxicas	Envenenamento por cobre, bismuto, alumínio, manganês, arsênico e/ou mercúrio	História e níveis séricos
Transtornos psiquiátricos	Depressão	História e testes psicométricos

(continua)

Quadro 11.1 (*Continuação*) Etiologias das síndromes demenciais		
Grupos	**Agentes causais**	**Testes diagnósticos**
Transtornos epilépticos	Amnésia transitória epiléptica	História e EEG
Encefalites imunes	Encefalites de Hashimoto e paraneoplásicas, encefalopatias não paraneoplásicas	Anti-TPO, anti-TG, anti-Yo, anti-Ri, anti-Hu, anti-NMDAR e VGKC
Vasculopatias inflamatórias	Vasculite primária do SNC, síndrome de Sjögren, LES, doença de Behçet, sarcoidose do SNC, síndrome antifosfolipídica	Angiografia, biopsia, anti-Ro, anti-La, antidsDNA, ANA, busca por úlceras orais e genitais, ECA, anticoagulante lúpico e cardiolipinas
Infecções	Meningite criptocócica, doenças de Whipple e de Lyme, sífilis, demência pelo HIV	PCR para *Criptococcus* e para *Tropherymawhipplei*, anticorpos séricos e liquóricos para *Borrelia*, VDRL no liquor e sorologia para HIV
Medicamentos	Benzodiazepínicos, antiepilépticos, antipsicóticos, tricíclicos e antidepressivos	História e níveis séricos

TC: tomografia computadorizada; RM: ressonância magnética; T3: Tri-iodotironina; T4: tiroxina; K: potássio; Na: sódio; Ca: cálcio; ECA: enzima conversora de angiotensina; ANA: anticorpo antinuclear; SNC: sistema nervoso central; CO: monóxido de carbono; EEG: eletroencefalograma; NMDAR: receptor N-metil-d-aspartato; HPN: hidrocefalia de pressão normal; PCR: reação de cadeia polimerase; LES: lúpus eritematoso sistêmico; TG: tiroglobulina; TPO: tireoperoxidase; VGKC: canal de potássio voltagem-dependente.

DEMÊNCIA RAPIDAMENTE PROGRESSIVA

Representam, aproximadamente, 10% dos casos. Em geral, o tempo entre o aparecimento dos sintomas e o diagnóstico ou morte do paciente é menor que 2 anos. As causas desse tipo de demência podem ser investigadas pelo mnemônico INVESTIGATIONS:

- *Iatrogenic*: iatrogenias
- *Neoplastic*: neoplasias
- *Vascular*: vasculares
- *Endocrine*: endocrinológicas
- *Structural*: estruturais
- *Traumatic*: traumáticas
- *Inflammatory*: inflamatórias
- *Genetic*: genéticas
- *Autoimmune*: autoimunes
- *Toxic*: tóxicas

- *Infective*: infecciosas
- *Old age*: idade avançada
- *Nutritional*: nutricionais
- *Spontaneous*: espontâneas/somatoformes.

Diagnóstico

Os exames de imagem auxiliam principalmente no sentido de afastar causas não neurodegenerativas, como infecções, traumas, sangramentos e/ou tumores. Pode-se lançar mão de tomografia de crânio ou ressonância magnética (RM), preferencialmente, porém o exame deve ser escolhido de acordo com a disponibilidade de cada serviço. Na RM também podem ocorrer alterações sugestivas de etiologias neurodegenerativas, sendo possível observar atrofia desproporcional nas porções mediais do lobo temporal (formação hipocampal e córtex entorrinal), no lobo temporal basal e lateral e no córtex parietal medial (escala de atrofia temporal de Scheltens).

A tomografia por emissão de pósitrons (PET) também pode ser utilizada e, quando alterada, evidencia redução da captação de glicose marcada com flúor no córtex parietal e temporal. O PET com pesquisa de substância amilóide ainda não está disponível para a prática clínica no Brasil.

Existem diversos marcadores que auxiliam no diagnóstico etiológico. No caso da doença de Alzheimer, pode-se empregar o teste de deposição da proteína beta-amiloide (a-beta 42) no cérebro; neste caso, haverá redução da a-beta 42 no liquor e nos marcadores de lesão ou degeneração neuronal, o que causará elevação da proteína TAU no liquor (TAU total e TAU fosforilada).

Cada demência tem os seus critérios diagnósticos de acordo com a Classificação Internacional de Doenças (CID 11) ou o DSM-5; porém, para facilitar a prática clínica, recomenda-se avaliar o padrão de acometimento dos domínios cognitivos, a velocidade de instalação dos sintomas, os fatores de risco, rever os medicamentos em uso e excluir outras causas. Entre os fatores de risco modificáveis estão: baixa reserva cognitiva, inatividade física, ingestão de álcool e cigarro, diabetes melito, hipertensão arterial sistêmica, obesidade e hipercolesterolemia na meia-idade. Já os fatores confundidores são: *delirium*, escolaridade, déficits sensoriais, depressão, abuso de substâncias, doenças psiquiátricas e medicamentos.

Domínios atingidos

Determinar o padrão de disfunção cognitiva apresentado por cada tipo de demência é fundamental para o diagnóstico diferencial. Por exemplo: na doença de Alzheimer, geralmente ocorre comprometimento da memória episódica; na demência com corpúsculos de Lewy, há comprometimento das habilidades visuoespaciais, funções executivas e atenção; na demência frontotemporal, há déficits mais proeminentes das funções executivas em relação a outras funções cognitivas. Saber quais domínios cognitivos podem ser afetados pode auxiliar, portanto, no fechamento do diagnóstico do paciente (Quadros 11.2 e 11.3). As demências mais comuns são apresentadas no Quadro 11.4.

Quadro 11.2 Lista de domínios comprometidos de acordo com a doença.

Domínios	Memória	Atenção	Linguagem	Função executiva	Visuoespacial	Comportamento
DA	A	A	A	A	A	A
DNCL	A	N	N	N	N	N
DFT	V	A	A	A	N	A
DS	N	N	A	N	N	N
ANFP	N	N	A	N	N	N
DP	V	A	N	A	A	N
DCL	V	V	V	A	A	A
Depressão	V	V	V	V	N	A

DA: doença de Alzheimer; DNCL: distúrbio neurocognitivo leve; DFT: demência frontotemporal; DS: demência semântica; ANFP: afasia progressiva não fluente; DP: doença de Parkinson; DCL: demência por corpúsculo de Lewy; A: alterado; N: normal; V: variável.

Quadro 11.3 Avaliação dos domínios cognitivos.

Domínio cognitivo	Conceito	Teste utilizado
Memória de trabalho	Memória que permite armazenar informações. Tem capacidade limitada	*Spam* de dígitos (7 ± 2)
Atenção complexa	Tipo de atenção que requer manipulação de itens da memória de trabalho	*Spam* de dígitos indireto (6 ± 2), falar os meses do ano em ordem inversa (15 a 20 s)
Memória episódica	Memórias de experiências pessoais que acontecem em um espaço específico ou contexto temporal	Tempo, local, dados autobiográficos

(continua)

Quadro 11.3 (*Continuação*) Avaliação dos domínios cognitivos.		
Domínio cognitivo	**Conceito**	**Teste utilizado**
Linguagem	Capacidade de compreender e expressar as linguagens oral e escrita	Fluência verbal (18 animais ± 6/min), repetição, compreensão, escrever uma frase
Habilidades visuoespaciais	Capacidade de formular, sequenciar, coordenar e executar gestos ou atos motores	Cópias de figuras em 2D ou 3D, teste do desenho do relógio
Memória recente verbal	Capacidade de armazenar informações recentes verbais	Memória da lista de palavras (imediata, tardia e reconhecimento)
Memória recente não verbal	Capacidade de armazenar informações recentes não verbais	Evocação de figuras copiadas
Memória semântica	Possibilita conhecimento geral sobre o mundo, fatos, palavras, conceitos, sem relação com o momento do seu aprendizado (atemporal)	Eventos históricos (presidentes recentes e marcos familiares)
Abstração	Capacidade de associar objetos ou conceitos em uma única ideia. Oposto de concretização	Similaridades (rosa/tulipa; poema/estátua), interpretação de provérbios
Praxias	Capacidade de formular, coordenar e executar gestos ou atos motores	Pedir para repetir gestos ou fazer aqueles conhecidos, como saudar uma bandeira
Sequenciamento	Capacidade de sequenciar gestos ou atos motores	Sequência grafomotora (pedir para o paciente desenhar um desenho simples de padrão alternado)

Quadro 11.4 Demências mais comuns e suas principais características.

Demência	Primeiro sintoma	Padrão cognitivo	Exame neurológico	Neuroimagem	Tratamento
Doença de Alzheimer	Perda da memória	Amnésia e perda de fluência das palavras	Normal nas fases iniciais	RM com atrofia hipocampal e PIB positivo nos lobos temporais posterior e parietal	Inibidores da acetilcolinesterase e antagonistas de NMDA
Demência frontotemporal	Apatia, desinibição, hiperfagia	Perda da função executiva	Normal nas fases iniciais	Acometimento das regiões insular e frontotemporal anterior e gânglios da base	ISRS, antagonista de NMDA
APNF	Dificuldade no discurso e em encontrar as palavras	Apraxia de fala, disartria	Parkinsonismo assimétrico e rigidez axial	Acometimento frontal e insular esquerdo e gânglios da base	Terapia fonoaudiológica, tratar o parkinsonismo e a depressão
Demência por corpúsculos de Lewy	Alucinações, parkinsonismo e *delirium*	Desatenção e perda de habilidades visuoespaciais	Doença de Parkinson	Acometimento inferior e posterior com algumas áreas positivas para PIB	Inibidores da acetilcolinesterase, levodopa-carbidopa/benserazida, iMAO, agonistas dopaminérgicos
Demência semântica	Dificuldade em encontrar palavras e perda de significado das palavras	Perda semântica, anomia	Normal até fases mais avançadas	Acometimento temporal anterior	Considerar inibidores de acetilcolinesterase
Demência vascular	Variável	Variável, lesões subcorticais causam síndromes frontais	Variável, déficits piramidais assimétricos	Múltiplos AVE e/ou lesões na substância branca subcortical	Prevenção de AVE, considerar inibidores de acetilcolinesterase

(continua)

Quadro 11.4 (Continuação) Demências mais comuns e suas principais características.

Demência	Primeiro sintoma	Padrão cognitivo	Exame neurológico	Neuroimagem	Tratamento
Degeneração corticobasal	Parkinsonismo assimétrico, APNF	Demência frontotemporal ou APNF, algumas vezes parietal (perda de esterognosia)	Doença de Parkinson assimétrica, apraxia ocular, síndrome da mão alienígena	Acometimento frontal, gânglios da base e parietal (algumas vezes)	Exercícios, tratar o parkinsonismo e depressão
Paralisia supranuclear	Quedas, APNF, alterações comportamentais	Perda das funções executivas	Paralisia do olhar vertical, rigidez axial	Atrofia do tronco cerebral (variável)	Exercícios, tratar a doença de Parkinson
Hidrocefalia de pressão normal ou compensada	Apraxia da marcha, incontinência urinária e demência de início insidioso	Déficit na velocidade de processamento, pensamento abstrato	Marcha magnética com características semelhantes às da doença de Parkinson	Alargamento dos ventrículos (lateral, terceiro e quarto)	Aposição de *shunt* ventrículo peritoneal
Deficiência de vitamina B12	Neuropatia periférica, alterações psiquiátricas, como depressão, psicose e mania	Alentecimento mental, perda de memória e dificuldade de concentração	Alterações na marcha, propriocepção, atrofia óptica	RM com alterações de substância branca (alterações na formação da mielina)	Suplemento de vitamina B12, que pode ser associado às de ácido fólico e vitamina B6
Hipotireoidismo	Humor deprimido, labilidade emocional, insônia, irritabilidade	Alentecimento da velocidade do pensamento, déficit de memória atencional e alterações visuoespaciais	Miopatia, neuropatia periférica, movimentos coreiformes, tremores, convulsões e oftalmoplegia	TC e RM normais, SPECT com hipometabolismo frontal, temporal e parietal	Reposição de hormônios tireoidianos e antidepressivos

(continua)

Quadro 11.4 (*Continuação*) Demências mais comuns e suas principais características.

Demência	Primeiro sintoma	Padrão cognitivo	Exame neurológico	Neuroimagem	Tratamento
Pelagra (deficiência de niacina)	Clássicos 4D: dermatite, diarreia, demência, morte (*death*)	Alentecimento da velocidade de processamento, déficit de memória	Polineuropatia, espasmos musculares, tremor, contraturas, convulsões	–	Reposição de vitamina B6
Demência decorrente do HIV	Pode haver apatia, retraimento social, delírios e alucinações	Déficits na velocidade de processamento, esquecimento, desatenção e dificuldade em resolução de problemas	Hiper-reflexia movimentos oculares anormais, aumento do tônus motor, clônus, tremor e ataxia	Atrofia cerebral com significativas alterações de substância branca, FDG-PET periventricular com hipometabolismo subcortical	Terapia antirretroviral
Pseudodemência (depressão)	Instalação mais rápida quando comparada com as demências, humor deprimido, não se engaja nas tarefas propostas durante avaliação	Déficit atencional, alteração na memória episódica recente	Geralmente normal	TC e RM normais	Antidepressivos
Doença de Creutzfeld-Jacob	Demência rapidamente progressiva, parkinsonismo	Variável	Doença de Parkinson, exames variáveis	Sinal do arco-íris cortical, hiperintensidade dos gânglios basais	Não existe

RM: ressonância magnética; PIB: marcador de Pittsburgh; ISRS: inibidores seletivos de recaptação da serotonina; iMAO: inibidores da monoamina oxidase; APNF: afasia progressiva não fluente; SPECT: tomografia computadorizada por emissão de fóton único.

Tratamento

Os tratamentos geralmente empregados na doença de Alzheimer são apresentados no Quadro 11.5.

Quadro 11.5 Tratamento da doença de Alzheimer e características farmacológicas dos medicamentos.

Medicamentos	Dose inicial	Dose terapêutica	Dose-alvo	Efeitos adversos	Suspensão
Donepezila	5 mg/dia	5 mg/dia	10 mg/dia	Náuseas, vômitos, taquicardia, síncope	Não disponível
Galantamina	8 mg, 1 vez/dia	8 e 16 mg/dia	24 mg, 1 vez/dia	Náuseas, vômitos, taquicardia, síncope	Não disponível
Rivastigmina	1,5 mg, 2 vezes/dia	1,5, 3 e 4,5 mg/dia	6 mg, 2 vezes/dia	Náuseas, vômitos, taquicardia, síncope	Disponível 2 mg/mℓ
Rivastigmina *patch*	4,6 mg/dia	4,6, 9,5 e 13,3 mg/dia	15 (13,3 mg/24 h)	Náuseas, vômitos, taquicardia, síncope	Não disponível
Memantina	10 mg (1/2 cp./dia)	10 mg/dia	20 mg/dia	Náuseas, vômitos, taquicardia, síncope	Disponível 10 mg/mℓ (gotas)

Antioxidantes

A vitamina E em altas doses diárias (2.000 U) foi avaliada em dois grandes estudos realizados nos EUA pela *Alzheimer Disease Cooperative Study* (ADCS) e pelo *Department of Veterans Affairs Cooperative Studies Program*. Embora com limitações, os estudos mostraram melhora da funcionalidade dos pacientes com doença de Alzheimer, porém sem alteração da função cognitiva. O benefício é semelhante ao do uso de memantina, e não há vantagem na utilização em demências que não a doença de Alzheimer.

DEMÊNCIA AVANÇADA

Consiste em um déficit de memória importante, com comunicação verbal mínima e comprometimento grave nas atividades instrumentais e básicas de vida diária. Geralmente, associa-se com incontinência urinária e fecal. A escala de estadiamento funcional da doença de Alzheimer (FAST) ajuda nessa avaliação (Quadro 11.6).

Quadro 11.6 Escala de estadiamento funcional da doença de Alzheimer.

Estágio	Características clínicas	Diagnóstico clínico
1	Sem decréscimo	Adulto normal
2	Queixas subjetivas	Declínio cognitivo associado à idade
3	Déficits em ambiente de trabalho	Transtorno neurocognitivo leve
4	Requer auxílio para tarefas complexas	Doença de Alzheimer
5	Requer auxílio para escolha do vestuário	Doença de Alzheimer moderada
6A	Requer auxílio para vestir-se	Doença de Alzheimer moderadamente grave
6B	Requer auxílio para banhar-se apropriadamente	
6C	Requer auxílio para toalete (como dar descarga no vaso ou limpar-se adequadamente)	
6D	Incontinência urinária	
6E	Incontinência fecal	
7A	Habilidades linguísticas limitadas à meia dúzia de palavras	Doença de Alzheimer grave
7B	Vocabulário inteligível, restrito a uma única palavra	
7C	Perda da capacidade de deambular	
7D	Perda da habilidade de sentar-se	
7E	Perda da capacidade de sorrir	
7F	Não consegue sustentar a cabeça	

As principais complicações são problemas com a alimentação e infecções. Nesta fase da doença, não há benefício quanto a se alimentar artificialmente por tubos. Algumas medicações também podem ser dispensadas após minuciosa avaliação clínica:

- Suplementos de cálcio
- Dislipidêmicos
- Hormônios sexuais
- Antagonistas de hormônios
- Antiplaquetários
- Inibidores de leucotrienos
- Quimioterapia citotóxica
- Imunomoduladores
- Anticolinérgicos
- Memantina.

O melhor tratamento é o planejamento de cuidados avançados de acordo com o que o paciente expressou previamente à demência ou definido com o cuidador principal e a família.

BIBLIOGRAFIA

American Psychiatric Association. Manual Diagnóstico e Estatístico de Transtorno Mentais – DSM-5. 5.ed. Porto Alegre: Artmed Editora; 2014. pp. 591-2.

Chaves M. Causas reversíveis de demência: quando e como pesquisar? In: Frota NAF. Neurologia cognitiva e do envelhecimento: do conhecimento básico a abordagem clínica. 1.ed. São Paulo: Eventos Omnifarma; 2016. p 93.

Dekosky ST. The dementias. In: Bradley WG. Neurology in clinical practice. 5. ed. Philadelphia: Elsevier; 2008. p. 1858.

Miller B. Basic clinical approaches diagnosis. In: Miller B. The Behavioral Neurology of Dementia. New York: Cambridge; 2009. p. 5.

Mitchell S, Kiely DK, Jones RN, Prigerson H, Volicer L, Teno JM. Advanced dementia research in the nursing home: The CASCADE Study. Alzheimer Dis Assoc Disord. 2006;20(3):166-75.

Mitchell S. Advanced dementia. N Engl J Med. 2015;372:2533-40.

Mitchell S. Care of patients with advanced dementia. Uptodate. 2019.

Moraes E. Avaliação multidimensional do idoso. 2.ed. Lisboa: Folium; 2010.

Press D, Alexander M. Treatment of dementia. Uptodate. 2019.

Speranza AC, Mosci T. Diagnóstico diferencial das demências. In: Freitas E, Py L. Tratado de Geriatria. 4.ed. Rio de Janeiro. Guanabara Koogan; 2016. pp. 221-30.

12 *Delirium*

Márcio Tomita da Rocha Lima • Niele Silva de Moraes

INTRODUÇÃO

Síndrome caracterizada por alteração aguda da atenção e da função cognitiva global, o *delirium* não é explicado por demência anterior. Desenvolve-se em curto período, geralmente horas a dias, e tende a apresentar curso flutuante.

De maneira geral, tem como causas alguma condição médica, intoxicação por substâncias ou efeitos colaterais de medicamentos, e sua incidência é maior em pacientes com idade avançada e doença cerebral preexistente.

O *delirium* representa a complicação hospitalar mais frequente em idosos, tratando-se de urgência médica, e pode corresponder a uma única ou à principal forma de apresentação de doença física potencialmente grave. Sua fisiopatologia ainda é pouco conhecida e envolve citocinas, deficiência de acetilcolina e excesso de dopamina.

ETIOLOGIA

Geralmente, o *delirium* é multifatorial e resultante da associação entre fatores predisponentes e precipitantes, apresentados nos Quadros 12.1 e 12.2, respectivamente.

Quadro 12.1 Fatores predisponentes do *delirium*.
Demográficos
- Idade ≥ 65 anos - Sexo masculino
***Status* cognitivo**
- Demência e outras causas de déficit cognitivo - Depressão - História prévia de *delirium*
Déficit sensorial
- Déficit visual ou auditivo - Redução da ingesta oral - Desidratação ou desnutrição

(continua)

Quadro 12.1 (Continuação) Fatores predisponentes do *delirium*.

Redução da ingesta oral
- Desidratação ou desnutrição

Status funcional
- Dependência ou imobilidade
- História de quedas

Drogas
- Uso de drogas psicoativas
- Polifarmácia
- Abuso de álcool

Comorbidades
- Doença grave ou terminal
- Múltiplas comorbidades
- Doença hepática ou renal crônica
- História prévia de AVE
- Doença neurológica
- Fratura ou trauma
- Infecção durante o curso do HIV

AVE: acidente vascular encefálico.
Adaptado de Saxena e Lawley, 2009[1]; Inouye, 2006.[2]

Quadro 12.2 Fatores precipitantes do *delirium*.

Drogas/fármacos
- Sedativos
- Anticolinérgicos
- Anticonvulsivantes
- Antiparkinsonianos
- Polifarmácia
- Síndrome de abstinência por álcool ou benzodiazepínicos

Doenças neurológicas
- AVE
- Traumatismo cranioencefálico
- Encefalopatia hipertensiva
- Hemorragia subaracnóidea
- Meningite ou encefalite
- Epilepsia

Condições e doenças associadas
- Infecções
- Doença aguda grave
- Infarto agudo do miocárdio
- Insuficiência cardíaca congestiva
- Hipoxemia
- Choque
- Febre ou hipotermia
- Anemia

(continua)

Quadro 12.2 (*Continuação*) Fatores precipitantes do *delirium*.
Condições e doenças associadas
- Desidratação
- Distúrbios metabólicos
- Doenças endócrinas (hipopituitarismo, hipo ou hipertireoidismo, hipo ou hiperparatireoidismo, crise addisoniana)
- Insuficiência hepática ou renal
- Retenção urinária ou constipação
- Dor
- Deficiência vitamínica (B12, tiamina)
- Desnutrição
- Hipoalbuminemia
Cirurgias
- Ortopédicas
- Cardíacas
- Com circulação extracorpórea
Ambientais/situacionais
- Admissão em UTI
- Restrição física
- Uso de sonda vesical de demora ou nasoenteral
- Múltiplos procedimentos
- Retenção urinária ou constipação
- Dor
- Privação de sono e estresse emocional

AVE: acidente vascular encefálico; UTI: unidade de terapia intensiva.
Adaptado de Saxena e Lawley, 2009[1]; Inouye, 2006.[2]

Os fatores predisponentes mais comuns são doenças cerebrais, como demência, acidente vascular encefálico (AVE) e doença de Parkinson, idade avançada e comprometimento sensorial, presentes em aproximadamente 50% dos casos de *delirium*.

Alguns medicamentos, mesmo em níveis terapêuticos, também podem causar ou contribuir para aproximadamente 30% dos casos de *delirium*, entre os quais se destacam:

- Sedativos/hipnóticos:
  - Benzodiazepínicos
  - Barbitúricos
  - Indutores do sono (difenidramina)
- Narcóticos (principalmente meperidina)
- Antibióticos (quinolonas)
- Analgésicos
  - Anti-inflamatórios não hormonais
  - Opioides (principalmente, meperidina)
- Anticolinérgicos

- Anti-histamínicos
- Antiespasmódicos
- Antidepressivos tricíclicos
- Neurolépticos
- Fármacos para incontinência (oxibutinina)
- Fármacos para o sistema cardiovascular
  - Digitálicos
  - Antiarrítmicos (quinidina, procainamida, lidocaína)
  - Anti-hipertensivos (betabloqueadores, metildopa)
- Fármacos para o trato gastrintestinal
  - Antagonistas H2
  - Inibidores da bomba de prótons
  - Metoclopramida.

As principais causas de *delirium* são apresentadas no Quadro 12.3.

Quadro 12.3 Causas de *delirium*.

Critérios	Avaliação
Fármacos e dor	Associações, interações, altas doses, medicamentos inapropriados, controle inadequado da dor
Eletrólitos (distúrbios hidroeletrolíticos e acidobásicos)	Principalmente desidratação, distúrbios do sódio e do cálcio
Abstinência/falta de drogas/fármacos (*lack of drugs*)	Álcool, benzodiazepínicos
Infecções	Principalmente dos tratos urinário e respiratório
Redução dos sentidos/restrição	Baixa acuidade visual, déficit auditivo, restrição ao leito
Intracraniana (causas intracranianas)	Infecção, hemorragia, tumor, isquemia
Retenção urinária e fecal/uremia	Bexigoma, uso de sonda vesical, fecaloma
Miocárdio/pulmão	Miocárdio: infarto, arritmia, insuficiência cardíaca descompensada Pulmão: exacerbação de doença pulmonar obstrutiva crônica, hipóxia

QUADRO CLÍNICO

O *delirium* tem início agudo (horas a dias), curso flutuante e caracteriza-se por mudança no nível de consciência e na capacidade de focalizar. Geralmente, as primeiras manifestações clínicas são dificuldade de sustentar ou mudar a atenção. Também são sintomas desorganização do pensamento, déficit cognitivo (desorientação, déficit de memória, alteração da linguagem) e distúrbios da percepção (alucinações ou ilusões em 30% dos pacientes). As alucinações podem ser visuais, auditivas ou somatossensoriais.

Além de labilidade emocional (ansiedade, medo, raiva, irritabilidade, depressão, euforia) e alteração do ciclo sono-vigília, também pode ocorrer hipersensibilidade à luz e aos sons.

CLASSIFICAÇÃO

Pode ser classificado de quatro maneiras:[3]

- *Delirium* hipoativo: forma mais comum entre os idosos, geralmente não é reconhecido; caracteriza-se por inatividade ou atividade motora reduzida, sonolência anormal, apatia ou letargia
- *Delirium* hiperativo: tipo mais facilmente reconhecido; caracteriza-se por inquietação, agitação, confusão, mudanças rápidas no humor ou recusa em cooperar com os cuidados
- Misto: características de ambos (aumento e diminuição da atividade psicomotora); o paciente pode alternar rapidamente entre estados hiper e hipoativos
- Não classificado: atividade psicomotora normal.

DIAGNÓSTICO

É confirmado pelos critérios do Manual Diagnóstico e Estatístico dos Transtornos Mentais V (DSM-V), que estabelece cinco características principais:[4]

1. Atenção (capacidade reduzida de direcionar, focalizar, sustentar e mudar a atenção) e consciência prejudicadas.
2. Curto período para desenvolvimento da enfermidade (geralmente de horas a dias), com mudança em relação à linha de base e tendência a flutuar durante o curso do dia.
3. Alteração adicional na cognição (déficit de memória, desorientação, linguagem, habilidade visuoespacial ou percepção).
4. O quadro não é mais bem explicado por outro distúrbio neurocognitivo preexistente, em evolução ou estabelecido, e não ocorre no contexto de um nível gravemente reduzido de excitação, como coma.
5. Há evidências (história, exame físico ou exames laboratoriais) de que o distúrbio é causado por uma condição médica, intoxicação ou abstinência de alguma substância ou efeito colateral de medicamento.

Para quantificar o quadro de *delirium*, pode-se utilizar o Confusion Assessment Method (CAM), uma ferramenta simples cuja sensibilidade é de 94 a 100% e especificidade de 90 a 95%. O Quadro 12.4 apresenta a versão em português do CAM para o diagnóstico de *delirium*.

Quadro 12.4 *Confusion assessment method.*

Critérios	Avaliação
1. Início agudo	Há evidência de uma mudança aguda do estado mental de base do paciente?
2. Distúrbio da atenção	O paciente apresentou dificuldade de focalizar sua atenção, por exemplo, distraiu-se facilmente ou não acompanhou bem o que estava sendo dito? Em caso afirmativo, esse comportamento variou durante a entrevista; isto é, tendeu a surgir e desaparecer ou aumentar e diminuir de gravidade?
3. Pensamento desorganizado	O pensamento do paciente era desorganizado ou incoerente, com conversação dispersiva ou irrelevante, fluxo de ideias pouco claro ou ilógico, ou mudança imprevisível do assunto?
4. Alteração do nível de consciência	Em geral, como você classificaria o nível de consciência do paciente: • Alerta (normal) • Vigilante (hiperalerta, hipersensível a estímulos ambientais, assustando-se facilmente) • Letárgico (sonolento, facilmente acordável) • Estupor (dificuldade para despertar) • Coma • Incerto

Obs.: o diagnóstico de *delirium* requer os critérios 1 e 2 associados aos critérios 3 ou 4.
Adaptado de Fabbri *et al.*, 2001.[5]

O instrumento CAM-ICU, apresentado no Quadro 12.5, foi desenvolvido e validado para identificar *delirium* em unidade de terapia intensiva (UTI).

Quadro 12.5 CAM-ICU.

Característica

Início agudo ou curso flutuante

A. Há evidência de uma alteração aguda no estado mental em relação ao estado basal?
B. Esse comportamento (anormal) flutuou nas últimas 24 h, isto é, tendeu a ir e vir ou a aumentar e diminuir de gravidade, evidenciado por flutuações na escala de sedação (p. ex., *Richmond Agitation Sedation Scale*), Escala de Coma de Glasgow ou avaliação de *delirium* prévio?
( ) Ausente   ( ) Presente

Falta de atenção

O paciente mostrou dificuldades de focar a atenção, evidenciado por índices inferiores a 8, quer no componente visual, quer no componente auditivo do Teste de Atenção (ASE, do inglês *Attention Screening Examination*)?
( ) Ausente   ( ) Presente

(continua)

Quadro 12.5 (*Continuação*) CAM-ICU.
Característica
Pensamento desorganizado
Existem sinais de pensamento desorganizado ou incoerente evidenciado por respostas incorretas a duas ou mais das quatro questões e/ou incapacidade de obedecer comandos Questões (alternar conjunto A e conjunto B) **Conjunto A** 1. Uma pedra pode flutuar na água? 2. Existem peixes no mar? 3. Um quilo pesa mais do que dois quilos? 4. Pode-se usar um martelo para pesar uma agulha? ( ) Ausente ( ) Presente **Conjunto B** 1. Uma folha pode flutuar na água? 2. Existem elefantes no mar? 3. Dois quilos pesam mais do que um quilo? 4. Pode usar-se um martelo para cortar madeira? ( ) Ausente ( ) Presente
Nível de consciência alterado
O nível de consciência do paciente é outro qualquer que não o alerta*, tal como vigil+, letárgico† ou estuporoso#? (p. ex., RASS diferente de "0" na avaliação)
CAM-ICU Global
Características 1 e 2 associadas a 3 ou 4? ( ) Sim ( ) Não

*Alerta: completamente ciente do ambiente, interage de modo espontâneo e adequado.
+Vigilante: hiperalerta.
†Letárgico: sonolento, mas facilmente despertável, não está ciente de alguns elementos do ambiente ou não interage de maneira apropriada com o entrevistador; torna-se completamente ciente do ambiente e interage bem quando minimamente estimulado.
#Estuporoso: completamente alheado mesmo quando bastante estimulado; despertável somente com estímulos vigorosos e repetidos, e assim que o estímulo cessa, o indivíduo estuporoso volta para o estado anterior de não despertável.
Adaptado de Pessoa e Nácul, 2006[6]; Ely *et al.*, 2001.[7]

Diagnóstico diferencial

Os principais diagnósticos diferenciais de *delirium* são: demência, depressão e psicoses funcionais.

Demência e *delirium* são particularmente difíceis de serem distinguidos e podem estar presentes concomitantemente no mesmo indivíduo.

Delirium ocorre frequentemente em idosos com demência, mas nem todo indivíduo com *delirium* tem demência. Por isso, a avaliação de demência não deve ser feita durante o episódio de *delirium*, pois os resultados podem ser enganosos.

O Quadro 12.6 apresenta as características diferenciais entre *delirium*, depressão, demência e psicoses funcionais.

TRATAMENTO

Apresentado na Figura 12.1, o tratamento inclui duas vias que devem ser seguidas simultaneamente: uma para investigar e tratar as desordens clínicas que desencadearam o quadro de *delirium* e outra para manejo do distúrbio de comportamento.

Qualquer condição médica pode desencadear um quadro de *delirium* em um paciente suscetível. Por isso, essas condições devem ser sempre investigadas e, se identificadas, é necessário realizar tratamento específico para a enfermidade.

Quando houver deficiência de tiamina, deve-se repor. Além disso, recomenda-se a suplementação dessa vitamina, por ser de baixo custo e isenta de riscos, para todos os pacientes hospitalizados com evidência de deficiência nutricional.

Em pacientes com agitação psicomotora intensa, deve-se empregar a contenção física apenas como último recurso, pois causa desconforto, aumenta a agitação e predispõe a problemas adicionais, como perda da mobilidade, lesão por pressão, broncoaspiração e prolongamento do quadro de *delirium*.

Indicam-se medicações neurolépticas para tratar quadros de agitação intensa, mas poucos dados suportam seu uso. Haloperidol consiste na medicação de escolha para controle da agitação em pacientes com *delirium* em ambiente hospitalar, recomendado em baixas doses (0,5 a 1 mg) até a dose máxima de 5 mg/dia, administrado por via oral (VO), intramuscular (IM) ou intravenosa (IV). Tem início de ação entre 30 e 60 min após administração via parenteral e um tempo maior se administrado por VO. Deve-se ter cautela com a administração IV, pois pode causar prolongamento do intervalo QT.

Os antipsicóticos atípicos (quetiapina, risperidona, ziprasidona e olanzapina) têm menos efeitos colaterais e mostraram eficácia semelhante à do haloperidol em estudos menores. Recomenda-se que sejam usados pelo menor tempo possível por ser associado com aumento da mortalidade e risco de AVC em pacientes com demência. Em pacientes com parkinsonismo e *delirium* hiperativo, antipsicóticos atípicos são preferíveis em relação ao haloperidol.

Benzodiazepínicos têm uso limitado no tratamento do *delirium* hiperativo, sendo indicados nos casos de abstinência alcoólica, como sedativos ou quando há contraindicação ao uso de neurolépticos atípicos, mas podem piorar a confusão mental e a sedação.

Quadro 12.6 Características diferenciais entre *delirium*, depressão, demência e psicoses funcionais.

Característica	Delirium	Depressão	Demência	Psicoses funcionais
Início	Súbito	Coincide com fatos da vida; costuma ser recente	Insidioso	Súbito ou insidioso
Curso	Sintomas podem flutuar ao longo do dia	Menos flutuações que o *delirium*, piora típica pela manhã	Habilidades de memória e pensamento permanecem razoavelmente constantes durante o curso de um dia	Crônico, com exacerbações
Atenção	Prejudicada	Minimamente prejudicada	Normal, exceto em casos avançados	Pode estar prejudicada
Consciência	Reduzida	Normal	Normal	Normal
Orientação	Geralmente prejudicada; flutua em gravidade	Seletivamente prejudicada	Geralmente prejudicada	Pode estar prejudicada
Cognição	Globalmente prejudicada	Memória em parte prejudicada; pensamentos negativos	Globalmente prejudicada	Pode estar seletivamente prejudicada
Linguagem	Geralmente incoerente, lenta ou rápida	Normal	Dificuldade em encontrar palavras e perseveração	Normal, lenta ou rápida
Alucinações	Predominantemente visuais ou visuais e auditivas	Ausentes, exceto em casos graves	Raras, exceto em casos avançados	Predominantemente auditivas
Ideias delirantes	Fugazes; pobremente sistematizadas	Ausentes, exceto em casos graves	Raras, exceto em casos avançados	Sustentadas e sistematizadas

Adaptado de Fabbri, 2017.[8]

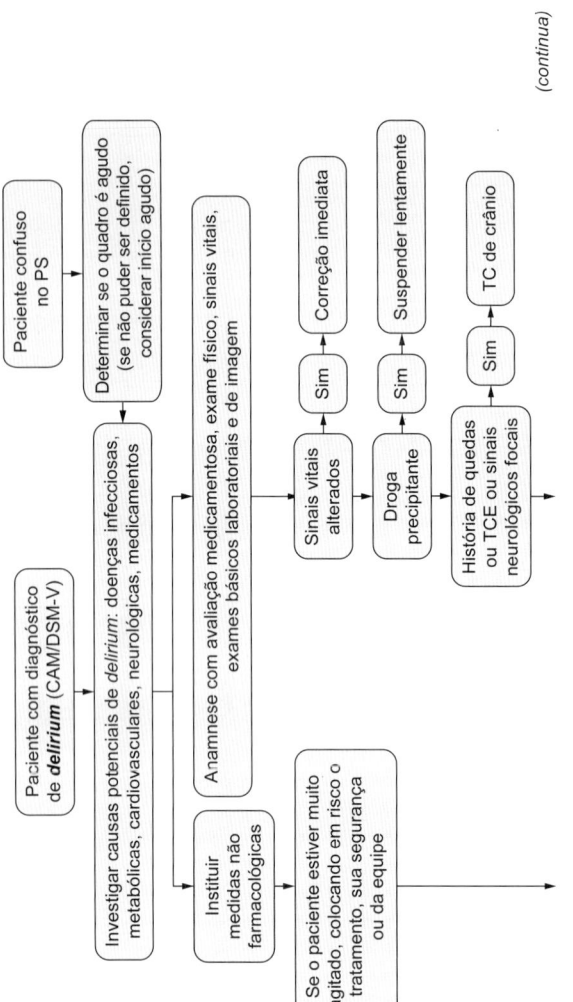

(continua)

Figura 12.1 Tratamento do paciente com *delirium*. CAM/DSM-V: *Confusion assessment method*/Manual Diagnóstico e Estatístico dos Transtornos Mentais V; ECG: eletrocardiograma; RM: ressonância magnética; TC: tomografia computadorizada; TCE: trauma cranioencefálico.

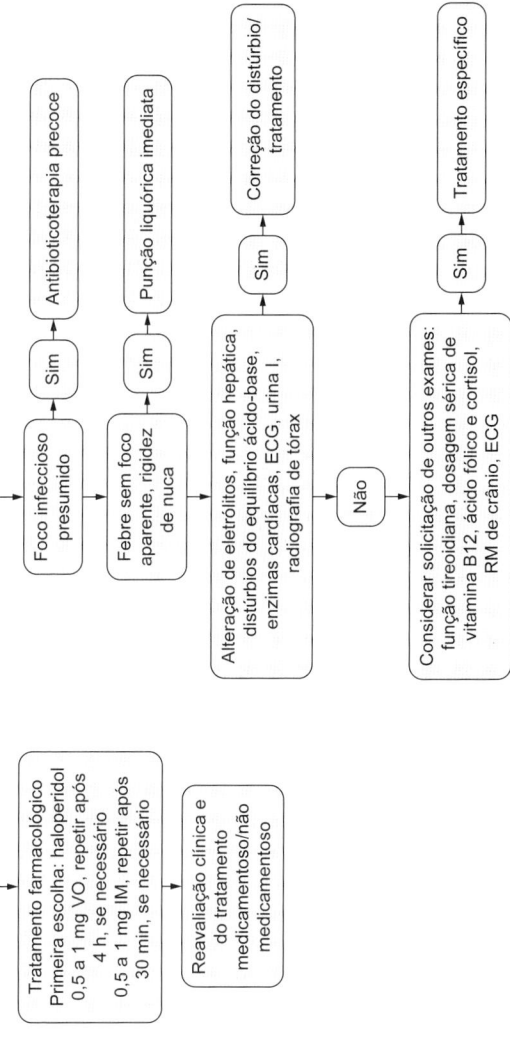

Figura 12.2 (*Continuação*) Tratamento do paciente com *delirium*. CAM/DSM-V: *Confusion assessment method*/Manual Diagnóstico e Estatístico dos Transtornos Mentais V; ECG: eletrocardiograma; RM: ressonância magnética; TC: tomografia computadorizada; TCE: trauma cranioencefálico.

Os anticolinesterásicos não são indicados para tratamento de *delirium* nem para manejo dos sintomas de comportamento. Outras possibilidades de tratamento farmacológico do *delirium* são apresentadas no Quadro 12.7 e na Figura 12.2.

Tratamento não farmacológico
- Fornecer orientação e estímulo cognitivo (calendário, relógio, informações sobre condições de saúde atual e procedimentos a serem realizados)
- Manter familiares e amigos próximos, evitando alternar os acompanhantes com frequência
- Corrigir déficits sensoriais (incentivar o paciente a usar óculos ou próteses auditivas, quando necessário)
- Adequar os horários de administração de medicamentos, procedimentos e obtenção de sinais vitais, a fim de oferecer um sono ininterrupto; estimular ciclo sono-vigília normal, abrindo janelas e incentivando a movimentação durante o dia
- Evitar restrição no leito ou medidas que dificultem a mobilidade (acesso venoso, sonda vesical de demora)
- Suspender lentamente medicações que possam causar abstinência e evitar polifarmácia
- Promover hidratação e nutrição adequadas
- Controlar a dor
- Proteger vias aéreas.

COMPLICAÇÕES/PROGNÓSTICO

O quadro de *delirium* pode durar semanas a meses até sua resolução completa, e merece atenção por aumentar o risco de broncoaspiração, de úlceras por pressão, de embolia pulmonar e de redução da ingesta oral.

Em alguns casos, os sintomas persistem apesar do tratamento ou resolução do fator precipitante, resultando em perda funcional e cognitiva persistente. Alguns pacientes nunca retornam para o seu estado basal após um episódio de *delirium*, e o pior prognóstico ocorre durante a internação e após a alta.

Quadros de *delirium* cursam com maior tempo de internação, maior mortalidade e maior risco de evolução para demência. Em pacientes com demência, pode ocorrer piora cognitiva importante após um episódio de *delirium*. Além disso, pacientes que desenvolvem *delirium* no pós-operatório têm pior recuperação cirúrgica. As medidas de prevenção do *delirium* incluem:

- Evitar superestimulação sensorial à noite
- Promover o sono fisiológico (procedimentos médicos, incluindo a administração de medicamentos, devem ser evitados durante o horário de dormir, quando possível)

Quadro 12.7 Tratamento farmacológico do *delirium*.

Medicamento	Dose	Efeitos colaterais	Observação
Antipsicóticos			
Haloperidol	0,5 a 1 mg VO (pico em 4 a 6 h) com doses adicionais a cada 4 h, se necessário 0,5 a 1 mg IM (pico em 20 a 40 min) Repetir após 30 min, se necessário, até a dose máxima de 5 mg	Sintomas extrapiramidais (doses > 3 mg/dia); prolongamento do intervalo QT; diminuição do limiar convulsivo; constipação; hiponatremia; hipotensão	Medicamento de escolha; uso IV tem mais risco de arritmias; uso IM apresenta absorção errática; evitar em pacientes com síndrome de abstinência, insuficiência hepática; síndrome neuroléptica maligna
Antipsicóticos atípicos			
Risperidona	0,5 mg 1 a 2 vez/dia	Efeitos extrapiramidais; prolongamento do intervalo QT	Eficácia comparada ao haloperidol; menor incidência de efeitos colaterais; associação com aumento da mortalidade em idosos com demência
Olanzapina	2,5 a 5 mg 1 vez/dia		
Quetiapina Ziprasidona	25 mg, 1 a 2 vezes/dia 20 a 40 mg divididos em 1 a 2 tomadas		
Benzodiazepínicos			
Lorazepam	0,5 a 1 mg VO (pico em 2 h) com doses adicionais a cada 4 h (máximo 4 mg em 24 h)	Agitação paradoxal; depressão respiratória; sedação excessiva; confusão	Agente de segunda linha; pode piorar e prolongar os sintomas de *delirium*; uso reservado para pacientes com síndrome de abstinência alcoólica ou por benzodiazepínico, doença de Parkinson, síndrome neuroléptica maligna

VO: via oral; IM: intramuscular; IV: intravenoso.
Adaptado de Saxena e Lawley, 2009[1]; Inouye, 2006.[2]

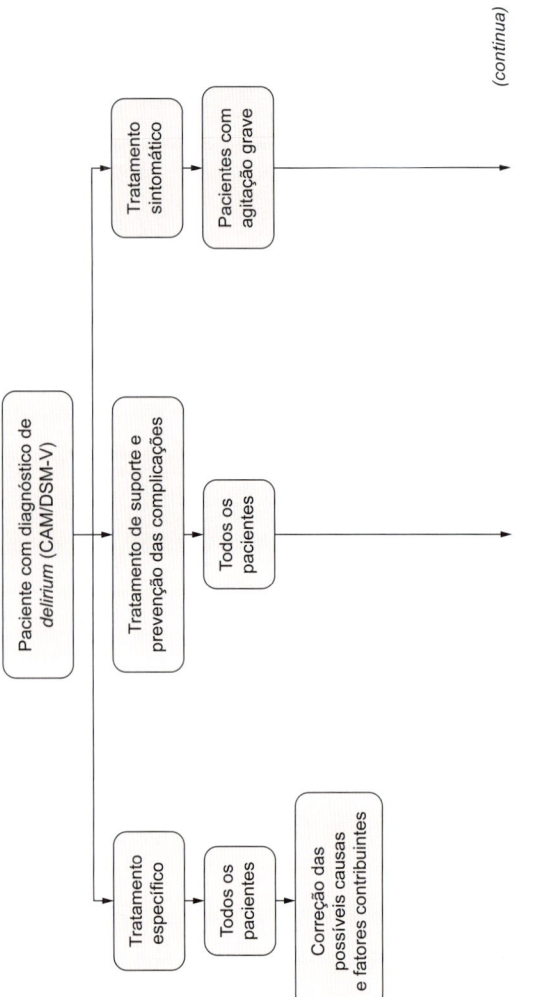

Figura 12.2 Avaliação e manejo do paciente com *delirium*. CAM/DSM-V: *Confusion assessment method*/Manual Diagnóstico e Estatístico dos Transtornos Mentais V; ECG: eletrocardiograma; RM: ressonância magnética; TC: tomografia computadorizada; TCE: trauma cranioencefálico.

(continua)

- Ambiente calmo e confortável
- Redução do ruído noturno
- Presença de familiares
- Orientação e estímulo cognitivo
- Correção de déficits sensoriais
- Proteção das vias aéreas
- Manutenção da hidratação e nutrição

Haloperidol:
- VO: 0,5 a 1 mg, SN, repetir após 4 h
- IM: 0,5 a 1 mg, SN repetir após 30 min

Dose máx. 3 a 5 mg em 24 h

ou

Antipsicóticos atípicos:
- Risperdiona: 0,5 a 1 mg, 1 a 2 vezes/dia
- Olanzapina: 2,5 a 5 mg, 1 vez/dia
- Quetiapina: 25 mg, 1 a 2 vezes/dia

Benzodiazepínicos são indicados apenas nos casos de abstinência alcoólica ou a benzodiazepínicos, doença de Parkinson, síndrome neuroléptica maligna

Figura 12.2 (*Continuação*) Avaliação e manejo do paciente com *delirium*. CAM/DSM-V: *Confusion assessment method*/Manual Diagnóstico e Estatístico dos Transtornos Mentais V; ECG: eletrocardiograma; RM: ressonância magnética; TC: tomografia computadorizada; TCE: trauma cranioencefálico.

- Fazer mobilização precoce e evitar contenções físicas para pacientes com mobilidade limitada
- Evitar e/ou monitorar o uso de medicamentos (frequentemente implicados na precipitação do *delirium*, sobretudo naqueles que já estão em risco)
- Evitar complicações médicas.

As evidências disponíveis não indicam o uso de medicamentos para prevenir o *delirium* em situações de alto risco, como quadros agudos, terapia intensiva, cirurgia cardíaca ou outros cuidados pós-operatórios.

REFERÊNCIAS BIBLIOGRÁFICAS

1. Saxena S, Lawley, D. Delirium in the elderly: a clinical review. Postgrad Med J. 2009;85:405-13.
2. Inouye SK. Delirium in older person. N Engl J Med. 2006;354:1157-65.
3. Marcantonio ER. Clinical management and prevention delirium. Psychiatry. 2007;7(1).
4. American Psychiatric Association. Diagnostic and Statistical Manual. 5.ed. Washington: APA Press; 2013.
5. Fabbri RMA, Moreira MA, Garrido R, Almeida OP. Validity and reliability of the Portuguese version of the confusion assessment method (CAM) for the detection of delirium in the elderly. Arq Neuropsiquiatr. 2001;59(2-A):175-9.
6. Pessoa RF, Nácul FE. Delirium em pacientes críticos. RBTI. 2006;18:2:190-5.
7. Ely EW, Inouye SK, Bernard GR, Gordon S, Francis J, May L *et al*. Delirium in mechanically ventilated patients: validity and reliability of the confusion assessment method for the intensive care unit (CAM-ICU); JAMA. 2001;286(21):2707-10.
8. Fabbri RMA. Delirium. In: Freitas EV, Py L. Tratado de geriatria e gerontologia. 4.ed. Rio de Janeiro: Guanabara Koogan; 2017.

BIBLIOGRAFIA

Aguirre E. Delirium and hospitalized older adults: a review of nonpharmacologic treatment. J Contin Educ Nurs. 2010;41(4):151-2.

Barr J, Fraser GL, Puntillo K, Ely EW, Gélinas C, Dasta JF *et al*. Clinical practice guidelines for the management of pain, agitation, and delirium in adult patients in the intensive care unit. Crit Care Med. 2013;41:263.

Campbell N, Boustani M, Limbil T, Ott C, Fox C, Maidment I *et al*. The cognitive impact of anticholinergics: a clinical review. Clin Interv Aging. 2009;4:225.

Clegg A, Siddiqi N, Heaven A, Young J, Holt R. Interventions for preventing delirium in older people in institutional long-term care. Cochrane Database Syst Rev. 2014;CD009537.

Clegg A, Young JB. Which medications to avoid in people at risk of delirium: a systematic review. Age Ageing. 2011;40:23.

Flinn DR, Diehl KM, Seyfried LS, Malani PN. Prevention, diagnosis, and management of postoperative delirium in older adults. J Am Coll Surg. 2009;209:261.

Fong TG, Tulebaev SR, Inouye SK. Delirium in elderly adults: diagnosis, prevention and treatment. Nat Rev Neuro. 2009;5:210-20.

Gilchrist NA, Asoh I, Greenberg B. Atypical antipsychotics for the treatment of ICU delirium. J Intensive Care Med. 2012;27:354.

Hersh D, Kranzler HR, Meyer RE. Persistent delirium following cessation of heavy alcohol consumption: diagnostic and treatment implications. Am J Psychiatry. 1997;154:846.

Hshieh TT, Yue J, Oh E, Puelle M, Dowal S, Travison T et al. Effectiveness of multicomponent nonpharmacological delirium interventions: a meta-analysis. JAMA Intern Med. 2015;175:512.

Inouye SK, Westendorp RG, Saczynski JS. Delirium in elderly people. Lancet. 2014;383:911.

Mu JL, Lee A, Joynt GM. Pharmacologic agents for the prevention and treatment of delirium in patients undergoing cardiac surgery: systematic review and metaanalysis. Crit Care Med. 2015;43:194.

O'Keeffe ST, Tormey WP, Glasgow R, Lavan JN. Thiamine deficiency in hospitalized elderly patients. Gerontology. 1994;40:18.

Schweickert WD, Pohlman MC, Pohlman AS, Nigos C, Pawlik AJ, Esbrook CL et al. Early physical and occupational therapy in mechanically ventilated, critically ill patients: a randomised controlled trial. Lancet. 2009;373:1874.

Van Rompaey B, Elseviers MM, Van Drom W, Fromont V, Jorens PG. The effect of earplugs during the night on the onset of delirium and sleep perception: a randomized controlled trial in intensive care patients. Crit Care. 2012;16:R73.

13 Incontinência Urinária

Beatriz Rodrigues de Anchieta • Lara M. Q. Araújo

INTRODUÇÃO

Incontinência urinária é a perda involuntária de urina. Sua prevalência eleva-se com a idade e afeta mais mulheres que homens. Essa condição predispõe a quedas, infecções perineais, genitais e do trato urinário, além de provocar maceração da pele, o que facilita a formação de úlceras por pressão.

Pode ter como consequências isolamento social, prejuízo do sono, disfunção sexual, piora da qualidade de vida, surgimento de quadros depressivos e institucionalização precoce.

AVALIAÇÃO INICIAL

As seguintes perguntas podem ser feitas:

- Você perde urina sem ter vontade (tem perda involuntária)?
- Você perde urina quando tosse, espirra, ri ou faz exercícios?
- Você perde urina antes de chegar ao banheiro?
- Você usa absorventes, tecidos ou fraldas para reter urina?

Com base nessas respostas, deve-se avaliar:

- Cognição e funcionalidade (incluindo mobilidade)
- Depressão
- Impacto da incontinência urinária na qualidade de vida
- Comorbidades clínicas
- Medicações em uso.

O exame físico para pesquisa de fatores contribuintes e definição das causas de base inclui:

- Avaliação cardiovascular: pesquisar sinais de sobrecarga de volume
- Avaliação abdominal: pesquisar massas palpáveis
- Avaliação do trato geniturinário: inspeção de prolapsos, toque bimanual para avaliação de massas, fecaloma, próstata, exame especular
- Pacientes com início súbito de incontinência urinária, doença neurológica conhecida ou começo de sintomas neurológicos: realizar exame neurológico detalhado, inclusive pesquisa de sensibilidade perineal, tônus do esfíncter anal e reflexos anal e bulbocavernoso.

Exames complementares também podem ser solicitados, como:

- Exames laboratoriais básicos para investigação de incontinência urinária: função renal, glicemia, eletrólitos, urina I e urocultura (outros exames devem ser considerados em situações específicas)
- Teste urodinâmico: apesar de ser padrão-ouro para o diagnóstico fisiológico, não deve ser recomendado de rotina porque é invasivo, tem alto custo e, com frequência, não se faz necessário para o diagnóstico. O teste avalia a qualidade das contrações vesicais e dos esfíncteres uretrais, tornando-se útil quando se planeja terapêutica invasiva
- Avaliação do resíduo pós-miccional: não é indicada como rotina na abordagem inicial da incontinência urinária, devendo ser reservada a pacientes com maior risco de retenção urinária (pacientes com diabetes, distúrbios neurológicos, usuários de medicamentos anticolinérgicos, história de retenção urinária e infecção urinária de repetição).

CLASSIFICAÇÃO

A incontinência urinária pode ser classificada em transitória ou estabelecida, conforme apresentado a seguir.

Incontinência transitória ou reversível

Caracteriza-se por início súbito, frequentemente associado a condições clínicas agudas ou ao uso de drogas. Tende a melhorar após resolução ou remoção da causa subjacente. Os medicamentos são a causa mais comum de incontinência urinária reversível, principalmente:[1]

- Diuréticos
- Anticolinérgicos
- Psicotrópicos (antidepressivos, antipsicóticos, sedativos, hipnóticos)
- Agonistas alfa-adrenérgicos
- Bloqueadores alfa-adrenérgicos
- Inibidores da enzima conversora de angiotensina
- Agonistas beta-adrenérgicos
- Bloqueadores dos canais de cálcio
- Álcool
- Cafeína.

Outras condições reversíveis que causam ou contribuem para incontinência urinária transitória são:[1]

- Doenças que afetam o trato urinário inferior:
  - Infecção do trato urinário
  - Vaginite atrófica/uretrite
  - Pós-prostatectomia
  - Impactação fecal
- Produção aumentada de urina:
  - Causas metabólicas (hiperglicemia, hipercalcemia)

- Aumento da ingestão de líquidos/sobrecarga de volume
- Insuficiência venosa com edema
- Insuficiência cardíaca congestiva
- *Delirium*
- Doença crônica/diminuição da mobilidade
- Dificuldade de acesso ao toalete:
  - Déficit cognitivo
  - Distúrbios psíquicos
  - Distúrbios de marcha.

As principais causas reversíveis de incontinência urinária podem ser elencadas utilizando-se o acrônimo DIURAMID:[2]

- *Delirium*
- Infecção do trato urinário
- Uretrite ou vaginite atrófica
- Restrição da mobilidade
- Aumento do débito urinário
- Medicamentos
- Impactação fecal
- Distúrbios psíquicos (depressão, demência, psicose).

No Quadro 13.1, são apresentadas algumas causas reversíveis de incontinência urinária e seu manejo adequado.

Quadro 13.1 Manejo de algumas causas reversíveis de incontinência urinária.

Condição	Manejo
Uso de medicamentos que prejudicam a continência	Considerar possibilidade de suspensão
Infecção do trato urinário	Antibioticoterapia
Vaginite atrófica/uretrite	Estrogênio tópico
Pós-prostatectomia	Intervenção comportamental
Impactação fecal	Desimpactação, uso apropriado de laxativos, dieta rica em fibras, ingesta hídrica e mobilidade adequada
Metabólica (hiperglicemia, hipercalcemia)	Controle da hiperglicemia e tratamento da hipercalcemia
Ingesta excessiva de fluidos	Redução da ingesta excessiva
Sobrecarga de volume: • Insuficiência venosa periférica com edema • Insuficiência cardíaca congestiva	Uso de meia elástica, elevação de membros inferiores, restrição de sódio, diurético Tratamento farmacológico específico

(continua)

Quadro 13.1 (*Continuação*) Manejo de algumas causas reversíveis de incontinência urinária.

Condição	Manejo
Delirium	Diagnóstico e tratamento das causas de *delirium*
Doença crônica ou situações que prejudicam a mobilidade	Corrigir causas que limitam a mobilidade, facilitar acesso ao toalete (intervenções ambientais)
Poliúria noturna	Avaliar ingesta de fluidos à noite; avaliar sinais de sobrecarga de volume; considerar apneia do sono se houver sinais ou sintomas sugestivos
Distúrbio do sono	Higiene do sono, avaliar presença de dor, depressão ou causas ambientais; considerar apneia do sono se houver sinais ou sintomas sugestivos

Adaptado de DuBeau et al., 2010.[3]

Incontinência estabelecida

Esse tipo de incontinência não está relacionado exclusivamente a eventos agudos, persistindo ao longo do tempo. Pode ser dividida em incontinência de urgência, de esforço, mista, por transbordamento e funcional, conforme descrito a seguir.

Incontinência de urgência (hiperatividade do detrusor)

Causa mais comum de incontinência urinária em idosos, consiste na incapacidade de abortar a micção após ser percebida, com sensação de plenitude vesical por hiperatividade do músculo detrusor. Apresenta sintomas de urgência e aumento da frequência urinária e suas principais causas incluem:

- Comprometimento da inibição do sistema nervoso central: acidente vascular cerebral, tumor, aneurisma, hemorragia, afecções desmielinizantes, doenças de Alzheimer e de Parkinson
- Aumento da estimulação sensorial aferente da bexiga: infecção do trato urinário baixo, atrofia uretral, fecaloma, prolapso uterino, hiperplasia prostática benigna.

Incontinência urinária de esforço

Causa mais comum de incontinência urinária em mulheres jovens e a segunda principal em mulheres idosas, caracteriza-se por perda de pequenos volumes de urina com atividades que produzem aumento transitório da pressão intra-abdominal (tossir, espirrar, rir, exercício físico) que supera a pressão de fechamento esfincteriano, na ausência de contrações vesicais. Pode decorrer de:

- Fraqueza da musculatura do assoalho pélvico e hipermobilidade da uretra
- Deficiência de estrógeno, que gera atrofia do tecido geniturinário e relaxamento pélvico, ocasionando aumento do ângulo uretrovesical
- Deficiência do esfíncter inferior.

Incontinência urinária por transbordamento

Caracteriza-se por grande aumento do volume da bexiga, o que eleva a pressão intravesical, excedendo a resistência intrauretral e provocando perda urinária. Apresenta sintomas de fluxo urinário reduzido (jato urinário fraco, esforço miccional, intermitência, hesitação), esvaziamento vesical incompleto (aumento do volume residual de urina) e gotejamento urinário pós-miccional. Pode ser causada por:

- Disfunção da contratilidade vesical (hipotonia ou atonia de bexiga; p. ex., neuropatia por diabetes melito ou lesão da medula espinal como herniação discal, estenose de canal medular, tumor)
- Obstrução da saída urinária (aumento da próstata, estenose uretral, cistocele, prolapsos genitais, impactação fecal)
- Neurogênica por dissinergia detrusor-esfincteriana (p. ex., esclerose múltipla ou lesão da medula espinal)
- Após anestesia geral ou regional, manipulação da bexiga, uso de medicamentos.

Incontinência urinária mista

É a combinação dos sintomas dos tipos anteriormente descritos (de urgência, de esforço e por transbordamento).

Incontinência urinária funcional

Está relacionada à integridade do trato urinário inferior e é atribuída a fatores externos que dificultam a chegada ao toalete a tempo de evitar a perda urinária, como limitações físicas, transtornos psíquicos, déficit cognitivo e limitações do ambiente.

TRATAMENTO

Utilizam-se várias modalidades terapêuticas no manejo do paciente com incontinência urinária, como:

- Medidas comportamentais
- Exercícios pélvicos e técnicas fisioterápicas
- Cateterismo uretral (intermitente ou de demora)
- Terapia medicamentosa
- Cirurgia.

No que se refere a medidas comportamentais e exercícios pélvicos, recomendam-se:

- Mudança do estilo de vida, como:

- Perda de peso (obesos)
- Ingesta hídrica não excessiva
- Evitar bebidas à base de álcool ou cafeína (irritantes da bexiga) e evitar tabaco/nicotina
- Evitar/modificar medicamentos que contribuam para a incontinência urinária, como diuréticos
- Treinamento vesical: indicado à incontinência urinária de urgência e a pacientes com capacidade física e cognitiva
  - Micções frequentes para manter pequeno volume vesical
  - Estabelecer intervalos curtos entre as micções (até 3 a 4 h) sem perdas
- Exercícios pélvicos de Kegel: visam ao fortalecimento muscular. Deve-se orientar o paciente a interromper o jato urinário durante a micção (contrações da musculatura pélvica). São indicados para incontinência urinária de esforço, de urgência e mista
- Cones vaginais: têm pesos variados e são colocados na vagina para que a musculatura pélvica se contraia e impeça que eles saiam. São indicados para incontinência urinária de esforço, de urgência e mista
- *Biofeedback*: colocação de sondas para medir a pressão vaginal, anal e intra-abdominal durante a técnica de Kegel, para que o paciente aprenda a contrair apenas a musculatura pélvica. É indicado para incontinência urinária de esforço, de urgência e mista
- Estimulação elétrica: eletrodos vaginais e anais para estimular a musculatura pélvica. É indicada para incontinência urinária de esforço e de urgência.

O tratamento medicamentoso é feito de acordo com o tipo de incontinência, conforme apresentado no Quadro 13.2.

Quadro 13.2 Tratamento medicamentoso da incontinência urinária.

Medicamento	Tipo de incontinência
Agentes anticolinérgicos/antimuscarínicos	
Oxibutinina (Retemic®): 2,5 a 5 mg 3 vezes/dia	De urgência
Darifenacina (Enablex®): 7,5 a 15 mg/dia	De urgência
Tolterodina (Detrusitol®): 4 mg/dia	De urgência
Cloridrato de trospium (Sanctura®): 20 a 40 mg/dia	De urgência
Solifenacina (Vesicare®): 5 a 10 mg/dia	De urgência
Antidepressivo	
Imipramina (Tofranil®): 25 a 75 mg/dia	Mista

(continua)

Quadro 13.2 (*Continuação*) Tratamento medicamentoso da incontinência urinária.

Medicamento	Tipo de incontinência
Agonistas alfa-adrenérgicos	
Pseudoefedrina (Sudafed®): 30 a 60 mg/dia	De esforço
Estrógenos (tópico)	De esforço ou mista
Antagonistas alfa-adrenérgicos	
Doxazosina (Carduran® ou genérico): 1 a 8 mg/dia	De urgência/transbordamento (com hiperplasia prostática)
Terazosina (Hytrin® ou genérico): 1 a 10 mg/dia	De urgência/transbordamento (com hiperplasia prostática)
Prazosina (Minipress®): 1 a 2 mg/dia	De urgência/transbordamento (com hiperplasia prostática)
Alfuzosina (Xatral OD®): 10 mg/dia	De urgência/transbordamento (com hiperplasia prostática)
Tansulosina (Secotex®): 0,4 a 0,8 mg/dia	De urgência/transbordamento (com hiperplasia prostática)

Adaptado de Johnson e Ouslander, 2009[1]; DuBeau *et al.*, 2010.[3]

O tratamento com toxina botulínica é indicado para hiperatividade vesical refratária aos tratamentos convencionais. A substância é injetada no músculo detrusor, o que causa denervação química e acarreta paralisia flácida.

Já o tratamento cirúrgico na incontinência urinária de esforço é feito por meio de técnicas empregadas para suspensão do colo vesical e correção de lesão anatômica (cistocele, retocele, perineoplastia). Em caso de incontinência urinária de transbordamento, deve-se fazer ressecção cirúrgica do fator obstrutivo (p. ex., ressecção transuretral de próstata).

REFERÊNCIAS BIBLIOGRÁFICAS

1. Johnson TM, Ouslander JG. Hazzard's geriatric medicine and gerontology. 6.ed. New York: McGraw-Hill; 2009.
2. Maciel AC. Incontinência urinária. In: Freitas EV, Py L (eds.). Tratado de geriatria e gerotologia. Rio de Janeiro: Guanabara Koogan; 2011.
3. Dubeau CE, Kuchel GA, Johnson T II, Palmer MH, Wagg A. Clinical presentation and diagnosis of urinary incontinence. Neurourol Urodyn. 2010;29(1):165-78.

BIBLIOGRAFIA

Abrams P, Andersson KE, Birder L, Brubaker L, Cardozo L, Chapple C. Fourth Internacional Consultation on Incontinence Recommendations of the Internacional Scientific Committee: evaluation and treatment of urinary incontinence, pelvic organ prolapse, and fecal incontinence. Neurourol Urodyn. 2010;29(1):213-40.

Fung C, Spencer B, Eslami M, Crandall C. Quality indicators for the screening and a care of urinary incontinence in vulnerable elders. J Am Geriatr Soc. 2007;55(Suppl 2):S443-9.

Rahn DD, Roshanravan SM. Pathophysiology of urinary incontinence, voiding dysfunction, and overactive bladder. Obstet Gynecol Clin North Am. 2009;36(3):463-74.

14 Incontinência Fecal

Beatriz Rodrigues de Anchieta • Lara M. Q. Araújo

INTRODUÇÃO

Incontinência fecal é a perda do controle esfincteriano ou inabilidade de postergar uma evacuação, resultando em liberação inesperada de gases e/ou fezes líquidas ou sólidas. É menos comum que a incontinência urinária e pode ocorrer concomitantemente a ela. Sua incidência aumenta com a idade.

Defecar é um processo fisiológico que abrange músculos lisos e estriados, inervação central e periférica, coordenação de respostas reflexas, cognição preservada e capacidade física para chegar a um banheiro. Caso haja alteração em algum desses mecanismos, o paciente pode evoluir para incontinência fecal.

CAUSAS

De modo geral, as causas de incontinência fecal incluem:

- Impactação fecal
- Obstipação intestinal
- Uso excessivo de laxantes
- Nutrição enteral (hiperosmótica)
- Distúrbios neurológicos
  - Acidente vascular cerebral (AVC)
  - Demência
  - Doenças da medula espinal
- Alterações colorretais
  - Diarreia
  - Neuropatia diabética
  - Distúrbio do esfíncter retal.

TRATAMENTO

Pode ser clínico ou cirúrgico. Quando clínico, inclui alterações na dieta, terapia medicamentosa realizada com antidiarreicos opioides (p. ex., loperamida) e *biofeedback*, um treinamento de reeducação dos músculos do assoalho pélvico para aumentar o limiar de sensibilidade da distensão retal e melhorar a contratilidade do esfíncter anal.

A cirurgia, por sua vez, é indicada quando se exige a implantação de um esfíncter anal artificial. Inclui reconstrução cirúrgica, reparação do esfíncter ou desvio fecal. O manejo inicial da incontinência fecal é apresentado na Figura 14.1.

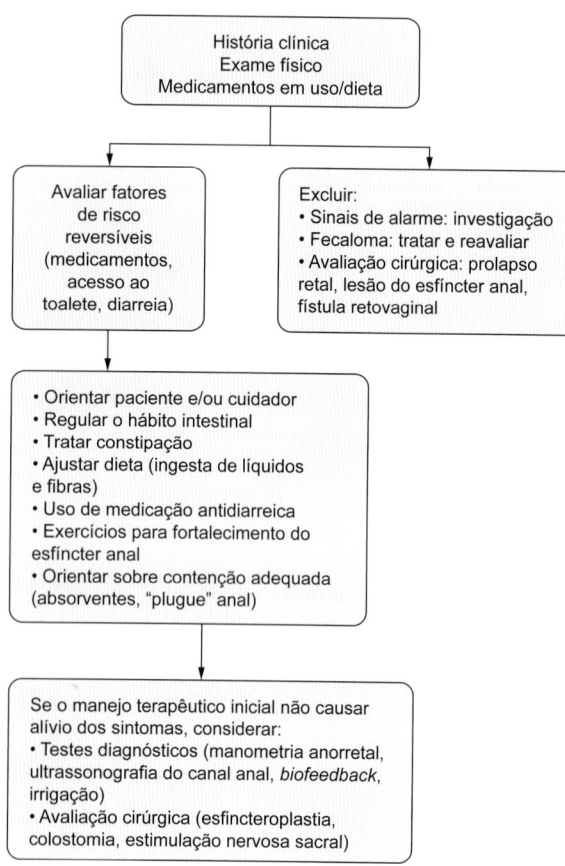

Figura 14.1 Manejo inicial da incontinência fecal. Adaptada de Abrams *et al.*, 2010.

BIBLIOGRAFIA

Abrams P, Andersson KE, Birder L, Brubaker L, Cardozo L, Chapple C *et al*. Fourth Internacional Consultation on Incontinence Recommendations of the Internacional Scientific Committee: evaluation and treatment of urinary incontinence, pelvic organ prolapse, and fecal incontinence. Neurourol Urodyn. 2010;29(1):213-40.

Johnson TM. Incontinence. In: Halter JB, Ouslander JG, Tinetti ME, Studenski S, High KP, Asthana S. Hazzard's geriatric medicine and gerontology. 6.ed. New York: McGraw-Hill; 2009.

Sangwan YP, Coller JA. Fecal incontinence. Surg Clin North Am. 1994;74:1377.

15 Constipação Intestinal

Beatriz Rodrigues de Anchieta • Lara M. Q. Araújo

INTRODUÇÃO

A constipação intestinal, de acordo com os critérios diagnósticos Roma III, caracteriza-se por dois ou mais sintomas listados a seguir, presentes há pelo menos 3 meses em 25% das evacuações e iniciados ao menos há 6 meses:

- Esforço
- Fezes ressecadas/endurecidas
- Sensação de evacuação incompleta
- Sensação de bloqueio anorretal
- Manobras digitais para auxiliar a evacuação
- Menos de três evacuações por semana
- Raras evacuações sem o uso de laxantes
- Falta de critério para síndrome do intestino irritável.

CAUSAS

A constipação intestinal pode ser decorrente de diversas causas, como:

- Drogas
- Diminuição da mobilidade
- Institucionalização
- Doenças neurológicas
- Demências
- Doenças de Parkinson
- Diabetes melito
- Doença inflamatória
- Neuropatia autonômica
- Alterações medulares
- Fatores dietéticos
- Baixa ingesta de fibras, calorias e líquidos
- Nutrição enteral
- Distúrbios metabólicos
- Doença de Chagas
- Hipotireoidismo
- Hipercalcemia
- Hipopotassemia

- Uremia
- Hiperparatireoidismo
- Terapia dialítica
- Desidratação
- Depressão
- Obstrução mecânica
- Tumor
- Distopias genitais, retais e anais (fissuras, estenoses, hemorroidas, prolapso)
- Falta de privacidade e conforto
- Dificuldade de acesso ao sanitário.

Medicamentos também podem estar associados à constipação intestinal, inclusive:

- Polifarmácia (cinco ou mais medicamentos)
- Medicamentos anticolinérgicos (tricíclicos, antipsicóticos, anti-histamínicos, antiespasmódicos)
- Diuréticos
- Analgésicos
- Anti-inflamatórios não hormonais
- Opioides
- Antagonistas dos canais de cálcio (nifedipino, verapamila)
- Enzima conversora de angiotensina
- Suplemento de ferro
- Suplemento de cálcio
- Alumínio (antiácidos)
- Antagonistas 5HT3 (ondansetrona).

AVALIAÇÃO

Na avaliação, deve-se questionar sobre a história clínica do paciente, perguntando sobre a duração dos sintomas e o hábito intestinal. É importante afastar causas secundárias, drogas, dieta, ingesta hídrica, cognição, humor e funcionalidade.

Ao exame físico, deve-se ter atenção à região perineal e fazer toque retal obrigatoriamente, procurando sinais de impactação fecal, dilatação da ampola retal, hemorroidas, tônus do esfíncter anal externo e incontinência fecal por transbordamento. Durante a manobra de Valsalva, avaliar prolapsos e descida anormal do períneo (normal até 4 cm).

Outros exames complementares podem ser solicitados, como a radiografia de abdome em caso de suspeita de retenção fecal, megacólon, dilatação retal, volvo de sigmoide, distensão ou dor abdominal. Constipação crônica, por si só, não é indicação de colonoscopia.

COMPLICAÇÕES

A incontinência fecal pode cursar com diversas complicações, entre elas:

- Impactação fecal (fecaloma)
- Retenção urinária/sintomas do trato urinário inferior
- Perfuração intestinal
- Volvo de sigmoide
- Pseudo-obstrução intestinal
- Prolapso retal
- Doença diverticular dos cólons
- Impactos psicológicos e na qualidade de vida.

TRATAMENTO

O tratamento não farmacológico é feito por meio de:

- Educação do paciente:
  - Não inibir o desejo de evacuar
  - Utilizar o toalete em horário programado e sem pressa
  - Posicionar um apoio sob os pés enquanto estiver no vaso sanitário, para facilitar o uso da musculatura abdominal
- Dieta:
  - Ingerir frutas, verduras, legumes, cereais integrais
  - Evitar leites e derivados, carboidratos refinados
  - Aumentar a ingesta de líquidos
- Praticar atividade física regularmente
- Fazer massagem abdominal: deitado, realizar movimentos circulares da direita para a esquerda, firmes, mas delicados
- Prover acesso ao sanitário e privacidade
- Revisar os medicamentos em uso.

Já o tratamento farmacológico é feito com diferentes tipos de laxantes, entre outros recursos, a saber:

- Laxantes formadores de massa:
  - Fibras hidrofílicas não degradadas na luz intestinal
  - Aumentam o bolo fecal
  - Produzem fezes mais macias e bem formadas
  - Estimulam o peristaltismo
  - Podem causar flatulência e distensão abdominal
  - Necessária ingesta hídrica adequada
  - Não utilizar em pacientes acamados ou desidratados
  - *Psyllium*, metilcelulose, policarbofila, mucimide
- Laxantes estimulantes:
  - Estimulam diretamente o plexo mioentérico, acelerando o peristaltismo intestinal
  - Podem provocar cólicas e diarreia
  - Bisacodil, cáscara-sagrada, sene, óleo de rícino
  - Indicado à constipação causada por opioide
  - Contraindicados na suspeita de obstrução intestinal
- Laxantes osmóticos:

- Causam secreção de água na luz intestinal, aumentando as contrações da musculatura lisa e diminuindo o tempo de trânsito
- Melhoram a consistência e a frequência das evacuações
- Podem causar náuseas, cólicas abdominais, flatulência, incontinência fecal
- Lactulose, sorbitol, polietilenoglicol, manitol
- Sais de magnésio também são considerados osmóticos. Podem ocasionar desidratação, incontinência fecal e hipermagnesemia em pacientes com insuficiência renal. São inadequados ao uso crônico.
- Laxante lubrificante:
  - Óleo mineral (proscrito de pacientes com disfagia e idosos de forma geral, pelo risco de aspiração e potencial de depleção de vitaminas lipossolúveis)
- Supositórios:
  - Indicados para disfunções de esvaziamento retal e esforço evacuatório
  - Causam aumento de volume na ampola retal, aumentando a contratilidade e o estímulo à evacuação
  - Podem ser de glicerina ou bisacodil
  - Auxiliam na prevenção de impactação fecal recorrente
- Enemas:
  - Podem ser usados tanto para o tratamento agudo da impactação fecal quanto para sua prevenção
  - Induzem evacuação em resposta à distensão do cólon
  - Podem ser de fosfato, água, óleo mineral ou glicerina
  - Evitar enemas fosfatados em pacientes renais crônicos, pelo risco de hiperfosfatemia
- Agentes pró-cinéticos
  - Estimulam motilidade gastrintestinal, acelerando o trânsito e aumentando a frequência das evacuações
  - Colchicina, misoprostol, lubiprostone.

Outros tratamentos possíveis incluem o uso de toxina botulínica, *biofeedback* ou retroalimentação.

BIBLIOGRAFIA

American College of Gastroenterology Chronic Constipation Task Force. An evidence-based approach to the management of chronic constipation in North America. Am J Gastroenterol. 2005;100(Suppl1):S1-S4.

Freitas JEV, Py L. Tratado de geriatria e gerontologia. 4.ed. Rio de Janeiro: Guanabara Koogan; 2016.

Halter JB, Ouslander JG, Tinetti ME, Studenski S, High KP, Asthana S. Hazzard's geriatric medicine and gerontology. 6.ed. New York: McGraw-Hill; 2009.

Towers A, Burgio KL, Locher JL, Merkel IS, Safaeian M, Wald A. Constipation in the elderly: influence of dietary, psychological, and physiological factors. J Am Geriatr Soc. 1994;42(7):701-6.

Tramonte SM, Brand MB, Mulrow CD, Amato MG, O'Keefe ME, Ramirez G. The treatment of chronic constipation in adults. A systematic review. J Gen Intern Med. 1997;12(1):15-24.

Wald A, Talley NJ. Management of chronic constipation in adults. Disponível em: https://www.uptodate.com/contents/management-of-chronic-constipation-in-adults. Acesso em: 28/03/2019.

World Gastroenterology Organization Practice Guidelines. Constipação: uma perspectiva mundial. Disponível em: http://www.worldgastroenterology.org/UserFiles/file/guidelines/constipation-portuguese-2010.pdf. Acesso em: 28/03/2019.

16 Síndrome da Imobilidade

Beatriz Rodrigues de Anchieta • Lara M. Q. Araújo

INTRODUÇÃO

A síndrome da imobilidade resulta da imobilização prolongada e de suas repercussões prejudiciais ao organismo, o que compromete a independência e causa incapacidade, fragilidade e morte. Caracteriza-se por supressão dos movimentos articulares decorrente de perda funcional e da consequente incapacidade de mudança postural ou translocação corporal.

Internações hospitalares prolongadas e repouso no leito, mesmo que em ambiente domiciliar, constituem fatores predisponentes.

DIAGNÓSTICO

Para o diagnóstico da síndrome de imobilidade são necessários todos os critérios maiores e, pelo menos, dois critérios menores:

- Critérios maiores:
  - Múltiplas contraturas
  - Déficit cognitivo moderado a grave
- Critérios menores:
  - Sinais de sofrimento cutâneo ou úlcera de decúbito
  - Disfagia em qualquer grau
  - Dupla incontinência
  - Afasia.

CAUSAS

A síndrome da imobilidade pode ter diversas causas, como:

- Doenças osteoarticulares:
  - Osteoporose
  - Sequelas de fraturas
  - Doenças reumáticas
  - Osteoartose
  - Metástases
- Doenças cardiorrespiratórias:
  - Doença pulmonar obstrutiva crônica (DPOC)
  - Insuficiência cardíaca congestiva (ICC)
  - Cardiopatia isquêmica

- Doenças vasculares:
  - Sequela de trombose venosa
  - Insuficiência arterial
- Doenças musculares:
  - Fibrosite
  - Polimialgia
  - Desnutrição proteico-calórica
- Doenças neurológicas:
  - Neuropatia periférica
  - Acidente vascular encefálico (AVE)
  - Hidrocefalia
  - Doença de Parkinson
  - Demências
  - Esclerose lateral amiotrófica
- Doenças psíquicas:
  - Depressão
  - Medo de quedas
  - Isolamento social
- Doença dos pés:
  - Calosidades e cravo
  - Onicogrifose
  - Úlcera plantar
- Iatrogenia medicamentosa:
  - Neurolépticos
  - Ansiolíticos
  - Hipnóticos
  - Anti-hipertensivos
- Déficits neurossensoriais:
  - Déficit visual
  - Déficit auditivo
- Fatores ambientais:
  - Má iluminação
  - Escadas, degraus
  - Pisos escorregadios
- Falta de informação e dificuldades técnicas dos cuidadores para mobilização.

CONSEQUÊNCIAS

Os pacientes morrem por diversas causas; as mais comuns incluem pneumonia, embolia pulmonar e septicemia. Outras consequências da síndrome da imobilidade são:

- Sistema tegumentar:
  - Atrofia de pele
  - Úlcera por pressão
  - Escoriações

- Dermatite
- Micoses
- Sistema esquelético:
  - Osteoporose
  - Artrose e ancilose
  - Fraturas
- Sistema muscular:
  - Atrofia
  - Encurtamento dos tendões
  - Hipertonia
  - Contraturas
- Sistema cardiovascular
  - Trombose venosa profunda
  - Embolia pulmonar
  - Isquemia arterial
  - Hipotensão postural
  - Edema linfático
- Sistema urinário
  - Incontinência
  - Infecção do trato urinário
  - Retenção urinária
- Sistema digestivo:
  - Desnutrição
  - Fecaloma
  - Disfagia
  - Gastroparesia
- Sistema nervoso:
  - Depressão
  - Piora do déficit cognitivo (demência)
  - Inversão do ritmo de sono
  - *Delirium*
- Sistema respiratório:
  - Pneumonia
  - Insuficiência respiratória
- Sistemas endócrino e metabólico:
  - Resposta diminuída à insulina
  - Resposta diminuída da suprarrenal
  - Diminuição da excreção de sódio, potássio e fosfato
  - Retenção hídrica
  - Capacidade aeróbica reduzida
  - Eritropoiese reduzida
  - $VO_{2máx}$ reduzido.

PREVENÇÃO E ABORDAGEM

A abordagem da imobilidade deve ter caráter principalmente preventivo, a fim de evitar complicações, sobretudo a síndrome da imobilidade.

Deve incluir atuação multidisciplinar, abrangendo trabalho fisioterápico, fonoaudiológico, de terapia ocupacional e de serviço social, além de médico e enfermeiro, com o objetivo de promover a qualidade de vida e minimizar o sofrimento de paciente e familiares. Os principais cuidados na prevenção da síndrome da imobilidade são:

- Controlar os fatores de risco para doenças cardiovasculares e cerebrovasculares
- Minimizar o risco de quedas
- Promover adaptação do ambiente
- Ofertar nutrição adequada
- Diminuir o tempo de internação hospitalar e a restrição ao leito em domicílio
- Promover manutenção da funcionalidade, melhora da independência e da qualidade de vida do idoso
- Orientar e informar os cuidadores sobre a síndrome.

Após a instalação do paciente, a equipe deve empenhar-se em proporcionar a ele dignidade e conforto, reduzindo seu sofrimento por meio de estratégias como:

- Prevenir, avaliar e tratar causas de desconforto, como dor e retenção urinária e fecal
- Orientar sobre posicionamento adequado no leito, mobilização e uso de órteses
- Prevenir úlceras por pressão, fazendo mobilização adequada, higiene e hidratação da pele
- Prevenir broncoaspiração, mantendo a cabeceira do leito elevada, com supervisão e assistência à alimentação, além de adaptação da consistência da dieta
- Evitar futilidade terapêutica: decisões de exames complementares e de terapêuticas proporcionais à expectativa de vida e possibilidade de melhora da qualidade de vida.

BIBLIOGRAFIA

Anderson LC, Cutter N. Immobility. In: Hazzard WR, Blass JP, Ettinger Jr. W, Halter JB, Ouslander JG. Principles of geriatric medicine and gerontology. 4.ed. New York: McGraw-Hill; 1999.

Boechat JCS, Manhães FC, Gama Filho RV, Istoe RSC. A síndrome do imobilismo e seus efeitos sobre o aparelho locomotor do idoso. Revista Científica Internacional. 2012; 22(1).

Freitas EV, Py L. Tratado de geriatria e gerontologia. 2.ed. Rio de Janeiro: Guanabara Koogan; 2006.

Leduc MMS. Imobilidade e síndrome da imobilização. In: Freitas EV, Py L. Tratado de geriatria e gerontologia. 3.ed. Rio de Janeiro: Guanabara Koogan; 2011.

Teasell R, Dittmer DK. Complications of immobilization and bed rest. Part 2: other complications. Can Fam Physician. 1993;39:1440-6.

17 Lesão por Pressão

Thais Regina Francisco • Aline T. Domingos

INTRODUÇÃO

Com frequência, a literatura modifica as terminologias das feridas de pele causadas por pressão constante (elas já foram conhecidas como escaras ou úlceras de decúbito ou por pressão). Em 2016, a National Pressure Ulcer Advisory Panel (NPUAP) anunciou outra mudança na terminologia, passando a adotar o termo lesão por pressão (LPP).

Define-se LPP como um dano localizado na pele e/ou nos tecidos moles subjacentes, em pele íntegra ou com ferida aberta, localizada geralmente sobre uma proeminência óssea ou relacionada com o uso de dispositivo médico ou outro artefato. Tem etiologia isquêmica secundária à pressão intensa e/ou prolongada, combinada ao cisalhamento. A tolerância do tecido mole à pressão também pode ser afetada por fatores de riscos multifatoriais. O surgimento de LPP está associado a diferentes fatores:

- Intrínsecos:
  - Limitações de mobilidade ou imobilidade
  - Alteração do nível de consciência
  - Alteração cognitiva
  - Idade avançada
  - Doenças agudas, crônicas ou terminais
  - Comprometimento circulatório
  - Impacto na perfusão e na oxigenação
  - Deficiência nutricional
  - Desidratação
  - Ocorrência prévia de lesões por pressão
  - Temperatura corporal alterada
  - Percepção sensorial alterada
  - Edema
  - Hiperglicemia
- Extrínsecos:
  - Pressão
  - Fricção
  - Cisalhamento
  - Umidade excessiva
  - Medicamentos sedativos ou hipnóticos.

Os locais mais frequentes de LLP são apresentados na Figura 17.1.

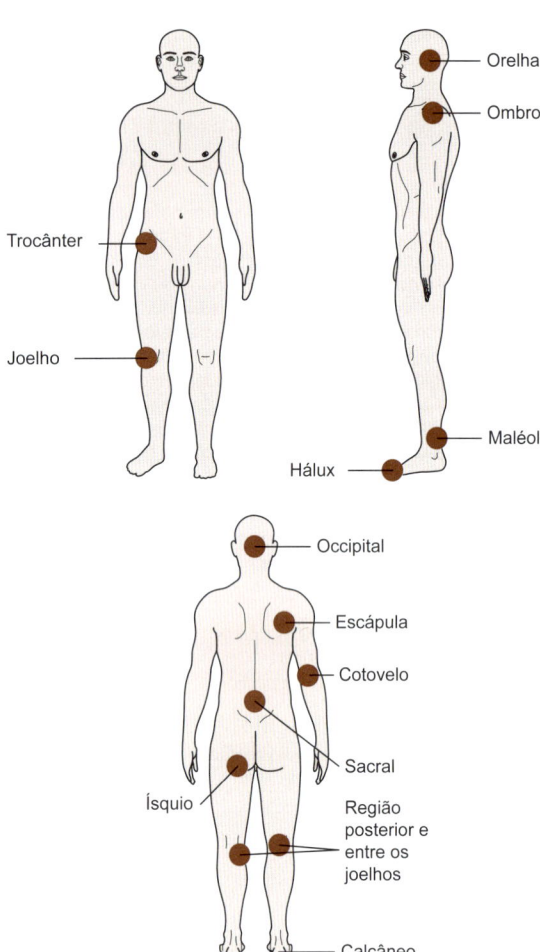

Figura 17.1 Locais mais frequentes da lesão por pressão. (*continua*)

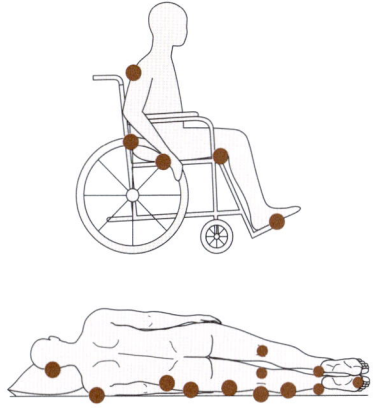

Figura 17.1 (*Continuação*) Locais mais frequentes da lesão por pressão.

SISTEMA DE CLASSIFICAÇÃO

Lesão por pressão estágio 1
Pele íntegra, com eritema localizado, que não embranquece (Figura 17.2). Cursa também com mudanças na sensibilidade, na temperatura ou na consistência (p. ex., endurecimento), que podem preceder as mudanças visuais.

Lesão por pressão estágio 2
Perda parcial da espessura da pele, com exposição da derme e leito da lesão viável, úmido e de coloração rosa ou vermelha. Pode apresentar-se como uma bolha intacta, preenchida com exsudato seroso, ou que se rompeu (Figura 17.3). Não estão presentes os tecidos de granulação, esfacelo e necrose. Não fazem parte deste grupo as lesões de pele associadas às incontinências, as decorrentes de adesivos médicos ou as traumáticas.

Lesão por pressão estágio 3
Perda da espessura total da pele, com o tecido adiposo subcutâneo tornando-se visível. Estão presentes os tecidos de granulação, esfacelar e/ou necrótico. Há também profundidade tissular, podendo ocorrer deslocamento e túneis (Figura 17.4). Não se aplica, neste caso, exposição de fáscia, músculo, tendão, ligamento, cartilagem e/ou osso.

Lesão por pressão estágio 4
Perdas tissular e da espessura total da pele, com exposição ou palpação direta de fáscia, músculo, tendão, ligamento, cartilagem ou osso.

Estão visíveis os tecidos de granulação, esfacelo e/ou necrose, e, frequentemente, há descolamento e/ou túneis (Figura 17.5).

Lesão por pressão não classificável

Perda tissular não visível e da espessura total da pele; a extensão do dano não pode ser confirmada porque está encoberta por esfacelo ou necrose (Figura 17.6). Somente após a remoção desses tecidos é possível estadiar a lesão como 3 ou 4.

Lesão por pressão tissular profunda

Pele intacta ou não, com área de descoloração vermelho-escura, marrom ou púrpura, que não embranquece, ou separação epidérmica, que mostra lesão com leito escurecido ou bolha com exsudato sanguinolento. Dor e mudança na temperatura precedem, com frequência, as alterações de coloração da pele (Figura 17.7). Não se aplica para descrever condições vasculares, traumáticas, neuropáticas ou dermatológicas.

Lesão por pressão em membranas mucosas

Lesão originada pelo uso de dispositivos médicos no local do dano (Figura 17.8). Em decorrência da anatomia do tecido, não se pode categorizar essas lesões (p. ex., lesão pela pressão constante do tubo endotraqueal e cateter de oxigênio).

Lesão por pressão relacionada a dispositivo médico

Essa terminologia descreve a etiologia da lesão; logo, o estadiamento deve ser de acordo com o sistema de classificação da lesão por pressão.

A lesão se dá pelo uso de dispositivos diagnósticos e terapêuticos e apresenta, geralmente, o padrão ou a forma desse dispositivo (Figura 17.9). Um exemplo é a lesão causada por pressão constante da sonda vesical de demora, dos cateteres vasculares ou da sonda nasoenteral.

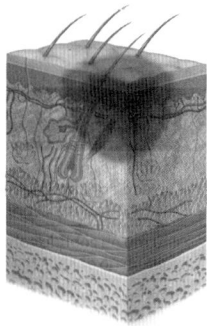

Figura 17.2 Lesão por pressão estágio 1.

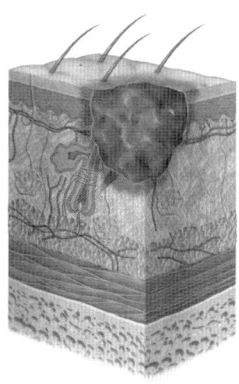

Figura 17.3 Lesão por pressão estágio 2.

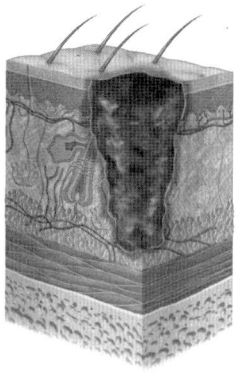

Figura 17.4 Lesão por pressão estágio 3.

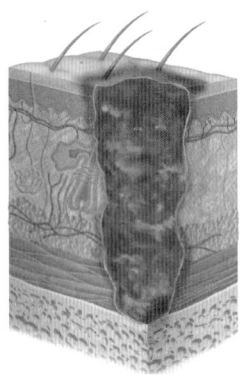

Figura 17.5 Lesão por pressão estágio 4.

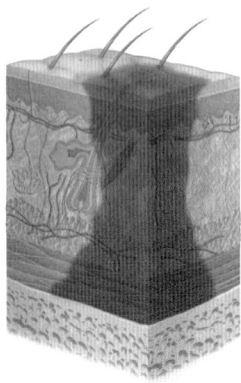

Figura 17.6 Lesão por pressão não classificável.

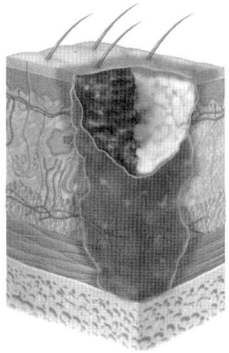

Figura 17.7 Lesão por pressão tissular profunda.

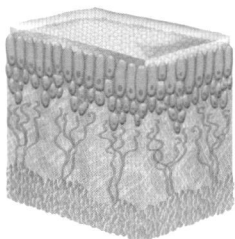

Figura 17.8 Lesão por pressão em membranas mucosas.

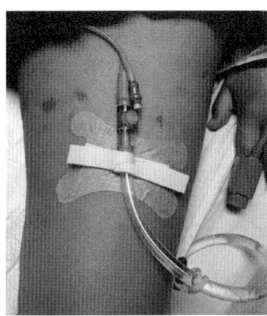

Figura 17.9 Lesão por pressão relacionada a dispositivo médico.

PREVENÇÃO E CUIDADOS

Avaliação e cuidados com a pele
- Avaliar o risco de desenvolver LPP por meio de escalas validadas, como Braden, Norton ou Waterlow
- Avaliar completamente a condição da pele em todos os indivíduos: eritema (técnica de resposta ao branqueamento), calor local, edema e alteração na consistência do tecido em relação ao tecido circundante (enduração). Atentar para essas três últimas alterações, principalmente em indivíduos de pele negra
- Evitar, sempre que possível, posicionar o indivíduo em uma superfície corporal ruborizada
- Manter a pele limpa e hidratada, dando preferência a produtos com pH equilibrado, sabonetes neutros ou de glicerina e hidratantes sem álcool na composição
- Não massagear nem esfregar vigorosamente a pele com risco de LPP
- Proteger a pele da exposição à umidade excessiva utilizando produtos de barreira
- Para avaliar se a pele é branqueável ou não, pressionar o dedo sobre o eritema durante 3 s, retirar e avaliar o branqueamento. Eritema não branqueável é indicativo de danos resultantes da pressão.

Proteção de proeminência óssea/reposicionamento ou mobilização precoce
- Utilizar travesseiros e coxins de espuma sob as proeminências ósseas (p. ex., cotovelos, calcâneos e/ou região sacral), garantindo suspensão dos calcâneos ao longo da parte posterior da perna e a flexão discreta do joelho
- Não utilizar dispositivos infláveis de apoio com abertura central (em formato de anel ou argola)
- Reposicionar o paciente em intervalos máximos de 2 h, a menos que seja contraindicado. O reposicionamento deve auxiliar no conforto, na higiene, na dignidade e na capacidade funcional do idoso, devendo, contudo, ser considerada a sua condição clínica
- Ensinar aos cuidadores posições de elevação para o alívio ou a redistribuição da pressão, podendo utilizar técnicas para transferências manuais ou por dispositivos elétricos (p. ex., elevadores de transferências para pacientes acamados), com intuito de diminuir as forças de cisalhamento e fricção
- Evitar cabeceira elevada acima de 30° e alternar para as posições laterais, dorsal e de pronação (se o idoso tolerar e a condição clínica permitir). Nos períodos em que é preciso permanecer com a cabeceira elevada, preferir a posição semi-*fowler*, apoiando o idoso para manter a estabilidade e evitar forças de cisalhamento
- Usar colchões específicos para prevenir LPP, como o piramidal ou o de pressão alternante (colchão pneumático), mais sofisticado

- Alternar o tempo que o indivíduo passa sentado em uma cadeira sem alívio da pressão (p. ex., cadeira de rodas, cadeiras comuns).

Nutrição
- Rastrear o estado nutricional, com instrumento validado e direcionado a idosos, como a miniavaliação nutricional
- Obter dosagens séricas de albumina e contagem de linfócitos, pois são marcadores de desnutrição
- Encaminhar pacientes identificados com risco nutricional a nutricionista, para correta investigação e acompanhamento em equipe
- Cabe ao profissional nutricionista adequar necessidades calóricas e proteicas a fim de melhorar o aporte nutricional, atentando às restrições ou às limitações dietéticas que possam acarretar diminuição da ingestão. Toda a equipe deve manter-se atenta à aceitação alimentar e ao declínio do estado nutricional do paciente.

Suplementos especializados para cicatrização de lesões de pele, enriquecidos com proteína e micronutrientes específicos (zinco, arginina, carotenoides, vitaminas A, C e E), têm apresentado benefícios na prática clínica. Portanto, são indicados por diretrizes internacionais para tratamento de pacientes idosos, associados a aporte energético adequado e individualizado

Manejo da dor
- Como parte de cada avaliação da pele, investigar dor localizada
- Controlar fatores locais, como infecção e isquemia
- Usar analgésicos opioides, se necessário
- Antes de curativo, banho ou qualquer outra atividade básica diária que exija esforço físico do indivíduo, administrar doses de resgate de analgésicos.

Controle de infecção
- Proteger a lesão com curativos adequados, mantendo-a ocluída com materiais que permitam vedar sujidades
- Atentar para odor forte, mudança na quantidade ou no aspecto do exsudato, hipergranulação, hiperemia ou calor na pele adjacente, porque podem sinalizar infecção
- Escolher a via de administração dos antibióticos conforme avaliação clínica
- Descartar osteomielite em casos de lesões com exposição óssea de difícil cicatrização
- Determinar a microbiota de uma lesão por meio de biopsia (método padrão-ouro) ou o que for mais viável (*swab*). Ressalta-se que a coleta de material microbiológico por *swab* tem força de evidência B na identificação de infecção; contudo, em decorrência da falta de padronização na técnica do procedimento, pode haver resultados falsos e comprometimento da fidedignidade dos resultados.

Manejo da lesão
- Limpar e/ou desbridar (remover tecido desvitalizado) por meio de irrigação com solução salina isotônica, antissépticos e/ou por outros mecanismos
- Não efetuar extração mecânica com gaze, pois também se retira o tecido viável, prejudicando a cicatrização
- Utilizar soluções compostas por poli-hexanida (PHMB) para prevenir e tratar o biofilme
- Escolher a melhor cobertura de acordo com a situação do paciente para promover um ambiente adequado para cicatrização em relação a temperatura, umidade, novo trauma e prevenção e/ou tratamento da infecção
- Manter o equilíbrio da umidade no leito da lesão
- Optar por curativos que evitem o contato da lesão com fezes ou urina, bem como preferir aqueles que apresentem facilidade de troca quando em contato com eliminações esfinctéricas, para evitar fricção na pele adjacente
- Ter cuidado com a margem e a pele adjacente da lesão, que devem ser mantidas hidratadas e protegidas da umidade e da fricção.

Desbridamento (remoção de tecido inviável)
- Cirúrgico com bisturi: técnica utilizada para remoção maciça de tecidos, como no caso de sepse e necrose extensa ou espessa, quando há necessidade de submeter o paciente à anestesia, podendo ocorrer excisões de tecidos vivos (método não seletivo) para tentar transformar feridas crônicas em feridas agudas e promover a cicatrização. É comum ocorrer bacteriemia transitória em pacientes debilitados, podendo progredir para sepse e mesmo morte
- Não cirúrgico (conservador): remoção dos tecidos inviáveis de forma seletiva, com uso de objetos cortantes (p. ex., tesoura e lâmina de bisturi), podendo ser combinado outros métodos debridantes (p. ex., autolítico e enzimático)
- Mecânico:
  - Remoção de tecidos inviáveis por força física: fricção do centro para fora da lesão, utilizando gazes ou esponjas macias umedecidas em soluções. A técnica não é seletiva e deve ser evitada em tecido de granulação
  - Irrigação: solução salina isotônica em jato para remover tecido necrótico solto ou secreção excessiva
- Químico enzimático: aplicação de enzimas proteolíticas exógenas (colagenase, papaína 2 a 10%, fibrinolisina e desoxirribonuclease), que se configuram com mais potência na lise de tecidos desvitalizados. Todavia, pode ser dolorido caso haja tecido viável
- Autolítico: curativos oclusivos ou semioclusivos que permitem a degradação da necrose por fluidos da própria lesão, ricos em células

inflamatórias e enzimas (proteolíticas, fibrinolíticas e colagenolíticas), consistindo em um método seletivo e não invasivo. No entanto, é mais lento que as demais técnicas. Indicado às lesões superficiais, com pouco exsudato e sem sinais de infecção
- Larvas estéreis de moscas secretoras de enzimas proteolíticas: técnica considerada um tipo de desbridamento químico seletivo, empregada apenas em centros especializados.

TERAPIAS ADJUVANTES

Utilização de agentes que fornecem energia biofísica para complementar o processo de cicatrização, como terapia por pressão negativa, terapia hiperbárica, ultrassom, *laser*, luz infravermelha ou ultravioleta. Suas indicações ainda não estão totalmente esclarecidas, mas são apresentadas no Quadro 17.1.

A Food and Drug Administration (FDA), a Sociedade Brasileira de Enfermagem em Dermatologia (SOBEND) e a Sociedade Brasileira de Estomaterapia (SOBEST) anunciaram evidências de associação entre alergia ao látex e aparecimento de reações alérgicas cruzadas após a utilização tópica de formulações contendo enzimas, entre as quais a papaína. Assim, deve-se atentar para o uso da papaína como opção de cobertura curativa em idosos, devendo suspendê-la na vigência de sinais de alergia.

Quadro 17.1 Guia de indicação de tratamento.

Coberturas mais usadas	Objetivo do tratamento
Alginato de cálcio Apresentação: placas e cordões Exemplo comercial: Seasorb®, Actsorb®, Curatec®, Coloplast®	Ação: antimicrobiana, induz a hemostasia; mantém o meio úmido; auxilia no desbridamento autolítico; tem alta capacidade de absorção Indicação: lesões superficiais ou profundas, sangrantes, infectadas ou não, com exsudato em moderada a grande quantidade Tempo de permanência: não deve permanecer por mais de 7 dias; trocar o curativo secundário quando estiver saturado; no máximo a cada 24 h, se as feridas estiverem infectadas; e a cada 48 h, se estiverem limpas e sangrantes

(continua)

Quadro 17.1 (*Continuação*) Guia de indicação de tratamento.	
Coberturas mais usadas	Objetivo do tratamento
Ácidos graxos essenciais Apresentação: óleo Exemplo comercial: Piel Sana®, Dersani®, Curatec®, AGE Derm®, Moph Derme®, Skinage®	Ação: promovem angiogênese; mantêm o meio úmido; aceleram o processo de granulação; formam uma película protetora na pele, hidratando e proporcionando nutrição celular Indicação: prevenção de LPP; hidratação de pele friável; feridas abertas com tecido de granulação Tempo de permanência: 24 h
Carvão ativado (com ou sem prata) Apresentação: placas Exemplo comercial: Actisorb Plus®, Carboflex®, Curatec® Observação: a placa não pode ser cortada	Ação: remove o excesso do exsudato por absorção e diminui o odor (ação do carvão); efeito bactericida (ação da prata) Indicação: feridas infectadas e/ou exsudativas; superficiais ou profundas; odor fétido Tempo de permanência: troca a cada 48 a 72 h, podendo permanecer até 7 dias, dependendo da quantidade de exsudato; troca da cobertura secundária sempre que saturada
Colagenase Apresentação: pomada Exemplo comercial: Iruxol®, Kollagenase® Observações: no curativo, colocar a gaze de contato úmida	Ação: degrada o colágeno do tecido necrótico Indicação: lesão com tecido esfacelar ou necrótico. É pouco efetiva em grandes áreas necróticas Tempo de permanência: 24 h
Filme transparente Apresentação: película Exemplo comercial: Opsite®, Bioclusive®, Hydrofilm®, Tegaderm®, Aquagard®, Blisterfilm®, Mefilm®, Poliskin® Observações: remover a película com cautela, dar preferência por cortar as margens conforme for descolando da pele	Ação: mantém a umidade e o pH natural da pele; impermeabilidade. Indicação: feridas limpas e superficiais; proteção da pele contra fricção/cisalhamento e umidade externa; fixação de cateteres; cobertura secundária para aderir curativos; fixação de retalhos de lesões por fricção. Tempo de permanência: troca a cada 10 dias (se íntegro, sem sujidades)

(*continua*)

Quadro 17.1 (*Continuação*) Guia de indicação de tratamento.	
Coberturas mais usadas	**Objetivo do tratamento**
Hidrocoloide Apresentação: placa Exemplo comercial: Comfeel®, Hartman®, Duoderm® Observações: evitar remover a placa, dar preferência por cortar as margens conforme for descolando da pele	Ação: estimula a angiogênese; mantém o meio úmido; acelera o processo de granulação; impermeabiliza Indicação: feridas em fase de granulação e superficiais/planas, não infectadas; diminui fricção e cisalhamento Tempo de permanência: pode permanecer até 7 dias (se íntegra e sem sujidades)
Hidrogel (com ou sem alginato de cálcio) Apresentação: gel Exemplo comercial: Duoderm Gel®; Hydrosorb®; Hypergel®; Nu-Gel®	Ação: promove desbridamento autolítico de tecidos necrosados e esfacele (hidrogel); estimula a liberação de exsudato (alginato de cálcio); mantém o meio úmido; não danifica o tecido de granulação Indicação: lesão superficial ou profunda, com baixa a moderada exsudação; tecidos de necrose e esfacele Tempo de permanência: 24 h
Papaína Apresentação: pó, gel, pomada Manipulada: 2, 4, 6, 8, 10 e 50% Observações: ter cuidados com o uso pelo risco de toxicidade em idosos e ser criterioso quanto ao fator social antes de indicar esta cobertura, pois a manipulação incorreta pode causar malefícios no processo cicatricial	Ação: promove desbridamento químico; tem ação bactericida e bacteriostática; estimula a força tênsil da cicatriz e acelera a cicatrização Indicação: lesões abertas limpas ou infectadas, com tecido necrótico e/ou esfacelar; para tecido de granulação, recomenda-se somente a papaína 2% Tempo de permanência: 24 h
Sulfadiazina de prata Apresentação: creme Exemplo comercial: Dermazine®, Pratazine® Observações: a lesão pode apresentar aspecto purulento decorrente da oxidação do creme, não se tratando de infecção. Evitar a utilização prolongada	Ação: ação bactericida imediata e bacteriostática residual, pela liberação de pequenas quantidades de prata iônica Indicação: lesões causadas por queimaduras ou que necessitam de ação antibacteriana Tempo de permanência: no máximo 12 h ou quando a cobertura secundária estiver saturada
Hidrofibras Apresentação: placa Exemplo comercial: Aquacel®	Ação: altamente absortivas, também têm propriedades hemostáticas Indicação: lesões com moderada a grande quantidade de exsudato Tempo de permanência: podem permanecer na lesão por mais de 7 dias, se não estiver saturado

(*continua*)

Quadro 17.1 (*Continuação*) Guia de indicação de tratamento.	
Coberturas mais usadas	Objetivo do tratamento
Hidropolímeros Apresentação: placas Exemplo comercial: Tielle®, Polymem®, Allevyn®	Ação: três camadas sobrepostas, sendo que a central é composta de hidropolímero que se expande à medida que absorve o exsudato, e as duas outras são formadas por tecido não aderente, evitando agressão aos tecidos na remoção; auxiliam o desbridamento autolítico e removem o excesso de exsudato Indicação: feridas exsudativas, limpas, em fase de granulação Tempo de permanência: podem permanecer até 7 dias
Espumas Apresentação: placa Exemplo comercial: Curatec®	Ação: compostas de poliuretano, sua flexibilidade permite o encaixe em lesões de qualquer tamanho e profundidade Indicação: lesões com alta quantidade de secreção Tempo de permanência: podem permanecer na lesão por mais de 7 dias, se não estiver saturado

CUIDADOS COM LESÕES NA FASE FINAL DE VIDA

Durante o estudo da LPP em idosos, identificou-se que existem particularidades quanto ao cuidado holístico desses indivíduos, pois a equipe multiprofissional deve se atentar aos fatores biopsicossociais e, inevitavelmente, implementar um plano de cuidados para os que não têm proposta curativa. Tendo em vista que a pele é um órgão do corpo humano, ela também sofre disfunções que acarretam diminuição da perfusão cutânea e hipoxia localizada, quando este indivíduo se encontrar em fase de doença avançada. Para tanto, a equipe de saúde deve estar preparada para lidar com pacientes em cuidados paliativos, tanto para implementar abordagens de prevenção de LPP, como para assegurar medidas de controle de sintomas, com intuito de promover uma assistência adequada, livre de iatrogenias e pautada na oferta de qualidade de vida diante da terminalidade.

O profissional de enfermagem, junto com a equipe multiprofissional, deve avaliar e planejar as propostas de cuidado, viabilizar o risco e o benefício, bem como compartilhar o plano terapêutico com os familiares. Desse modo, o objetivo central dos curativos é o alívio dos sintomas da LPP, como dor, exsudato, prurido, odor e sangramento. Os curativos também devem ser manipulados quando necessário, priorizando os horários de banho, e preferindo coberturas oclusivas, que não aderem completamente nas margens ou na pele adjacente (o que aumenta o risco de dor na remoção do curativo), e apresentem durabilidade de, pelo menos, 24 h. Além disso, deve-se respeitar a opinião do paciente, caso este não deseje mudar de decúbito, e evitar qualquer medida invasiva, como o desbridamento cirúrgico, pois resulta em desconforto, sem resolubilidade.

A equipe multiprofissional deve elaborar um plano de cuidados para minimizar o desconforto, tendo consciência de que, mesmo com medidas preventivas, o paciente pode adquirir novas feridas decorrentes de falência cutânea. Além disso, também deve ter um olhar singular, individualizado e comprometido com o paciente e os familiares, com intuito de que todos os envolvidos no cuidado (equipe de saúde, paciente e familiares) suportem inquietações e angústias e busquem a melhor abordagem em prol da dignidade no término da vida, o que inclui terapias, como fitoterápicos, e a valorização das crenças pessoais, culturais ou religiosas dos envolvidos.

BIBLIOGRAFIA

Associação Brasileira de Medicina Física e Reabilitação. Úlceras por pressão: Tratamento. Associação Médica Brasileira; 2013.

Brasil. Ministério da Saúde. Instituto Nacional de Câncer (Inca). Tratamento e controle de feridas tumorais e úlceras por pressão no câncer avançado: série cuidados paliativos. Rio de Janeiro: Inca; 2009.

Brasil. Ministério da Saúde. Secretaria de Políticas de Saúde. Departamento de Atenção Básica. Manual de condutas para úlceras neurotróficas e traumáticas. Brasília: Ministério da Saúde; 2002.

Brink P, Smith TF, Linkewich B. Factors associated with pressure ulcers in palliative home care. J Palliative Medicine. 2009;9(6):1369-75.

Ferreira AM, Andrade D. *Swab* de feridas: recomendável? Rev Enferm UERJ. 2006;14(3):440-6.

Franco D, Gonçalves LF. Feridas cutâneas: a escolha do curativo adequado. Rev Col Bras Cir. 2008;35(3):203-6.

National Pressure Ulcer Advisory Panel, European Pressure Ulcer Advisory Panel e Pan Pacific Pressure Injury Alliance. Prevenção e tratamento de úlceras por pressão: guia de consulta rápida. Coimbra: Escola Superior de Enfermagem de Coimbra; 2014.

National Pressure Ulcer Advisory Panel, European Pressure Ulcer Advisory Panel, Pan Pacific Pressure Injury Alliance. Prevention and treatment of pressure ulcers: quick reference guide. Cambridge Media; 2014.

Rosa TJS, Cintra LKL, Freitas KB, Alcântara PFDL, Spacassassi F, Rosa CDP *et al.* Úlceras por pressão: tratamento. Acta Fisiatr. 2013;20(2):106-11.

Sociedade Brasileira de Enfermagem em Dermatologia, Associação Brasileira de Estomaterapia. Pronunciamento: cuidados quanto ao uso tópico de formulações que contenham papaína. Disponível em: <http://www.sobest.org.br/arquivos/pronunciamento.pdf>. Acesso em 10 jun 2019.

18 Osteoporose

Jane Érika Frazão Okazaki • Fânia Cristina dos Santos

INTRODUÇÃO
A osteoporose consiste em uma doença osteometabólica sistêmica caracterizada por baixa densidade mineral óssea, deterioração da microarquitetura e fragilidade óssea, resultando em aumento do risco de fraturas.

FISIOPATOLOGIA
Há perda óssea quando o equilíbrio entre reabsorção (ação de osteoclastos) e formação (ação de osteoblastos) está alterado, o que costuma ocorrer a partir dos 40 anos. Com o início da menopausa, a taxa de remodelamento ósseo aumenta e acarreta perda média de 0,3 a 2% ao ano nos primeiros 10 anos, o que significa redução de 20 a 30% do osso trabecular e 10% do osso cortical. Após os 60 anos, por sua vez, observa-se perda de massa semelhante entre os ossos trabecular e cortical.

A perda da massa óssea deve-se fundamentalmente à redução gradual dos níveis de cálcio com consequente aumento dos níveis de paratormônio (PTH) e aumento da reabsorção óssea, consequentes dos seguintes fatores: baixa exposição solar, redução da ingesta de cálcio, redução do aporte e síntese de vitamina D, declínio da função renal com piora do metabolismo de 25(OH) para 1,25(OH) vitamina D e redução da absorção intestinal de cálcio. Associado a isso, tem-se, ainda, o déficit de estrogênio da menopausa e também menor ação de osteoblastos.

CLASSIFICAÇÃO

Osteoporose primária
Há dois tipos de osteoporose primária, divididos em pós-menopausa ou tipo I e senil ou tipo II. A ostoporose tipo I acomete mulheres com idade entre 51 e 75 anos e deficiência de estrogênio. Apresenta alta reabsorção óssea e perda mais acelerada do osso trabecular, de modo que fraturas vertebrais são mais comuns.

A osteoporose tipo II acomete idosos de ambos os sexos com mais de 60 anos. Apresenta reabsorção óssea normal ou ligeiramente aumentada com atividade osteoblástica diminuída e compromete os ossos cortical e trabecular, com redução do *turnover* ósseo e do número de células formadoras de osso. Há aumento do risco de fraturas vertebrais, pelve, ossos longos, costelas, quadril e punho.

Osteoporose secundária

Definida quando há condições que aceleram a perda de massa óssea e configuram a causa da osteoporose. O Quadro 18.1 resume os principais fatores de risco para redução da densidade mineral óssea.

Quadro 18.1 Fatores de risco para perda de massa óssea.

Relacionados ao estilo de vida
- Baixa ingesta de cálcio
- Alta ingesta de cafeína
- Álcool (três ou mais doses/dia)
- Tabagismo
- Insuficiência de vitamina D
- Alta ingesta de sal
- Atividade física inadequada
- Quedas
- Excesso de vitamina A
- Alumínio (antiácidos)
- Imobilização
- Baixo IMC

Genéticos
- Fibrose cística
- Síndrome de Ehlers-Danlos
- Doença de Gaucher
- Hemocromatose
- Homocistenúria
- Hipofosfatasia
- Hipercalciúria idiopática
- Síndrome de Marfan
- Osteogênese imperfeita
- Pais com antecedentes de fratura de quadril
- Porfiria
- Síndrome de Riley-Day

Distúrbios gastrintestinais
- Doença celíaca
- Cirurgia gastrintestinal
- *Bypass* gástrico
- Doença inflamatória intestinal
- Má absorção
- Doença pancreática
- Cirrose biliar primária

(continua)

Quadro 18.1 (Continuação) Fatores de risco para perda de massa óssea.

Distúrbios endocrinológicos

- Insuficiência adrenal
- Síndrome de Cushing
- Diabetes melito
- Hiperparatireoidismo
- Tireotoxicose
- Hipogonadismo

Doenças hematológicas, distúrbios reumatológicos e doenças autoimunes

- Hemofilia
- Linfomas
- Leucemias
- Mieloma múltiplo
- Anemia falciforme
- Talassemia
- Mastocitose sistêmica
- Espondilite anquilosante
- Lúpus
- Artrite reumatoide

Estados de hipogonadismo

- Insensibilidade androgênica
- Anorexia nervosa e bulimia
- Amenorreia atlética
- Hiperprolactinemia
- Pan-hipopituitarismo
- Falência ovariana precoce
- Síndromes de Turner e Klinefelter

Fármacos

- Glicocorticosteroides (5 mg ou mais de prednisona ou equivalente por mais de 3 meses)
- Inibidor da bomba de prótons
- Heparina
- Anticonvulsivantes
- Hormônio tireoidiano
- Inibidores da aromatase
- Barbitúricos
- Drogas quimioterápicas
- Ciclosporina A e tacrolimo
- Acetato de medroxiprogesterona
- Agonistas do hormônio liberador de gonadotrofinas
- Tiroxina em doses suprafisiológicas
- Inibidor seletivo de recaptação da serotonina
- Excesso de vitamina A

(continua)

Quadro 18.1 (*Continuação*) Fatores de risco para perda de massa óssea.
Outras condições ou doenças
- Alcoolismo
- Amiloidose
- Acidose metabólica crônica
- Insuficiência cardíaca congestiva
- Depressão
- Enfisema pulmonar
- Insuficiência renal crônica
- Epilepsia
- Escoliose idiopática
- Esclerose múltipla
- Distrofia muscular
- Nutrição parenteral
- Doença óssea pós-transplante
- Fratura prévia em idade adulta
- Sarcoidose

QUADRO CLÍNICO

A osteoporose é uma doença assintomática até ocorrerem fraturas, causadas inclusive por impactos mínimos ou sem história de trauma. Os locais mais comuns de fratura em idosos são as vértebras toracolombares e o fêmur proximal. As fraturas vertebrais podem ser assintomáticas em até dois terços dos casos e devem provocar suspeitas se houver redução da altura do paciente. Os sintomas, quando presentes, costumam ser: dorsalgia, perda de peso, cifose e limitação das atividades por alterações posturais. Múltiplas fraturas torácicas, no entanto, podem ocasionar doença pulmonar restritiva. Já as fraturas de vértebras lombares podem causar constipação intestinal, distensão e dor abdominal, redução do apetite e saciedade precoce. As fraturas de quadril podem causar internação prolongada, imobilização, dependência funcional e estão associadas a aumento da mortalidade.

Após uma fratura, pode haver recuperação completa, porém é importante estar atento ao aumento do risco de novas fraturas, além da ocorrência de dor crônica e déficit funcional, comumente associados a sintomas psicológicos como depressão, perda da autoestima, ansiedade e medo de quedas. É importante também a percepção de que esses pacientes apresentam risco de morte elevado, especialmente nas fraturas de quadril.

DIAGNÓSTICO

Pode ser clínico, realizado por meio da identificação de fratura de baixo impacto (fratura por fragilidade óssea), conhecida como osteoporose estabelecida, ou pela mensuração da densidade mineral óssea por meio de um aparelho de densitometria óssea (DMO). Segundo a

Organização Mundial da Saúde (OMS), define-se osteoporose como T-score inferior a -2,5 desvios padrões na DMO de coluna lombar, quadril ou antebraço (rádio 33), como mostra o Quadro 18.2.

É importante lembrar de avaliar a radiografia de coluna toracolombar observando se há fraturas ou ainda osteoartrose grave, o que invalida a análise da DMO da coluna. Atualmente, no entanto, considera-se osteoporose grave e alto risco de fraturas quando estão presentes:

- T-score < -2,5 e fraturas vertebrais prevalentes (pelo menos duas graus 2 ou 3 de Genant) ou fratura de quadril
- T-score < -3 e fatores de risco adicionais (em geral, idade avançada e uso de glicocorticosteroides)
- T-score < -3,5 mesmo sem fratura por fragilidade.

São indicações para realização de DMO:

- Mulheres a partir dos 65 anos
- Homens a partir dos 70 anos
- Mulheres na pós-menopausa
- Indivíduos a partir dos 50 anos com fatores de risco como baixo peso corporal, história familiar de osteoporose, tabagismo, etilismo e uso prolongado de medicamentos que aceleram a perda de massa óssea, como glicocorticosteroides e anticonvulsivantes
- Pacientes que sofreram fraturas atraumáticas ou por traumas mínimos, mesmo antes dos 50 anos
- Pacientes com evidências radiográficas de osteopenia ou fraturas vertebrais
- Perda de estatura superior a 2,5 cm ou hipercifose torácica.

Quadro 18.2 Definição de osteoporose densitométrica segundo a OMS.	
Classificação da OMS	**T-score**
Normal	> -1
Osteopenia	Entre -1 e -2,5
Osteoporose	≤ -2,5
Osteoporose grave	≤ -2,5 + fratura de fragilidade*

* Fratura de baixo impacto ou atraumática.

AVALIAÇÃO

Deve incluir história clínica detalhada e exame físico minucioso para análise do risco de fratura e de outras condições que contribuem para perda de massa óssea. Os exames laboratoriais que devem ser solicitados estão apresentados no Quadro 18.3. Em pacientes com achados iniciais anormais e naqueles com baixo escore Z (índice que mostra o desvio padrão do paciente em relação aos indivíduos da sua idade), devem ser investigadas causas secundárias de perda de massa óssea para detecção de causas potencialmente reversíveis ou outros fatores contribuintes.

Quadro 18.3 Exames laboratoriais para avaliação de pacientes com osteoporose.

Laboratoriais básicos

- Hemograma
- Provas inflamatórias (VHS e PCR)
- TSH
- Função renal
- PTH

Perfil de cálcio

- Cálcio sérico (iônico ou corrigido pela albumina)
- 25(OH) vitamina D
- Fósforo
- Calciúria na urina de 24 h (ou na urina de jejum corrigida pela creatinina urinária)

Biomarcadores ósseos de formação

- Fosfatase alcalina (preferencialmente específica de osso)
- Osteocalcina
- P1NP
- P1CP

Biomarcadores ósseos de reabsorção

- Hidroxiprolina urinária
- Fosfatase ácida resistente a tartarato
- Hidroxiprolina glicosilada urinária
- NTX
- CTX

Outros

- Eletroforese de proteínas

VHS: velocidade de hemossedimentação; PCR: proteína C reativa; TSH: hormônio tireoestimulante; P1NP: propeptídio aminoterminal do procolágeno tipo 1; P1CP: propeptídio carboxiterminal do procolágeno tipo 1; NTX: N-telopeptídio; CTX: C-telopeptídio.

TRATAMENTO

Indicado para todos os casos de fratura de baixo impacto ou por fragilidade, pacientes com DMO evidenciando T-score $\leq 2,5$ em coluna lombar, colo do fêmur, quadril ou terço distal do rádio e pacientes com probabilidade de fratura avaliada pelo FRAX® (validado para o Brasil) ≥ 3% para quadril em 10 anos e ≥ 20% para fraturas maiores.

O algoritmo FRAX® foi desenvolvido pela OMS para avaliar o risco de fraturas dos pacientes e destina-se à prevenção primária, por meio do cálculo da probabilidade em 10 anos de um indivíduo não tratado, entre 40 e 90 anos, sofrer uma fratura do quadril ou osteoporótica maior. Os fatores de risco analisados incluem idade, sexo, IMC, história prévia de fratura de fragilidade, história familiar de fratura do quadril, tabagismo atual, uso prolongado de glicocorticosteroides orais, diagnóstico de artrite reumatoide, consumo elevado de álcool e risco de osteoporose secundária. A DMO do colo do fêmur (g/cm^2) pode ser opcionalmente incluída, para melhorar a estratificação do risco de fratura.

Tratamento não farmacológico

Inclui medidas práticas como:

- Prática regular de exercícios resistidos e com carga
- Cessação de tabagismo e etilismo
- Recomendação nutricional
- Investigação, prevenção e tratamento de outros fatores de risco para quedas e fraturas.

Tratamento farmacológico

Constitui-se por consumo ou suplementação de cálcio, suplementação de vitamina D e uso de drogas específicas antirreabsortivas ou osteoformadoras, descritas a seguir.

Suplementação de cálcio

Caso a ingesta alimentar de cálcio elementar não chegue a 1.200 a 1.500 mg/dia, deve-se reorientar a dieta ou suplementar em todos os pacientes com osteoporose e ainda naqueles com osteopenia.

Suplementação de vitamina D

A Figura 18.1 resume a suplementação de vitamina D.

Tratamento farmacológico específico

Encontra-se resumido no Quadro 18.4. O monitoramento deve ser feito com DMO a cada 1 ou 2 anos e radiografia para avaliar fraturas vertebrais anualmente. Os marcadores bioquímicos de *turnover* ósseo devem ser solicitados antes do tratamento e 3 a 6 meses após seu início.

Supressão após 3 a 6 meses de tratamento antirreabsortivo ou aumento após 1 a 3 meses de tratamento anabólico, assim como ausência de fratura e manutenção ou aumento da densidade mineral óssea na DMO, indicam boa resposta ao tratamento.

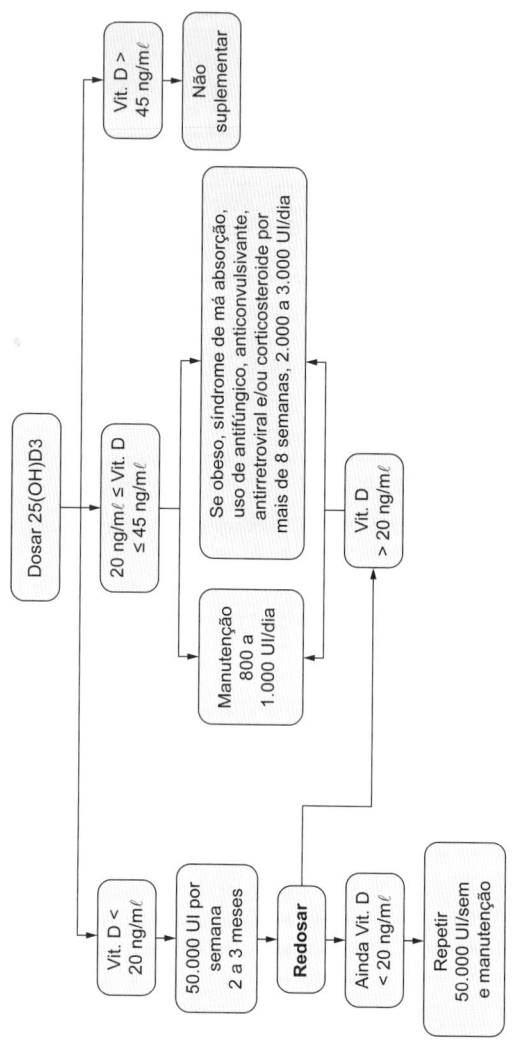

Figura 18.1 Suplementação de vitamina D em idosos. Obs.: O Institute of Medicine não recomenda dosar a 25(OH)D3 rotineiramente; contudo, ter o *status* sérico dessa vitamina em idosos auxilia na estratégia de suplementação.

Quadro 18.4 Tratamento farmacológico da osteoporose.

Medicamento/posologia	Observação	Efeitos adversos e complicações
Antirreabsortivos		
Bisfosfonatos (BP): bloqueiam a ação dos osteoclastos na superfície de reabsorção óssea e aumentam a apoptose dos osteoblastos		
Alendronato VO: 10 mg 1 vez/dia ou 70 mg 1 vez/semana	Reduz a incidência de fraturas de quadril e coluna em 50% em pacientes com fratura prévia; reduz em 48% a incidência de fratura vertebral em pacientes sem fratura	Efeitos adversos comuns: - BP orais: intolerância gastrintestinal: esofagite, úlcera gástrica - BP IV: hipocalcemia, reação de fase aguda, toxicidade renal
Risendronato VO: 5 mg 1 vez/dia ou 35 mg 1 vez/semana	Reduz a incidência de fraturas vertebrais em 41 a 49% e não vertebrais em 36% em 3 anos, com redução significativa após 1 ano de tratamento em pacientes com fratura vertebral prévia	Efeitos adversos raros (1/1.000 a 1/10.000): - Osteonecrose de mandíbula (o risco não justifica suspensão do tratamento para procedimentos dentários; maior parte dos casos descritos em pacientes com câncer tratados com altas doses de BP IV)
Ibandronato VO: 2,5 mg 1 vez/dia, ou 150 mg 1 vez/mês IV: 3 mg a cada 3 meses	Reduz a incidência de fraturas vertebrais em 50%	- Fratura atípica (o risco não justifica não instituição do tratamento) - Retardo na consolidação de fraturas (benefício supera o risco e o tratamento deve ser iniciado o mais precoce possível quando identificada fratura osteoporótica) - Fibrilação atrial (o risco não justifica a não instituição do tratamento)
Ácido zoledrônico IV: 5 mg (infusão por 15 min) 1 vez/ano	Reduz a incidência de fraturas vertebrais em 70% (com redução significativa em 1 ano), fratura de quadril em 41% e fraturas não vertebrais em 25% em 3 anos	Contraindicações: hipocalcemia e hipersensibilidade Uso com cautela em insuficiência renal Uso com cautela de BP oral em caso de anormalidades esofágicas anatômicas ou funcionais ou doenças do trato gastrintestinal superior

(continua)

Quadro 18.4 (Continuação) Tratamento farmacológico da osteoporose.

Medicamento/posologia	Observação	Efeitos adversos e complicações
Anticorpo contra o Rank L		
Denosumabe: 60 mg SC a cada 6 meses	Trata-se de um anticorpo monoclonal humano com elevada afinidade e especificidade ao RANKL. Essa ligação evita a ativação do seu receptor RANK na superfície de precursores dos osteoclastos e dos osteoblastos. Isso inibe a formação, a função e a sobrevivência dos osteoclastos, reduzindo a reabsorção óssea no osso cortical e trabecular. Aumenta a massa óssea na coluna lombar em 3 a 6,7% e no quadril em 1,9 a 3,6% Vantagens: reversibilidade por causa do RANKL, sem efeitos colaterais gastrintestinais; uso potencial em insuficiência renal decorrente da não eliminação renal; porém, em pacientes com ClCr < 30 mℓ/min, há maior risco de hipocalcemia. Naqueles com insuficiência renal, deve-se investigar doença óssea adinâmica antes do uso da medicação	Efeitos adversos: infecções cutâneas, dermatite, eczemas. Foram relatados também osteonecrose de mandíbula e fratura atípica, porém são eventos raros que não justificam a não adoção da medicação
Modulador seletivo do receptor de estrogênio (SERM): agonista estrogênico antirreabsortivo		
Raloxifeno VO: 60 mg 1 vez/dia	Reduz o risco de fraturas vertebrais em 30% em pacientes com fratura prévia; reduz em 55% o risco em pacientes sem fratura. Não foi demonstrada redução de fratura não vertebral e de quadril Indicações: pacientes que não toleram bisfosfonatos ou mulheres com osteoporose e alto risco de câncer de mama invasivo	Efeitos adversos: náuseas, cãibras, fogachos, aumento do risco de tromboembolismo venoso Contraindicações: hipersensibilidade ao medicamento, antecedente de tromboembolismo venoso, mulheres em idade fértil com potencial de engravidar

(continua)

Quadro 18.4 (Continuação) Tratamento farmacológico da osteoporose.

Medicamento/posologia	Observação	Efeitos adversos e complicações
Terapia hormonal		
Terapia com estrogênio/progesterona: - Estrogênio conjugado: 0,625 mg/dia VO - Valerato de estradiol: 1 a 2 mg/dia VO - Estradiol transdérmico: 25 a 50 µg a cada 3 dias	Não é a terapia de primeira escolha Indicações: sintomas climatéricos persistentes ou mulheres com indicação de terapia antirreabsortiva que não toleram outras medicações	Aumenta o risco de câncer de mama, acidente vascular encefálico, tromboembolismo venoso, doença coronariana
Mistos		
Ranelato de estrôncio VO: 2 g/dia (sachê)	Tem ação mista anabólica e antirreabsortiva. Reduz fraturas vertebrais em 40% em mulheres pós-menopausa; fraturas não vertebrais em 16% e fraturas de quadril em 36% Reduz em 19% fraturas por fragilidade (quadril, punho, pelve, sacro, costela, esterno, clavícula e úmero) depois de 3 anos de tratamento com 2 g/dia	Efeitos adversos: náuseas, diarreia, cefaleia, dermatite, eczema, efeitos gastrintestinais O ranelato de estrôncio é aprovado para o tratamento da osteoporose em alguns países, mas não nos EUA. Em decorrência da evidência de aumento do risco cardiovascular e de reações graves de Stevens-Johnson, a European Medicines Agency recomendou que o ranelato de estrôncio seja restrito a pacientes que não podem ser tratados com outros medicamentos aprovados para a osteoporose; que esses pacientes sejam avaliados regularmente; e que o tratamento seja interrompido caso desenvolvam problemas cardíacos ou circulatórios, como pressão alta ou insuficiência arterial descontrolada

(continua)

Quadro 18.4 (Continuação) Tratamento farmacológico da osteoporose.

Medicamento/posologia	Observação	Efeitos adversos e complicações
Osteoformadores		
Teriparatida SC: 20 µg 1 vez/dia	PTH recombinante. Estimula mais a formação óssea que a reabsorção, sendo eficaz para reduzir fratura em pacientes com osteoporose. Diminui o risco de fraturas vertebrais e não vertebrais. Deve ser usado no máximo até 2 anos (segurança e eficácia não foram demonstradas após esse período). Indicado para mulheres com osteoporose na pós-menopausa com falha ou intolerantes à terapia prévia	Efeitos adversos: náuseas, hipotensão ortostática, cãibras, hipercalcemia assintomática transitória. Houve aumento da incidência de osteossarcoma em ratos. Contraindicações: pacientes com risco de osteossarcoma (Paget, história de irradiação óssea, elevação inexplicada da fosfatase alcalina óssea, neoplasia ou metástases ósseas), hiperparatireoidismo

BP: bisfosfonatos; ClCr: *clearance* da creatinina.

Pode-se considerar interrupção temporária do uso de bisfosfonato (*drug holliday*) após 3 a 5 anos do início da medicação se a DMO se mantiver estável e não houver fraturas no período. A falha terapêutica e a indicação de troca de medicação, por sua vez, são definidas por: duas ou mais fraturas por fragilidade; uma fratura com diminuição significativa da densidade mineral óssea ou ausência de redução significativa do C-telopeptídio (CTX); ou ainda diminuição significativa da densidade mineral óssea sem redução importante do CTX. Em caso de falha, é possível trocar o antirreabsortivo, optando por um mais potente (p. ex., troca de bisfosfonato oral para venoso ou para denosumabe); ou trocar de agente antirreabsortivo para agente anabólico.

BIBLIOGRAFIA

Camacho PM, Petak SM, Binkley N, Clarke BL, Harris ST, Hurley DL *et al*. Guidelines American Association of Clinical Endocrinologists and American College of Endocrinology Clinical Practice Guidelines for the Diagnosis and Treatment of Postmenopausal Osteoporosis – 2016. Endocr Pract. 2016;22(Suppl 4):1-42.

Di Tommaso ABG, Moraes NS, Cruz EC, Kairalla MC, Cendoroglo MS. Geriatria: guia prático. 1.ed. Rio de Janeiro: Guanabara Koogan; 2016.

Hirschfeld HP, Kinsella R, Duque G. Osteosarcopenia: where bone, muscle, and fat collide. Osteoporos Int. 2017;28(10):2781-90.

19 Quedas

Julia Cabral Martuscello Bedendo • Juliana de Oliveira Gomes

INTRODUÇÃO
Queda pode ser definida como um evento no qual alguém, inadvertidamente, vai ao chão ou se vê em local mais baixo que o anteriormente ocupado (p. ex., cair de um lance de escada para outro mais abaixo), com ou sem lesão ou perda de consciência. As quedas são comuns em idosos e representam os maiores fatores de ameaça à independência deles.

Considera-se a queda uma síndrome geriátrica, consistindo no mais preocupante e frequente acidente doméstico e na principal etiologia de morte acidental em pessoas com mais de 65 anos de idade. A estimativa da incidência de quedas por faixa etária é:

- Mais de 65 anos de idade: de 28 a 35%
- Mais de 75 anos: de 32 a 42%. Metade será reincidente
- Acima de 80 anos: cerca de 50% sofrerão uma queda em 1 ano.

Os danos causados têm alto custo para o sistema de saúde e contribuem para a morbidade, a perda de funcionalidade e independência e a mortalidade do idoso.

As causas podem ser únicas e claramente identificáveis ou, mais comumente, múltiplas e de difícil individualização. Muitos episódios, sem motivos evidentes, são preditores de doenças agudas ou descompensações decorrentes de doença crônica.

A consequência mais temida de uma queda são as fraturas de quadril. Cerca de 50% dos idosos não recuperará a independência, e mais de 20% poderão falecer até 1 ano após o evento.

As quedas e as lesões decorrentes representam um importante problema de saúde pública. A prevenção de quedas é fundamental, pois tem potencial para reduzir a morbimortalidade, os custos hospitalares e as consequentes internações em instituições de longa permanência. Em virtude disso, os programas de prevenção de quedas têm o objetivo de melhorar a saúde e a qualidade de vida, tornando-se muito recomendados para idosos.

FATORES DE RISCO
As quedas podem estar associadas a fatores intrínsecos (decorrentes de alterações fisiológicas do envelhecimento, doenças e efeitos de medicamentos; Quadros 19.1 e 19.2), fatores extrínsecos, (circunstâncias sociais

e ambientais que oferecem desafios ao idoso; ver Quadro 19.1) e fatores situacionais, como correr para atender o telefone ou ir ao banheiro.

A probabilidade de quedas aumenta à medida que esses fatores se acumulam. Aproximadamente, 70% das quedas ocorrem no ambiente domiciliar. Portanto, orientações ambientais são fundamentais para sua prevenção.

Quadro 19.1 Fatores de risco intrínsecos e extrínsecos.

Fatores intrínsecos

Sociodemográficos

- Idade avançada
- Sexo feminino
- Ausência de cônjuge
- Antecedente de queda
- Medo de cair

Condições clínicas e funcionais

- Deformidades nos pés
- Alteração da marcha
- Limitação funcional (AVD)
- Problemas de mobilidade
- Alteração de propriocepção
- Alteração do equilíbrio
- Fraqueza muscular
- Desidratação
- Perda de audição

Estado mental

- Deterioração cognitiva
- Depressão
- *Delirium*

Enfermidades

- Osteoartrose
- Doença de Parkinson
- Déficit visual (catarata, glaucoma, degeneração macular
- Diabetes melito
- Neuropatia periférica
- Doença pulmonar obstrutiva crônica
- Distúrbios da tireoide
- Incontinência urinária
- Vertigem
- Doença de Ménière
- Hipotensão pós-prandial
- Distúrbios cardíacos valvares
- Deficiência de vitamina D
- Insuficiência vertebrobasilar
- Acidente vascular encefálico

(continua)

Quadro 19.1 *(Continuação)* Fatores de risco intrínsecos e extrínsecos.

Fatores intrínsecos

Uso de fármacos (Quadro 19.2)

- Polifarmácia
- Psicotrópicos

Outros

- Atividade física excessiva

Fatores extrínsecos

- Calçados inadequados
- Iluminação inadequada
- Tapetes dobrados ou soltos
- Pisos escorregadios
- Ausência de corrimão em escadas e banheiros
- Degraus altos e estreitos
- Obstáculos próprios do caminho

Quadro 19.2 Medicamentos que aumentam o risco de quedas.

- Anticonvulsivantes
- Psicotrópicos
- Sedativos/hipnóticos
- Benzodiazepínicos de curta ou longa duração
- Neurolépticos
- Antidepressivos (principalmente a classe dos tricíclicos)
- Anticolinérgicos
- Analgésicos (especialmente opioides)
- Anti-hipertensivos (especialmente vasodilatadores)
- Diuréticos

AVALIAÇÃO

A obtenção de uma história detalhada é primordial para determinar a causa e deve conter a investigação das circunstâncias relacionadas à queda (perda de consciência, tontura, palpitações, sensação de desmaio, fraqueza súbita, artralgia ou dor nos pés e tropeços). Na avaliação, é necessário:

- Perguntar o local da queda e se há evidência de algum fator ambiental, a fim de prestar orientações adequadas e promover mudanças no ambiente para prevenção de novos acidentes
- Indagar sobre prescrições de novos medicamentos ou mudanças recentes nas doses
- Avaliar as atividades usuais do nível funcional do paciente, história prévia de quedas e fraturas e existência de doenças crônicas [princi-

palmente diabetes melito, doença de Parkinson, acidente vascular encefálico (AVE) prévio, osteoartrite, demência e depressão]
- Questionar frequência das quedas (quando há mais de duas no ano, o paciente é considerado caidor crônico), habilidade de se levantar após um evento, uso de álcool e restrição de atividade por medo de queda
- Fazer exame físico, com especial atenção aos sistemas cardiovascular, neurológico e musculoesquelético.

Exame físico

Deve-se medir a pressão arterial (PA) nas posições deitada e em pé, com intervalo de 5 min entre as medições, para investigar hipotensão postural ou ortostática. Considera-se hipotensão postural a queda de 20 mmHg ou mais na PA sistólica ou de 10 mmHg ou mais na PA diastólica. Sintomas, como tonturas ou vertigens, e alteração no pulso sem mudança da PA podem ser suficientes para diagnosticar hipotensão ortostática em idosos.

A função vestibular pode ser avaliada com o teste de Romberg, solicitando ao paciente para ficar parado, com os pés juntos, as mãos ao lado do corpo, sem se mover, com os olhos fechados. O teste é considerado positivo quando o paciente balançar. Pode-se testar a estabilidade com um pequeno empurrão no esterno ou retropulsão do quadril. Também se deve examinar os pés à procura de alterações que diminuam a sensibilidade ou alterem a marcha, como deformidades, joanetes e adequação dos calçados.

O cálculo do índice de massa corporal (IMC) é um bom indicador do estado nutricional. Além disso, podem ser realizados testes de desempenho físico, avaliação de equilíbrio e marcha, como:

- Teste *Get Up and Go*: pede-se para o idoso se levantar de uma cadeira com braços, caminhar 3 m, dar meia-volta, caminhar e se sentar na cadeira. O idoso deve executar a tarefa de modo seguro e o mais rápido possível. Pode-se cronometrar o teste, verificando se o paciente, de acordo com o tempo gasto na tarefa, é independente em atividades básicas de vida diária ou possui risco aumentado de quedas e dependência funcional. Para idosos saudáveis, admitem-se valores de 10 s; para idosos frágeis ou pacientes com alguma limitação física, 11 a 20 s. Se o tempo para o cumprimento da tarefa for maior que 20 s indica intervenção adequada, descrita a seguir
- Teste de alcance funcional: o indivíduo fica em pé, sem calçados, com os braços estendidos ao longo de uma fita métrica presa na parede, na altura do acrômio. O paciente deve, então, inclinar para frente o máximo que conseguir sem perder o equilíbrio. O comprimento da movimentação do punho é medido. Distâncias menores que 15 cm indicam risco aumentado para quedas

- *Short Physical Performance Battery*: avalia a função da extremidade distal. Inclui avaliação da capacidade de equilíbrio (pés paralelos, teste de Tandem e semi-Tandem), capacidade de se sentar e levantar de uma cadeira sem apoio cinco vezes e velocidade de marcha.

Em 2015, obteve-se a versão traduzida e adaptada transculturalmente para o Brasil do *Simple Screening Test for Risk of Falls in the Elderly*, o Q22-p (Quadro 19.3). Trata-se de um questionário fácil e de aplicação rápida para rastreio do risco de quedas em idosos: o escore 6,5 é aquele que, na curva ROC, apontou para a melhor especificidade e sensibilidade.

Quadro 19.3 Q22-p.

Q1	No último ano, você caiu?	Sim	Não
Q2	No último ano, você tropeçou?	Sim	Não
Q3	Você consegue subir escadas sem ajuda?	Sim	Não
Q4	Você percebe se sua velocidade de caminhada diminuiu recentemente?	Sim	Não
Q5	Você consegue atravessar a rua enquanto o sinal está verde?	Sim	Não
Q6	Você consegue caminhar 15 min sem parar?	Sim	Não
Q7	Você consegue ficar em um pé por cerca de 5 s?	Sim	Não
Q8	Você usa algum dispositivo de auxílio quando anda?	Sim	Não
Q9	Você consegue torcer bem uma toalha?	Sim	Não
Q10	Você sente tontura?	Sim	Não
Q11	Você tem dor no joelho?	Sim	Não
Q12	Suas costas estão inclinando para frente?	Sim	Não
Q13	Você tem problemas de visão?	Sim	Não
Q14	Você tem problemas de audição?	Sim	Não
Q15	Você acha que está se esquecendo das coisas?	Sim	Não
Q16	Você tem medo de cair quando caminha?	Sim	Não
Q17	Você toma mais de cinco tipos de remédios?	Sim	Não
Q18	Você tem dificuldade para enxergar dentro da sua casa?	Sim	Não
Q19	Há obstáculos dentro da sua casa?	Sim	Não
Q20	Há desníveis no chão da sua casa?	Sim	Não
Q21	Você usa escada no seu dia a dia?	Sim	Não
Q22	Você sobe ladeira na rua?	Sim	Não

TRATAMENTO

Uma vez determinados os fatores de risco para quedas, deve-se elaborar um plano de tratamento multidisciplinar, individualizado e adaptado. Os componentes-chave de possíveis planos incluem um ou mais dos seguintes:

- Exercícios e treinamento para melhorar déficits em equilíbrio, mobilidade e força
- Correção de déficits sensoriais (visual, auditivo, vestibular e proprioceptivo)
- Avaliação e tratamento de hipotensão postural
- Revisão e redução de medicações
- Correção de problemas nos pés
- Mudanças ambientais e uso de dispositivos de marcha, se indicados.

O Quadro 19.4 resume possíveis intervenções que contribuem para diminuir o risco de quedas.

PREVENÇÃO DE QUEDAS

O envolvimento multiprofissional, inclusive de equipes de enfermagem, terapia ocupacional, fisioterapia e médicos, é eficaz para prevenir quedas; a abordagem multidisciplinar e as intervenções multifatoriais também são fundamentais para idosos da comunidade.

As principais intervenções incluem: programa de exercícios (aumento de força, flexibilidade e equilíbrio), redução do número de medicações que aumentam o risco de quedas, tratamento da hipotensão postural e correção do déficit visual (Figura 19.1). Uma estratégia bem-sucedida consiste na avaliação do idoso pelo gerontólogo treinado em nível domiciliar, associado a acompanhamento interdisciplinar ambulatorial para correção de fatores de risco.

Estudos comprovam que suplementos de vitamina D podem evitar quedas. A dose recomendada é de 800 UI/dia para idosos que apresentam risco de quedas. Há forte evidência científica de que essa reposição seja benéfica para pacientes institucionalizados e com deficiência de 25(OH) vitamina D comprovada laboratorialmente.

Fazer revisão periódica de medicações, mantendo-as quando forem realmente necessárias e na dose eficaz mais baixa possível, sobretudo naquelas diretamente relacionadas com maior risco de quedas.

Reduzir a ingestão de psicotrópicos, como medida isolada, tem diminuído a taxa de quedas. A suspensão desses medicamentos, associada à intervenção multidisciplinar, promove comprovada redução no número de quedas.

Protetores pélvicos parecem diminuir o risco de fraturas de colo femoral em casas de repouso; porém, é necessário adaptá-los para que sejam mais bem aceitos.

Quadro 19.4 Tratamento multidisciplinar de fatores que contribuem para quedas.

Fatores	Tratamento
Fatores relacionados à idade ou causados por doença crônica	Diagnosticar e tratar doenças específicas (p. ex., Parkinson, AVE, hidrocefalia, depressão normal)
Prejuízo em equilíbrio, marcha e mobilidade Doença neurológica, com prejuízo de força, sensibilidade, equilíbrio, marcha, tônus e/ou coordenação	Fisioterapia Treinar equilíbrio e marcha Corrigir dispositivos de marcha
Demência com prejuízo de marcha, apraxia	Avaliar segurança ambiental. Fazer as adaptações apropriadas (p. ex., cadeiras mais altas e firmes, elevação do assento sanitário, barras de apoio no banheiro)
Doença musculoesquelética Fraqueza muscular Artrites com deformidades de articulações causando instabilidade postural Pés com dor ou deformidades	Diagnosticar e tratar doenças específicas Se indicado, encaminhar para podologia para cuidados com os pés Corrigir dispositivos de auxílio à marcha e calçados inadequados Avaliar segurança do ambiente Fazer adaptações apropriadas
Comprometimento sensorial	
Visão: acuidade, acomodação, fotossensibilidade	Encaminhar para avaliação da refração Corrigir catarata Treinar equilíbrio e marcha Avaliar riscos ambientais, com atenção à boa iluminação

(*continua*)

Quadro 19.4 (*Continuação*) Tratamento multidisciplinar de fatores que contribuem para quedas.

Fatores	Tratamento
Comprometimento sensorial	
Audição: desorientação espacial, prejuízo do equilíbrio, sinais ambientais distorcidos por diminuição da capacidade auditiva	Remover cerume Fazer avaliação auditiva com indicação de prótese, se necessário Evitar drogas ototóxicas Indicar ablação cirúrgica
Disfunção vestibular: desorientação espacial em repouso, alteração de equilíbrio, especialmente com a rotação da cabeça ou do corpo	Praticar exercícios de reabilitação Melhorar a iluminação (aumenta a confiança na capacidade visual) Avaliar os riscos ambientais
Propriocepção: distúrbios cervicais, neuropatia periférica, desorientação espacial durante mudanças de posição ou ambulação em superfícies irregulares ou no escuro	Diagnosticar e tratar doenças específicas (p. ex., espondilose, deficiência de vitamina B12, diabetes melito) Fazer fisioterapia Treinar marcha e equilíbrio Corrigir dispositivos de auxílio à marcha Melhorar a iluminação Usar calçados adequados Avaliar riscos ambientais
Prejuízo de percepção ou concentração	
Demência: prejuízo de julgamento, resolução de problemas	Ver "Demência" Atenção a efeitos colaterais de medicamentos Avaliar os riscos ambientais
Depressão: alteração de atenção	

(*continua*)

Quadro 19.4 (*Continuação*) Tratamento multidisciplinar de fatores que contribuem para quedas.

Fatores	Tratamento
Comprometimento sensorial	
Número (quatro ou mais) e dose de medicamentos	Revisar regularmente e reduzir, quando possível, o número e a dose dos medicamentos, incluindo aqueles não prescritos
Medicamentos específicos (sedativos, antidepressivos, neurolépticos, diuréticos, anti-hipertensivos, antiarrítmicos, anticolinérgicos)	Considerar tratamentos não farmacológicos Introduzir medicamentos com doses baixas e aumentar devagar
Outros: ▪ Mudança de dose ▪ Medicamentos novos ▪ Fatores situacionais e ambientais ▪ Doença aguda ▪ Alta hospitalar recente	Diagnosticar e tratar doenças específicas Supervisionar mais de perto a mobilidade Revisar medicamentos e doses Procurar efeitos colaterais de novos fármacos prescritos Avaliar equilíbrio e mobilidade Indicar fisioterapia, se for o caso
Comportamento de risco	Avaliar os riscos ambientais Avaliar necessidade de aumento da supervisão Avaliar necessidade de serviços da comunidade Recomendar evitar atividades desnecessárias ou com risco claro (p. ex., subir em cadeiras)

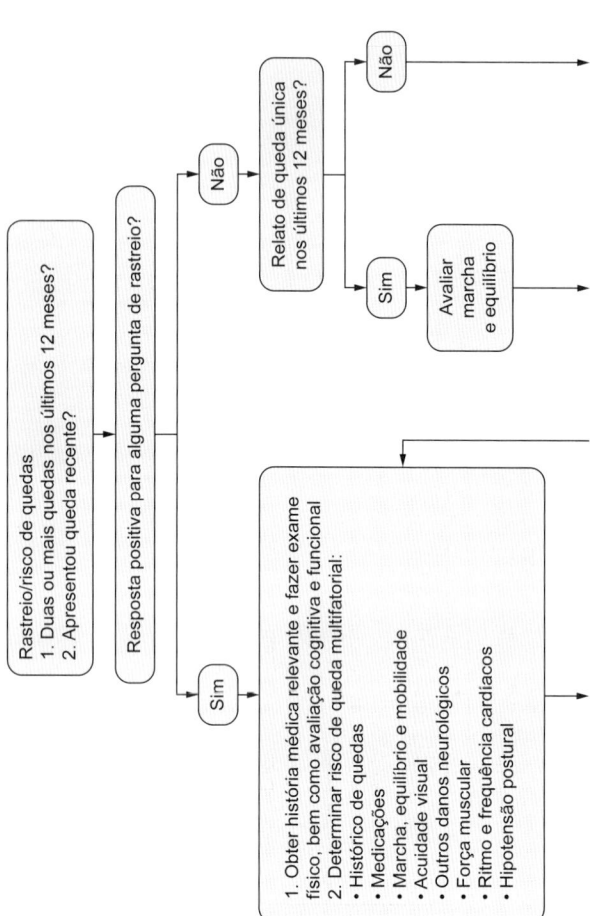

Figura 19.1 Algoritmo de manejo de quedas (*continua*).

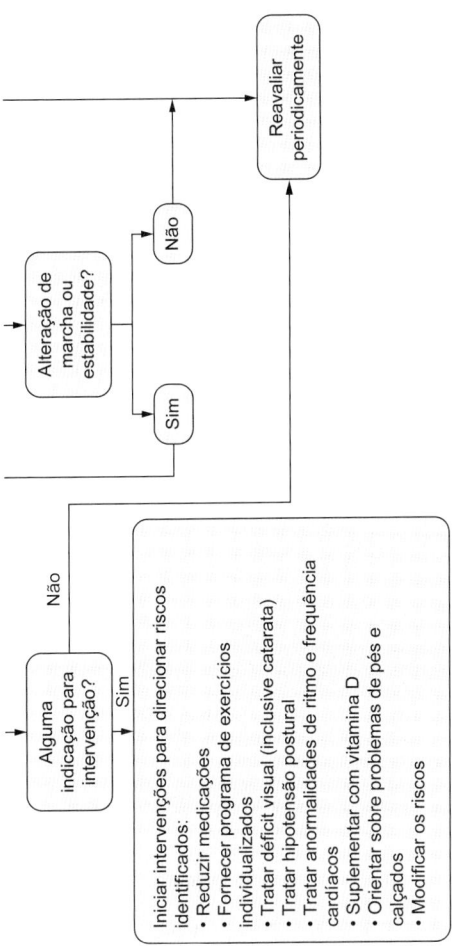

Figura 19.1 (*Continuação*) Algoritmo de manejo de quedas.

Para pacientes idosos com declínio cognitivo moderado a avançado, não há evidência de recomendações para reduzir o risco de quedas.

A prática de exercícios para equilíbrio isoladamente ou em grupos (p. ex., *tai chi chuan*), marcha, flexibilidade, sistema cardiovascular e resistência devem ser incluídos como prevenção de quedas, com a equipe multiprofissional. Há evidência de exercícios programados por mais de 12 semanas (1 a 3 vezes/semana) com variável intensidade.

A idade está associada a mudanças na acuidade visual, com o desenvolvimento de catarata, degeneração macular e glaucoma, o que aumenta o risco de quedas. Essas doenças devem ser tratadas na medida do possível, principalmente a catarata.

COMPLICAÇÕES

Quedas podem causar grande impacto na vida de idosos, incluindo morbidade significativa, mortalidade, hospitalização, deterioração funcional, dependência e institucionalização. Elas contribuem para mais de 40% das admissões em instituições de longa permanência.

As complicações decorrentes das quedas são a principal causa de morte por trauma em indivíduos idosos, que, por apresentarem tempo de reação mais lento, redução das respostas protetoras e múltiplas comorbidades, têm maior risco de lesões após uma queda.

Depois da hospitalização, algumas complicações podem culminar em morte, como: pneumonia, infarto do miocárdio e tromboembolismo pulmonar.

Desconsiderando-se a idade, 95% das quedas resultam em dano mínimo aos pacientes. Todavia, após os 85 anos de idade, estima-se que, a cada cinco quedas, uma leve à morte. Das pessoas idosas admitidas nos hospitais por consequência da queda, apenas 50% estarão vivas após 1 ano, com 10% morrendo antes da alta.

Quarenta a 60% dos episódios de quedas em idosos causam algum tipo de lesão: 30 a 50% de menor gravidade; 5 a 6% de maior gravidade (não incluindo fraturas); e 5% de fraturas, destacando-se, como mais frequentes, as fraturas de quadril, depois de fêmur, vértebra, úmero, mão, antebraço, perna e tornozelo.

Dos idosos que sofrem fratura de quadril, 25 a 75% não recuperam seu *status* funcional anterior, além de haver maior risco de apresentarem um segundo evento, ocasionando aumento da mortalidade.

Quedas com fraturas podem causar restrição prolongada da mobilidade e decúbito de longa duração, aumentando o risco de tromboembolia e úlceras de pressão, além de reduzir a massa óssea. Além disso, as quedas em geral podem provocar trauma cranioencefálico, hematoma subdural e *delirium*.

A morbidade relacionada às quedas inclui não apenas danos físicos, mas também prejuízos psicológicos importantes, englobados sob o nome de síndrome pós-queda, que é caracterizada por medo de cair, perda de autonomia pessoal e autoestima, alteração dos hábitos de vida anteriores, depressão e ansiedade. Além disso, causa atitude superprotetora de familiares e cuidadores.

O medo de cair outra vez pode ser a complicação mais incapacitante de uma queda, provocando diminuição da mobilidade, o que contribui para o declínio significativo da funcionalidade.

BIBLIOGRAFIA

American Geriatrics Society, British Geriatric Society. Summary of the updated American Geriatrics Society/British Geriatrics Society clinical practice guideline for prevention of falls in older persons. J Am Geriatr Soc. 2011;59:148-57.

Buksman R, Buksman S. QuedaS: conceito e abordagem. In: Freitas EV, Mohallem KL, Gamarski R, Pereira SEM (eds.). Manual prático de geriatria. Rio de Janeiro: Guanabara Koogan; 2017.

Kiel DP, Schmader KE, Givens J. Falls in older persons: risk factors and patient evaluation. UpToDate; 2008.

King MB. Falls. In: Halter JB, Ouslander JG, Tinetti ME, Studenski S, High KP, Asthana S (eds.). Hazzard's geriatric medicine and gerontology. 6.ed. New York: Mc Graw Hill; 2009.

Paixão Junior CM, Heckman MF. Distúrbios da postura, marcha e quedas. In: Freitas EV, Py L (eds.). Tratado de geriatria e gerontologia. Rio de Janeiro: Guanabara Koogan; 2017.

Rowe J. Fall Prevention: core characteristics and practical interventions. Home Health Care Manage. Pract. 2011; 23(1):20-6.

20 Fratura de Fêmur

*Jane Érika Frazão Okazaki • Julyane Souto Lopes da Silva •
Fânia Cristina dos Santos*

INTRODUÇÃO
Associa-se a fratura de quadril com mortalidade, dependência e redução da qualidade de vida, e sua prevalência aumenta com a idade. Em 2003, cerca de 310.000 indivíduos foram hospitalizados por esse motivo nos EUA, o que chega a representar 30% das hospitalizações. Estima-se que esse número aumente para 6 milhões em 2050.

O custo estimado para o tratamento é de aproximadamente 10,3 a 15,2 bilhões de dólares por ano nos EUA. As taxas de mortalidade intra-hospitalar variam de 1 a 10% e as de mortalidade, de 12 a 37% em 1 ano. Aproximadamente metade dos pacientes torna-se incapaz de recuperar sua capacidade de viver de forma independente 1 ano após a fratura.

FATORES DE RISCO
Entre os idosos, destacam-se a osteoporose e as quedas. Aproximadamente 90% dos episódios ocorrem a partir de uma queda da própria altura. O risco de fratura de quadril ao longo da vida é de 17,5% para as mulheres e 6% para os homens. Sexo feminino, baixo nível socioeconômico, polifarmácia e baixo índice de massa corporal (IMC) também estão associados a risco de fratura.

CLASSIFICAÇÃO
Aplica-se o termo "fratura de quadril" para fraturas no acetábulo, no colo do fêmur ou na porção proximal da diáfise femoral. O prognóstico varia com a localização anatômica da fratura. As intertrocantéricas normalmente evoluem bem se a redução e a fixação forem adequadas, pois essa região contém uma grande quantidade de suprimento sanguíneo. Já o colo do fêmur tem periósteo fino e suprimento sanguíneo relativamente pobre, mais suscetível a lesões vasculares secundárias à própria fratura. Portanto, trata-se de uma localização com maior incidência de complicações, como a necrose avascular. As fraturas do quadril podem ser classificadas como intracapsulares (colo femoral e cabeça) e extracapsulares (intertrocantérica e subtrocantérica). Podem, ainda, ser classificadas segundo o grau de desvio das estruturas.

DIAGNÓSTICO

Feito por meio de história clínica, exame físico e radiografia. Geralmente, há história de queda ou trauma no quadril, seguida de dor súbita e incapacidade de andar. Dependendo da localização e do grau de desvio da fratura, a perna acometida apresenta-se encurtada e rotacionada. Em geral, não há hematoma visível. Os achados radiográficos incluem alterações no padrão trabecular, defeitos no córtex e encurtamento ou angulação do colo do fêmur. Em caso de suspeita e ausência de alterações na radiografia capazes de confirmar o diagnóstico, recomenda-se a tomografia.

TRATAMENTO

As fraturas do colo do fêmur devem ser fixadas por cirurgia, exceto em casos extremamente individualizados, como risco cirúrgico proibitivo ou terminalidade; ou em alguns casos de fraturas estáveis e impactadas.

O tempo entre a fratura e a cirurgia de correção tem impacto importante na morbimortalidade. Em pacientes estáveis, a cirurgia deve ser precoce, idealmente dentro das primeiras 24 h.

Pacientes com doenças clínicas ativas (p. ex., infecções ativas ou broncospasmo) exigem avaliação pré-operatória mais extensa e tratamento antes do reparo da fratura, pois a falha em estabilizar condições médicas coexistentes pode aumentar o risco de complicações pós-operatórias. No entanto, a intervenção deve ser a mais rápida possível. Mesmo nos casos mais descompensados, deve-se evitar atrasar a cirurgia por mais de 72 h, pois atraso no reparo cirúrgico resultará em pior recuperação funcional. Além disso, a imobilidade prolongada aumenta o risco de trombose venosa profunda, pneumonia, infecção do trato urinário e lesões de pele.

O tratamento cirúrgico pode ser feito com redução aberta e fixação interna ou artroplastia. A fixação interna costuma apresentar menor risco cirúrgico, perda sanguínea e risco de infecção da ferida. As fraturas com pouco desalinhamento podem ser submetidas à colocação de haste, o que é uma boa opção para pacientes muito idosos e com muitas comorbidades, visto que reduz o tempo cirúrgico.

As fraturas com grandes desvios, por sua vez, devem ser tratadas preferencialmente com artroplastia. Além disso, a artroplastia total ou parcial do quadril permite uma recuperação mais precoce, apresenta taxas menores de reoperação e pode reduzir o risco de necrose avascular e de não consolidação da fratura.

CUIDADOS PRÉ-OPERATÓRIOS

O atendimento inicial do paciente com fratura de quadril consiste principalmente em fornecer analgesia adequada e avaliação ortopédica. A dor é frequentemente subtratada em idosos, o que reduz a qualidade da assistência e representa fator de risco para *delirium*.

Como ela geralmente é intensa, os opioides intravenosos costumam ser uma boa opção, por aliviar mais rápido a dor e possibilitar a administração em pacientes sem condições de ingestão oral. No entanto, é importante atentar para os efeitos colaterais, como constipação intestinal, náuseas e sonolência, os quais costumam ser mais importantes em pacientes muito idosos e portadores de doença renal crônica.

É necessário avaliar a causa e o mecanismo da queda a fim de identificar outras lesões potencialmente graves, como trauma cranioencefálico com sangramento intracerebral ou queda por síncope de etiologia cardíaca.

Profilaxia tromboembólica deve ser instituída com heparina não fracionada ou de baixo peso molecular, exceto em pacientes com contraindicação absoluta.

Medidas agressivas de prevenção de úlceras de pressão também devem ser empregadas em pacientes nos quais se atrasa a cirurgia por mais de 24 a 48 h e incluem: mudança de decúbito, hidratação da pele, uso de protetores para as proeminências ósseas e colchões pneumáticos.

Delirium também deve ser evitado, pois está associado a piores desfechos. As medidas para sua prevenção incluem: evitar medicações inapropriadas (p. ex., benzodiazepínicos), promover adequada hidratação, controlar a dor, evitar uso de dispositivos invasivos, permitir o uso de prótese auditiva e óculos, além de preferir acomodação em ambiente com janelas e bem iluminado, assim como incentivar a presença dos familiares.

As principais complicações das fraturas de fêmur são as infecciosas e as tromboembólicas, preveníveis, mas potencialmente fatais. Outras incluem dor crônica, luxação, não consolidação e necrose avascular.

CUIDADOS PÓS-OPERATÓRIOS

Incluem controle da dor, reabilitação da marcha, profilaxia tromboembólica e início de tratamento para osteoporose. O Quadro 20.1 apresenta as doses recomendadas de anticoagulantes orais diretos utilizados para prevenção do tromboembolismo venoso em pós-operatório.

PREVENÇÃO

É imprescindível orientar pacientes, familiares e profissionais de saúde sobre medidas constantes para evitar as quedas. A abordagem deve incluir os fatores de risco intrínsecos e extrínsecos, entre eles: uso de calçados adequados, tapetes antiderrapantes, corrimãos em corredores e escadas, avaliação oftalmológica e audiológica.

Além disso, a saúde óssea deve sempre ser abordada por meio de consultas médicas regulares. É importante também incentivar nutrição e atividade física adequadas, visando ao aumento da resistência e do equilíbrio, assim como prevenção da sarcopenia, associada com quedas, osteoporose e piores desfechos em cirurgias ortopédicas.

Quadro 20.1 Doses recomendadas de anticoagulantes orais diretos na prevenção do tromboembolismo venoso em pós-operatório de cirurgia quadril.

Medicamento	Dose habitual para prevenção do TEV no pós-operatório de cirurgia de quadril	Dose ajustada para função renal
Dabigatrana	110 mg 2 vezes/dia durante 10 a 35 dias	ClCr 30 a 49 mℓ/min: considerar 110 mg 2 vezes/dia*
Rivaroxabana	10 mg 1 vez/dia durante 10 a 35 dias	ClCr 15 a 50 mℓ/min: 15 mg/dia
Apixabana	2,5 mg 2 vezes/dia durante 35 dias	Ajuste de dose para: 2,5 mg 2 vezes/dia caso estejam presentes pelo menos dois dos seguintes critérios: • Idade ≥ 80 anos • Peso ≤ 60 kg • Cr ≥ 1,5 mg/dℓ

*ClCr 15 a 30 mℓ/min: dose de 75 mg 2 vezes/dia, apenas nos EUA. ClCr: *clearance* de creatinina.

BIBLIOGRAFIA

Abou-Setta AM, Beaupre LA, Rashiq S, Dryden DM, Hamm MP, Sadowski CA *et al*. Comparative effectiveness of pain management interventions for hip fracture: a systematic review. Ann Intern Med. 2011;155:234.

Brauer CA, Coca-Perraillon M, Cutler DM, Rosen AB. Incidence and mortality of hip fractures in the United States. JAMA. 2009;302:1573.

Frost SA, Nguyen ND, Black DA, Eisman JA, Nguyen TV. Risk factors for in-hospital post-hip fracture mortality. Bone. 2011;49:553.

Handoll HH, Parker MJ. Conservative *versus* operative treatment for hip fractures in adults. Cochrane Database Syst Rev. 2008;CD000337.

Huddleston JM, Whitford KJ. Medical care of elderly patients with hip fractures. Mayo Clin Proc. 2001;76:295.

Kannus P, Parkkari J, Sievänen H, Heinonen A, Vuori I, Järvinen M. Epidemiology of hip fractures. Bone. 1996;18:57S.

Kirby MW, Spritzer C. Radiographic detection of hip and pelvic fractures in the emergency department. AJR Am J Roentgenol. 2010;194:1054.

Morrison RS, Chassin MR, Siu AL. The medical consultant's role in caring for patients with hip fracture. Ann Intern Med. 1998;128:1010.

Neuman MD, Silber JH, Magaziner JS, Passarella MA, Metha S, Werner RM. Survival and functional outcomes after hip fracture among nursing home residents. JAMA Intern Med. 2014;174:1273.

Orces CH. In-hospital hip fracture mortality trends in older adults: the National Hospital Discharge Survey, 1988-2007. J Am Geriatr Soc. 2013;61:2248.

Panula J, Pihlajamäki H, Mattila VM, Jaatinen P, Vahlberg T, Aarnio P *et al*. Mortality and cause of death in hip fracture patients aged 65 or older: a population-based study. BMC Musculoskelet Disord. 2011;12:105.

Parker MJ, Gurusamy K. Internal fixation *versus* arthroplasty for intracapsular proximal femoral fractures in adults. Cochrane Database Syst Rev. 2006;CD001708.

Rubenstein LZ, Josephson KR. The epidemiology of falls and syncope. Clin Geriatr Med. 2002;18:141.

Titler MG, Herr K, Schilling ML, Marsh JL, Xie XJ, Ardery G *et al*. Acute pain treatment for older adults hospitalized with hip fracture: current nursing practices and perceived barriers. Appl Nurs Res. 2003;16:211.

Wolinsky FD, Fitzgerald JF, Stump TE. The effect of hip fracture on mortality, hospitalization, and functional status: a prospective study. Am J Public Health. 1997;87:398.

Parte 3

Temas Especiais em Geriatria

21 Ansiedade e Depressão

Luciana Zimmermann • Luís Gustavo Langoni Mariotti

ANSIEDADE

Os transtornos de humor têm grande prevalência entre idosos, e os mais comuns são fobia e ansiedade generalizada.

A ansiedade (ou os transtornos de ansiedade), por exemplo, compreende características de medo, ansiedade excessiva e demais comportamentos desencadeados por esses sentimentos. Também, nessa população, há grande relação entre depressão, ansiedade e outras comorbidades, como demências, dor crônica, doenças cardiovasculares, respiratórias, endocrinológicas, gastrintestinais e imunológicas.

Além disso, quando os sintomas surgem, deve-se investigar o uso de substâncias psicoativas, álcool e drogas ilícitas, bem como a interrupção abrupta de medicamentos, principalmente antidepressivos, hipnóticos e sedativos.

Transtorno de ansiedade generalizada

Caracteriza-se por preocupação excessiva ou expectativa apreensiva acerca de eventos ou atividades. O indivíduo não consegue controlar a preocupação tampouco evitar pensamentos preocupantes que interferem na atenção às suas tarefas. No idoso, esses pensamentos causam perda de funcionalidade e autonomia, além de danos à cognição.

O transtorno de ansiedade generalizada (TAG) também está associado a maior risco de suicídio. Os critérios diagnósticos são listados no Quadro 21.1, segundo os critérios da quinta edição do Manual Diagnóstico e Estatístico de Transtornos Mentais (DSM-5).

Em pacientes com síndrome demencial, a ansiedade é bastante comum, principalmente em portadores de demência vascular. Suas manifestações incluem agitação física, descontrole verbal e/ou prejuízo das funções executivas.

> **Quadro 21.1** Critérios diagnósticos de acordo com o DSM-5.
>
> **A.** Ansiedade e preocupação excessivas (expectativa apreensiva), ocorrendo na maioria dos dias, por, pelo menos, 6 meses, com diversos eventos ou atividades (como escolares e profissionais)
> **B.** O indivíduo considera difícil controlar a preocupação
> **C.** A ansiedade e a preocupação estão associadas a três (ou mais) dos seguintes sintomas (com, pelo menos, alguns deles presentes na maioria dos dias nos últimos 6 meses):
>   1. Inquietação ou sensação de "estar com os nervos à flor da pele"
>   2. Fatigabilidade
>   3. Dificuldade em concentrar-se ou sensação de "branco" na mente
>   4. Irritabilidade
>   5. Tensão muscular
>   6. Perturbação do sono (dificuldade em conciliar/manter o sono ou sono insatisfatório e inquieto)
> **D.** A ansiedade, a preocupação ou os sintomas físicos causam sofrimento clinicamente significativo ou prejuízo no funcionamento social, profissional ou em outras áreas importantes da vida do indivíduo
> **E.** A perturbação não se deve a efeitos fisiológicos de uma substância (p. ex., droga de abuso, medicamento) ou outra condição médica (p. ex., hipertireoidismo)
> **F.** A perturbação não é mais bem explicada por outro transtorno mental (p. ex., ansiedade ou preocupação quanto a ter ataques de pânico durante transtorno de pânico, avaliação negativa no transtorno de ansiedade social [fobia social], contaminação ou outras obsessões no transtorno obsessivo-compulsivo, separação das figuras de apego no transtorno de ansiedade de separação, lembranças de eventos traumáticos nos transtornos de estresse pós-traumático, ganho de peso na anorexia nervosa, queixas físicas no transtorno de sintomas somáticos, percepção da aparência no transtorno dismórfico corporal, ter uma doença séria no transtorno de ansiedade de doença ou o conteúdo de crenças delirantes na esquizofrenia ou no transtorno delirante)

American Psychiatric Association, 2014.[1]

Tratamento

O tratamento medicamentoso baseia-se em antidepressivos, benzodiazepínicos e buspirona (Quadro 21.2). O tratamento não medicamentoso inclui psicoterapia, porém não há evidência de que essa abordagem seja mais eficaz que a terapia farmacológica.

Entre os antidepressivos, destacam-se os inibidores seletivos da recaptação de serotonina (ISRS), primeira escolha no tratamento. Para idosos, preferem-se citalopram, escitalopram ou paroxetina, mas também podem ser prescritos antidepressivos de outras classes, como trazodona e venlafaxina. Importante ressaltar que, no início do tratamento, os ISRS podem exacerbar os sintomas de ansiedade, mas se observa resposta efetiva aos sintomas com uso de dose maior que o habitual.

Quadro 21.2 Tratamento farmacológico dos transtornos de ansiedade.

Fármaco	Indicação	Meia-vida	Absorção
Alprazolam	Distúrbios de ansiedade	6 a 20 h	1 h 20 min a 2 h
Lorazepam	Distúrbios de ansiedade	12 a 15 h	1 h 20 min a 2 h
Bromazepam	Distúrbios de ansiedade	8 a 19 h	< 1 h 20 min
Clonazepam	Distúrbios de ansiedade Pequeno mal Variante acinética Mioclonias	18 a 50 h	1 a 2 h

Adaptado de Labelle e Lapiere, 1993.[2]

Os benzodiazepínicos são bem indicados para controle da ansiedade; no entanto, no começo do tratamento, deve-se evitar essa classe medicamentosa em idosos e dar preferência a fármacos com meia-vida menor e que não possuam metabólitos ativos. Após o controle dos sintomas, devem ser retirados o mais breve possível, já que é mais comum, em idosos, a sedação, a dependência, a piora do déficit cognitivo, a agitação paradoxal, o declínio psicomotor e o risco de quedas.

A buspirona é um agonista parcial dos receptores 5 HT da serotonina. Trata-se de ansiolítico não benzodiazepínico, sem os efeitos adversos dos receptores 5 HT. Contudo, a buspirona tem efeito mais limitado no tratamento da depressão em idosos. Deve ser indicada para depressão ansiosa, a portadores de doença pulmonar obstrutiva crônica (DPOC), apneia obstrutiva do sono ou doença neurológica. Iniciar com doses de 7,5 a 10 mg a cada 12 h. A dose máxima é de 60 mg/dia.

No caso de ansiedade associada às demências, deve-se lembrar da importância de fatores desencadeantes, como alterações ambientais, dor ou distúrbio do sono. Com relação aos medicamentos, usam-se os antipsicóticos atípicos para controlar o comportamento, além de antidepressivos serotoninérgicos, estabilizadores do humor e anticolinesterásicos, estes últimos para tratar a própria demência.

DEPRESSÃO

Transtorno frequente entre idosos, afeta negativamente a qualidade de vida e deteriora a capacidade funcional.

No Brasil, a prevalência de depressão maior entre idosos na comunidade chega a 15% em algumas áreas, enquanto a prevalência de sintomas depressivos varia de 13 a 39%, taxa maior que a de outros países.

As estimativas de prevalência de todas as formas de depressão geriátrica são mais altas nos pacientes institucionalizados com cognição preservada, naqueles com mais de 85 anos e em idosos hospitalizados.

A depressão tem consequências graves, inclusive sofrimento de pacientes e cuidadores, piora da incapacidade associada à doença física e aos transtornos cognitivos, aumento dos custos dos cuidados de saúde e mortalidade aumentada relacionada com suicídio e doença física. São fatores de risco para o desencadeamento de depressão:

- Sexo feminino
- Idade avançada
- Baixa escolaridade e renda
- Dor
- Baixo suporte social
- Traços de personalidade
- Antecedente de depressão
- Comorbidades psiquiátricas
- Presença de declínio cognitivo
- Déficits sensoriais (visual e auditivo)
- Incapacidade funcional
- Uso e abuso de álcool
- Uso de alguns fármacos (principalmente corticoides, interferona-alfa, bloqueadores do canal de cálcio, betabloqueadores)
- Presença de eventos de vida estressores (viuvez, adoecimento de familiares e institucionalização).

Em contrapartida, há também fatores protetores, a saber:

- Recursos de saúde
- Função cognitiva
- Bom *status* socioeconômico
- Experiências de vida pregressa que lhes ensinaram estratégias psicológicas e modos de utilizar o apoio social para gerir a saúde
- Interação significativa com atividades sociais
- Trabalho voluntário
- Envolvimento religioso.

Diagnóstico

Estabelecer um diagnóstico de depressão em idosos pode ser mais difícil que em jovens por causa das comorbidades físicas e dos transtornos cognitivos. O diagnóstico em idosos pode se tornar mais difícil quando há menos evidência de humor deprimido ou tristeza e predomínio de irritabilidade, ansiedade, dificuldade cognitiva e sintomas somáticos.

Os critérios diagnósticos são os mesmos utilizados tanto em adultos jovens quanto em idosos (Quadro 21.3). Devem-se avaliar todos os nove sintomas de depressão maior, inclusive probabilidade de suicídio.

Embora não seja fácil abordar o tema suicídio, falar abertamente pode ser benéfico. Os pacientes podem responder, conforme questionados, sobre a ocorrência de pensamentos referentes à morte e se desejam ou têm um plano de morte específico.

Quadro 21.3 Critérios diagnósticos para episódio depressivo maior de acordo com critérios do DSM-5.

A. Pelo menos, cinco dos nove sintomas que devem persistir por, ao menos, 2 semanas. Um deles deve ser obrigatoriamente humor deprimido OU perda de interesse/prazer:
 1. Humor deprimido na maior parte do dia, quase todos os dias, conforme indicado por relato subjetivo (p. ex., sente-se triste, vazio ou sem esperança) ou por observação feita por outra pessoa (p. ex., parece choroso)
 2. Interesse ou prazer marcadamente diminuído em (quase) todas as atividades (relato subjetivo ou observação)
 3. Perda ou ganho significativo de peso sem estar fazendo dieta (p. ex., mudança de mais de 5% do peso corporal em menos de 1 mês) ou redução ou aumento no apetite quase todos os dias
 4. Insônia ou hipersonia quase diária
 5. Agitação ou retardo psicomotor quase todos os dias
 6. Fadiga ou perda de energia quase todos os dias
 7. Sentimentos de inutilidade ou culpa excessiva ou inapropriada (que podem ser delirantes) quase todos os dias (não meramente autorrecriminação ou culpa por estar doente)
 8. Capacidade diminuída para pensar ou se concentrar ou indecisão quase todos os dias (por relato subjetivo ou observação feita por outra pessoa)
 9. Pensamentos recorrentes de morte (não somente medo de morrer), ideação suicida recorrente sem um plano específico, tentativa de suicídio ou plano específico para cometer suicídio
B. Os sintomas causam sofrimento clinicamente significativo ou prejuízo no funcionamento social, ocupacional ou em outras áreas importantes da vida do indivíduo
C. Os sintomas não se devem aos efeitos fisiológicos diretos de uma substância (p. ex., droga) ou outra condição médica
D. A ocorrência de episódio depressivo maior não é mais bem explicada por transtorno esquizoafetivo, esquizofrenia, transtorno delirante ou outro transtorno especificado ou não do espectro esquizofrênico e outros transtornos psicóticos
E. Não houve nenhum episódio de mania ou hipomania anterior (esta exclusão não se aplica se todos os episódios tipo maníaco ou hipomaníaco forem induzidos por substância ou atribuíveis a efeitos fisiológicos de outra condição médica)

Os critérios de A a C representam um episódio depressivo maior. Respostas a uma perda significativa (luto, perda financeira ou por um desastre natural, grave doença médica ou invalidez) podem incluir sentimento de tristeza intensa, reflexão excessiva sobre a perda, insônia, falta de apetite e diminuição de peso observado no critério A que pode se assemelhar a um episódio depressivo. Embora esses sintomas possam ser compreensíveis ou considerados apropriados para a perda, um episódio depressivo maior em adição a uma resposta normal a uma perda significativa também deve ser considerado cuidadosamente. Esta decisão requer, inevitavelmente, o exercício de julgamento clínico baseado na história do indivíduo e as normas culturais para a expressão de angústia no contexto de perda.

American Psychiatric Association, 2014.[1]

Idosos com depressão, na comunidade, podem não ter como queixa principal humor deprimido, mas sintomas físicos como fadiga, perda de peso, dor, queixas de memória, isolamento social, recusa em se alimentar e em usar medicações, prejuízo no autocuidado e uso novo ou crescente de medicação ansiolítica ou álcool. Por isso, os clínicos devem estar atentos à suspeita de que depressão pode ser a causa subjacente para essas queixas.

O diagnóstico é clínico, com informações obtidas do idoso, de um informante e da observação do comportamento do paciente, devendo-se afastar condições médicas gerais (doenças neurológicas, endócrinas, metabólicas, neoplasias) e medicamentos associados à depressão orgânica.

Não há consenso sobre quais testes laboratoriais obter ao avaliar a depressão em pacientes idosos. Recomenda-se hemograma, testes de função hepática e renal, glicemia, hormônio estimulante da tireoide (TSH), vitamina B12 e ácido fólico.

A avaliação cognitiva nos idosos deve sempre fazer parte da rotina porque depressão se associa frequentemente com comprometimento cognitivo, podendo consistir em um dos diagnósticos diferenciais. Nas formas mais graves, a depressão pode vir acompanhada por delírios e alucinações (depressão psicótica).

Existem várias escalas validadas para rastreamento da depressão ou verificação da gravidade dos sintomas depressivos. Em idosos, no Brasil, a mais usada – a única desenvolvida para esse grupo etário – é a Escala de Depressão Geriátrica, de fácil e rápida aplicação, tendo como limitação seu uso com déficit cognitivo (ver Quadro 1.5, no Capítulo 1).

A depressão cursa do seguinte modo:

- Resposta: melhora de 50% dos sintomas inicialmente presentes
- Remissão: desaparecimento dos sintomas
- Recuperação: manutenção da remissão dos sintomas por, pelo menos, 6 a 12 meses
- Recaída: piora dos sintomas antes da sua remissão completa ou quando já houve remissão, porém não ainda a recuperação da doença
- Recorrência: refere-se a um novo episódio de depressão, pois ocorre após a recuperação da doença.

Tratamento

A depressão nos idosos é, muitas vezes, tratada inadequadamente, com a maioria dos pacientes recebendo nenhum tratamento ou doses mais baixas do que as recomendadas.

Depressão pode exacerbar condições clínicas (como hipertensão ou diabetes) e o seu manejo correto evitar a morbimortalidade. A abordagem interdisciplinar de fatores psicossociais, vínculos afetivos, limitações cognitivas e funcionais deve permear o tratamento da depressão.

O tratamento visa à supressão dos sintomas depressivos, à redução do risco de recidiva e recorrência e à melhoria da qualidade de vida e da capacidade funcional.

Não farmacológico

Nesta população, a terapia cognitivo-comportamental individual, cujos componentes são reestruturação cognitiva, ativação comportamental e melhoria das tarefas de solução de problemas, é a mais recomendada. Contudo, a eficácia ou a viabilidade da psicoterapia não foi avaliada em estudos de alta qualidade em pacientes com múltiplas comorbidades, idosos > 75 anos, com fragilidade e comprometimento cognitivo.

A associação entre psicoterapia e tratamento medicamentoso pode elevar o potencial de resposta do paciente. Envolver familiares e/ou cuidadores no cuidado de pacientes idosos pode facilitar a adesão ao tratamento e levar à melhora da depressão.

As revisões sistemáticas de ensaios clínicos randomizados sugerem que o exercício pode beneficiar pacientes idosos, inclusive aqueles muito idosos, se eles estiverem dispostos a participar ativamente de um programa de exercícios.

Farmacológico

A ação do antidepressivo permanece controversa. A hipótese das monoaminas afirma que a depressão decorre de um desequilíbrio ou deficiência dos neurotransmissores serotonina, norepinefrina e dopamina.

As explicações alternativas incluem mecanismos neurogênicos, epigenéticos, vias do glutamato e hipersecreção do cortisol. Há uma hipótese inflamatória (citocinas) que considera a eficácia dos antidepressivos relacionada aos seus possíveis efeitos anti-inflamatórios. Estudos mostram que os antidepressivos são melhores do que placebo para o tratamento da depressão, com taxas de resposta ou remissão semelhantes aos adultos jovens.

Antidepressivos são benéficos, mas com efeitos modestos. Com o aumento da idade, eles podem ter sua eficácia reduzida por alguns fatores: maior carga de distúrbios somáticos, como as doenças cardiovasculares, alterações isquêmicas cerebrais e prescrição de subdoses pelos médicos.

A carga maior de comorbidades pode dificultar o manejo farmacológico da depressão em virtude de contraindicações dos antidepressivos (p. ex., infarto miocárdico recente, glaucoma ou comprometimento hepático ou renal), resposta inadequada do tratamento antidepressivo e baixa tolerabilidade dos medicamentos. Alguns pacientes descontinuam o fármaco por disfunção sexual ou cardíaca.

Os antidepressivos não devem ser prescritos nos episódios de depressão leve, sendo mais indicada a psicoterapia nestes casos.

As classes mais importantes de antidepressivos são os ISRS, os inibidores de recaptação da serotonina e da norepinefrina [(IRSN) e os antidepressivos tricíclicos (Quadro 21.4)].

Quadro 21.4 Posologia e efeitos colaterais dos antidepressivos mais utilizados.

Antidepressivos	Posologia (mg/dia)	Efeitos colaterais
Tricíclicos		
Nortriptilina Amitriptilina	10 a 100 mg 10 a 75 mg	Sedação, hipotensão, obstipação, xerostomia, retenção urinária, déficit cognitivo, *delirium*, taquicardia ou arritmia, ganho de peso. Contraindicados em BAV e glaucoma agudo
Inibidores seletivos da recaptação de serotonina		
Sertralina Paroxetina Citalopram Escitalopram	50 a 150 mg 10 a 20 mg 10 a 40 mg 5 a 20 mg	Ansiedade, agitação, distúrbio do sono, tremor, dispepsia, náuseas, diarreia, disfunção sexual, cefaleia, hiponatremia por SIADH. Primeira linha de tratamento, inclusive para idosos frágeis
Inibidores da recaptação de serotonina e norepinefrina		
Venlafaxina Desvenlafaxina Duloxetina	37,5 a 225 mg 50 a 100 mg 30 a 120 mg	Náuseas, tontura, boca seca, insônia, sonolência, obstipação, sudorese, hipertensão arterial, disfunções sexuais. Cautela em pacientes hipertensos
Outros		
Vortioxetina (modulador do sistema serotoninérgico e de outros, como norepinefrina, dopamina, GABA, glutamato)	5 a 10 mg	Náuseas, vômitos, diarreia, tontura, prurido e sonhos anormais
Bupropiona (inibidor seletivo da recaptação de norepinefrina e dopamina)	75 a 225 mg	Agitação, insônia, boca seca, náuseas, agitação. Não provoca disfunção sexual. Interage com antiparkinsonianos
Agomelatina (agonista dos receptores da melatonina e antagonista serotoninérgico)	25 a 50 mg	Ansiedade, cefaleia, tontura e sonolência
Mirtazapina (dupla ação serotoninérgica e adrenérgica/antagonismo alfa-2)	15 a 45 mg	Sonolência, sedação excessiva, aumento de apetite/ganho de peso. Evitar seu uso em pacientes com risco de queda, confusão mental e obesos

BAV: bloqueio atrioventricular; SIADH: síndrome da secreção inapropriada de hormônio antidiurético. Adaptado de Custódio et al., 2011.[3]

A escolha do antidepressivo deve se basear nos sintomas clínicos associados à redução da disponibilidade de cada um dos neurotransmissores, no perfil de efeitos colaterais e na interação com outras substâncias. O início da terapêutica deve ser com dose baixa e aumento gradativo até a dosagem ideal. Observa-se resposta terapêutica após introdução ou aumento da dose do antidepressivo depois de 3 a 4 semanas.

O tratamento farmacológico deve ser mantido por 6 a 12 meses após remissão dos sintomas para aqueles que enfrentam o primeiro episódio depressivo (Figura 21.1).

Recomenda-se a avaliação por psiquiatra quando houver dúvida diagnóstica, a deprimidos que não responderam ao tratamento e àqueles com risco de suicídio, autoagressão, antecedente de mania, piora cognitiva recente ou grave e sintoma psicótico.

Inibidores seletivos de recaptação de serotonina

Considerados agentes de primeira linha, são eficazes no tratamento, apresentam menos efeitos adversos cardíacos, menos risco de *overdose* fatal, mínimos efeitos anticolinérgicos e são mais toleráveis. Contudo, podem estar mais associados a quedas e osteoporose.

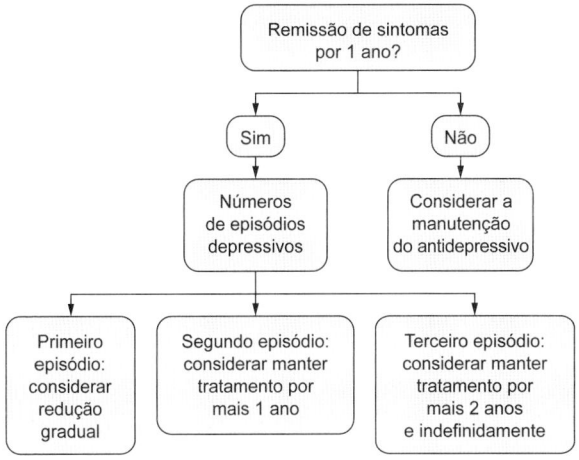

Figura 21.1 Manejo do uso de antidepressivo. Adaptada de Kok e Reynolds, 2017.[4]

Inibidores da recaptação de serotonina e norepinefrina

Tratamento de segunda linha quando falhar o uso de ISRS ou como primeira linha em pacientes com dor neuropática associada. Duloxetina, venlafaxina e desvenlafaxina são os representantes desta classe. Tratamento considerado seguro para idosos, porém apresenta risco dose-dependente de hipertensão diastólica.

Tricíclicos

Considerados agentes de terceira ou quarta linha para tratamento da depressão, têm efeito antidepressivo em decorrência de bloqueio da bomba de recaptação de serotonina, norepinefrina e dopamina.

Os efeitos colaterais estão relacionados com bloqueio dos receptores colinérgicos muscarínicos (distúrbio da memória, turvamento visual, boca seca, obstipação, retenção urinária), bloqueio dos receptores de histamina H1 (sonolência e ganho ponderal), bloqueio dos receptores adrenérgicos alfa-1 (tontura e hipotensão), bloqueio dos canais de sódio cardíacos e cerebrais (arritmias, parada cardíaca e convulsões, quando há superdosagem).

Nortriptilina apresenta o melhor perfil de efeitos colaterais e é indicada a pacientes com doença de Parkinson.

Outros antidepressivos

Trazodona

Antagonista de dupla ação sobre receptores de serotonina 2A e inibição da recaptação de serotonina, quase nunca utilizada isoladamente como antidepressivo.

Empregada, em geral, em virtude de seu efeito sedativo, para indução do sono, sobretudo em doses baixas. Tem efeito antidepressivo observado apenas com doses altas; esse uso é limitado pela ocorrência de hipotensão ortostática e sedação excessiva. Pode causar priaprismo.

Eletroconvulsoterapia

Indicada e eficaz em 60 a 80% dos casos de depressão grave, quando uma rápida resposta se torna necessária (pacientes com depressão grave ou psicótica e desnutrição severa ou com piora da condição clínica pela recusa em tomar sua medicação).

Antes do procedimento, deve ser compensada a hipertensão arterial e descartada hipertensão intracraniana. Geralmente é bem tolerada por idosos, embora possa causar alteração de memória transitória, arritmias, aspiração e quedas.

REFERÊNCIAS BIBLIOGRÁFICAS

1. American Psychiatric Association. Diagnostic and Statistical Manual of Mental Disorders. 5.ed. Arlington: American Psychiatric Association; 2013.
2. Lapierre, Y, Labelle A. Anxiety disorders: diagnosis and treatment. Can Fam Physician. 1993;39:2194-201.

3. Custódio O, Menon MA. Transtornos ansiosos e depressivos. In: Ramos LR, Cendoroglo MS. Guia de medicina ambulatorial e hospitalar da UNIFESP/Escola Paulista de Medicina – Geriatria e Gerontologia. Barueri: Manole; 2011. pp. 165-77.
4. Kok RM, Reynolds CF. Management of depression in older adults: a review. JAMA. 2017;317(20):2114-22.

BIBLIOGRAFIA

Barcelos-Ferreira R, Izbicki R, Steffens DC, Bottino CM. Depressive morbidity and gender in community-dwelling Brazilian elderly: systematic review and meta-analysis. Int Psychogeriatr. 2010;22(5):712-26.

Bridle C, Spanjers K, Patel S, Atherton NM, Lamb SE. Effect of exercise on depression severity in older people: systematic review and meta-analysis of randomised controlled trials. Br J Psychiatry. 2012;201(3):180-5.

Carstensen LL, Fung HH, Charles ST. Socioemotional selectivity theory and the regulation of emotion in the second half of life. Motivation and Emotion. 2003;27:103-23.

George LK, Ellison CG, Larson DB. Explaining the relationships between religious involvement and health. Psychol Inq. 2002;13:190-200.

Moreira-Almeida A, Neto FL, Koenig HG. Religiousness and mental health: a review. Rev Bras Psiquiatr. 2006;28(3):242-50.

Pinho MX, Custódio O, Makdisse M. Incidência de depressão e fatores associados em idosos residentes na comunidade: revisão de literatura. Rev Bras Geriatr Gerontol. 2009;12(1):123-140.

Unützer J, Park M. Older adults with severe, treatment-resistant depression. JAMA. 2012;308(9):909-18.

Vink D, Aartsen MJ, Schoevers RA. Risk factors for anxiety and depression in the older: a review. J Affect Disord. 2008;106(1 a 2):29-44.

Zimmerman M, Martin J, McGonigal P, Harris L, Kerr S, Balling C et al. Validity of the DSM-5 anxious distress specifier for major depressive disorder. Depress Anxiety. 2019;36(1):31-8.

22 Sintomas Psicológicos e Comportamentais Secundários à Demência

Diego Fernando Matias Oliva • Osvladir Custódio

INTRODUÇÃO

Utiliza-se a designação "sintomas psicológicos e comportamentais da demência" (SPCD) para descrever uma gama heterogênea de reações psicológicas, sintomas psiquiátricos e comportamentais que ocorrem em pessoas com demência de qualquer etiologia.

Os SPCD constituem uma entidade psicopatológica identificada em quadros de demências de várias etiologias e são diferentes dos demais transtornos mentais presentes em idosos.

Ocorrem em quase todas as pessoas com demência e têm consequências graves, como mortalidade aumentada, prolongamento do tempo de internação, elevação dos custos de saúde, institucionalização precoce e estresse do cuidador.

Diferentemente dos sintomas cognitivos e funcionais que declinam inexoravelmente com o tempo, os SPCD tendem a flutuar ou manifestar-se de maneira episódica.

CLASSIFICAÇÃO E QUADRO CLÍNICO

A classificação baseia-se na investigação fenomenológica da experiência subjetiva do paciente. Os quadros clínicos mais importantes descritos por esse método são:

- Sintomas depressivos: podem ocorrer nas fases iniciais e moderadas de demência. Um paciente com antecedentes de depressão tem risco aumentado de apresentar um novo episódio durante o curso de um quadro demencial. Com frequência, confunde-se apatia com depressão
- Apatia: muito comum nos quadros de demências, pode ser descrita em todas as suas fases e caracteriza-se por perda do interesse em atividades diárias e cuidados pessoais, bem como pela diminuição da interação social. Piora com o decorrer do tempo

- Psicose: inclui delírio e alucinação. As ideias delirantes ou os delírios são juízos patologicamente falsos e, na demência, costumam não ser sistematizados e seu conteúdo versa sobre perseguição, roubo, ciúmes e identificação. Especificamente nos casos de demência, existem três tipos de delírio de identificação: a síndrome de Capgras, a de Fregoli e a de intermetamorfose. Já as alucinações podem ser de qualquer modalidade sensorial; as visuais são as mais comuns. Tanto o delírio quanto a alucinação costumam ser mais episódicos e comuns em estágios moderados ou graves da demência
- Agitação e agressividade: a agitação psicomotora caracteriza-se por intensa excitação com aumento da atividade motora e/ou verbal e está comumente associada a logorreia, insônia, irritabilidade, hostilidade e agressividade. É comum, persistente e pode se agravar no curso da demência
- Perturbação motora: trata-se de atividade repetitiva sem propósito. A perambulação é o principal exemplo e associa-se com uma variedade de desfechos negativos, como institucionalização precoce e estresse do cuidador
- Ansiedade: quando há ansiedade e preocupação excessivas, o paciente apresenta sintomas respiratórios, medo, tensão motora, irritabilidade e inquietação ou reação catastrófica
- Síndrome de Godot: fenômeno no qual um demenciado mostra ansiedade associada a um evento futuro e pergunta repetidamente sobre isso
- Alteração do ciclo sono-vigília: pode manifestar-se como sonolência diurna, insônia, sono agitado, sono fragmentado, despertar precoce, hipersonia, inversão do ritmo sono-vigília e síndrome do pôr do sol
- Comportamento desinibido: comportamentos social ou sexualmente inapropriados, como comentários indelicados ou ofensivos, comer com as mãos, vestir-se inadequadamente, tirar a roupa em público, ter atitudes sedutoras, masturbar-se em público ou fazer comentários sexuais inoportunos.

Embora os SPCD possam ser vistos em demência de todas as etiologias, alguns tipos associam-se com mais frequência a certos sintomas ou comportamentos. Por exemplo, quando comparadas ao Alzheimer, a alucinação visual costuma ser mais frequente na demência de corpos de Lewy (DCL) e a depressão, na demência vascular. Na demência frontotemporal (DFT), os doentes podem exibir desinibição, perambulação e apatia.

CAUSAS

Pessoas com demência apresentam vulnerabilidade aumentada a estressores, visto que ocorre destruição dos circuitos neuronais; isso resulta em habilidade reduzida para se relacionar com o ambiente e outras pessoas.

Podem contribuir para a gênese dos SPCD fatores ligados ao cuidador, ao ambiente e aqueles próprios do paciente (inclusive o declínio cognitivo):

- Fatores ligados ao cuidador: estresse do cuidador, falta de educação sobre a demência, comunicação agressiva (p. ex., gritar com o paciente), incompatibilidade entre as expectativas do cuidador e a realização do doente, em razão da gravidade da demência
- Fatores ambientais: superestimulação (p. ex., excesso de ruído e desordem) ou subestimulação (p. ex., ausência de qualquer coisa interessante) no ambiente, falta de segurança e de atividade, estrutura e rotinas estabelecidas
- Fatores relacionados com os pacientes: doença mental ou transtorno da personalidade pré-mórbidos, condições clínicas agudas (p. ex., infecção de trato urinário, pneumonia, desidratação e obstipação intestinal), uso de medicamentos e polifarmácia, uso de substâncias psicoativas (inclusive álcool e café), déficits sensoriais, necessidades não atendidas (p. ex., dor, problemas com o sono, medo, tédio).

Os fatores ligados aos pacientes devem ser investigados detalhadamente, recorrendo, muitas vezes, a exames laboratoriais e, até mesmo, de neuroimagem. Pacientes com demência são mais suscetíveis a *delirium*.

DIAGNÓSTICO

É clínico, feito com informações obtidas do idoso, de um informante e da observação do comportamento do paciente. Para ajudar no processo, existem diversos inventários e escalas padronizadas para a avaliação dos SCPD. O inventário neuropsiquiátrico (NPI), por exemplo, abrange 12 áreas do comportamento e é um dos mais utilizados.

TRATAMENTO

Não farmacológico

Como existem diversas causas para os SPCD, não há uma solução para todos os casos. O tratamento não farmacológico é a primeira escolha. Os alvos podem ser agrupados em:

- Intervenções para o cuidador:
  - Orientar sobre o diagnóstico, a evolução e os significados dos sintomas da doença (psicoeducação)
  - Naqueles com sofrimento psicológico ou transtorno mental, pode-se indicar psicoterapia e/ou medicação psicotrópica
- Intervenções no ambiente:
  - Zelar pela segurança: tomar medidas para a orientação e a mobilidade do paciente em casa
  - Reduzir superestimulação ou subestimulação

- Criar atividades e estrutura para o paciente (p. ex., estimular a prática de atividade física regular ou de atividades que correspondam aos interesses e às capacidades do paciente)
- Estabelecer rotinas (p. ex., evitar mudanças frequentes no tempo, na localização ou na sequência das atividades diárias)
- Intervenções para o paciente:
  - É muito importante tratar doenças físicas e condições clínicas (p. ex., dor, obstipação ou desidratação). O tratamento da dor costuma também melhorar a agitação dos demenciados
  - Descontinuar medicamentos ou substâncias psicoativas que possam causar ou agravar as manifestações comportamentais
  - Outras intervenções farmacológicas que podem ser adotadas isoladas ou conjuntamente: musicoterapia, aromaterapia, atividade física, terapia com luz brilhante, terapia do toque (incluem massagem, técnicas craniossacrais e toque terapêutico), reabilitação cognitiva e terapia ocupacional (envolve a seleção e a aplicação de atividades conforme as habilidades, os interesses e os papéis do paciente).

Farmacológico

Justifica-se o tratamento farmacológico de acordo com a gravidade e o impacto que o sintoma gera no paciente e no cuidador. Os psicotrópicos, à exceção dos anticolinesterásicos e da memantina, quando utilizados, devem ser mantidos pelo menor tempo possível para tentar minimizar os efeitos colaterais e as interações medicamentosas.

Embora estudos de revisão apontem efeitos positivos dos anticolinesterásicos (donepezila 5 a 10 mg; rivastigmina 6 a 12 mg; galantamina 16 a 24 mg) nos SCPD, este efeito pode não ser clinicamente significativo. Ainda assim, esses fármacos podem melhorar os sintomas cognitivos e os SCPD na DCL e na doença de Parkinson. Os efeitos colaterais dos anticolinesterásicos são principalmente diarreia, náuseas, vômitos e, menos comumente, bradicardia e síncope.

A memantina (5 a 20 mg) pode ter efeito nos SPCD em demência moderada ou grave, e seus efeitos colaterais incluem tontura, dor de cabeça, confusão e obstipação.

O papel dos antidepressivos no tratamento da depressão maior já está bem estabelecido; o mesmo, contudo, não ocorre no tratamento da depressão nos casos de demência.

Os inibidores seletivos de recaptação de serotonina (ISRS; sertralina 25 a 200 mg, citalopram 10 a 30 mg, escitalopram 5 a 20 mg) e os inibidores de recaptação de serotonina e norepinefrina (IRSN; venlafaxina 37,5 a 225 mg, desvenlafaxina 50 a 150 mg, a duloxetina 30 a 90 mg) são utilizados com frequência nos casos de depressão em demência. Na DFT, a prescrição de ISRS pode melhorar os sintomas psiquiátricos.

Os ISRS têm como efeitos colaterais náuseas, vômitos, diarreia, tremor, disfunção sexual, sangramento gastrintestinal e hiponatremia.

Antidepressivos tricíclicos devem ser evitados no tratamento da SCPD em decorrência do risco de hipotensão ortostática, convulsão, efeitos colinérgicos e tóxicos cardíacos, mudanças de peso, disfunção sexual e quedas.

A agitação pode ser controlada com citalopram e sertralina; contudo, o citalopram, em doses maiores de 20 mg, é associado a piora cognitiva e prolongamento QT, bem como, potencialmente, a *torsade de pointes*.

Os antipsicóticos atípicos (risperidona 0,25 a 4 mg; olanzapina 2,5 a 10 mg; quetiapina 25 a 150 mg) apresentam forte evidência de benefícios moderados, principalmente em sintomas psicóticos e agitação/agressão.

Entre os efeitos indesejáveis dos antipsicóticos estão hiperprolactinemia, hipotensão postural, prolongamento QT, disfunção sexual, sintomas extrapiramidais, efeitos anticolinérgicos e mortalidade aumentada. Portanto, antes de sua adoção, é necessária uma avaliação crítica sobre o risco/benefício caso a caso, tendo como meta a menor dose e o menor tempo de uso.

No caso de apatia, os psicoestimulantes (p. ex., metilfenidato 2,5 a 20 mg) têm um efeito benéfico pequeno. Neste caso, podem ser usados inibidores da colinesterase isolados ou combinados com a memantina. Na DFT, agomelatina (50 mg/dia), um antidepressivo melatoninérgico, pode melhorar os sintomas de apatia.

Os anticonvulsivantes, em geral, têm pouca evidência de eficácia nos casos de agitação/agressividade, com exceção da carbamazepina (200 a 600 mg); todavia, o uso deste fármaco é limitado pela interação com outros medicamentos e pelo potencial de causar hepatite em idosos.

Nos demenciados, os benzodiazepínicos (p. ex., lorazepam 1 a 2 mg) têm sido utilizados para tratar ansiedade e insônia e, na medida do possível, devem ser evitados pelo risco potencial de abuso, tolerância, alteração na cognição e na marcha, apneia, sedação diurna, sintomas de abstinência e risco de quedas aumentado.

No tratamento da ansiedade e da insônia, podem ainda ser utilizados alguns antidepressivos (mirtazapina 7,5 a 30 mg; trazodona 25 a 150 mg) e pregabalina (75 a 300 mg).

BIBLIOGRAFIA

Abraha I, Rimland JM, Trotta FM, Dell'Aquila G, Cruz-Jentoft A, Petrovic M *et al*. Systematic review of systematic reviews of non-pharmacological interventions to treat behavioural disturbances in older patients with dementia. BMJ Open. 2017;7(3):e012759.

Finkel S, Burns A. Introduction. International Psychogeriatrics. 2000;12(S1):9-12.

Ford AH, Almeida OP. Management of depression in patients with dementia: is pharmacological treatment justified? Drugs Aging. 2017;34(2):89-95.

Forlenza OV, Loureiro JC, Paisa MV, Stella F. Recent advances in the management of neuropsychiatric symptoms in dementia. Curr Opin Psychiatry. 2017;30(2):151-8.

Kales HC, Gitlin LN, Lyketsos CG. Assessment and management of behavioral and psychological symptoms of dementia. BMJ. 2015;350:h369.

Madhusoodanan S, Ting MB. Pharmacological management of behavioral symptoms associated with dementia. World Journal of Psychiatry. 2014;4(4):72-9.

Oliveira AM, Radanovic M, de Mello PC, Buchain PC, Vizzotto AD, Celestino DL *et al*. Nonpharmacological interventions to reduce behavioral and psychological symptoms of dementia: a systematic review. Biomed Research International. 2015;2015:218980.

Theleritis C, Siarkos K, Politis AA, Katirtzoglou E, Politis A. A systematic review of non-pharmacological treatments for apathy in dementia. Int J Geriatr Psychiatry. 2018;33(2):e177-e192.

23 Transtornos do Sono

Lucas Porteiro Prospero • Osvladir Custódio

INTRODUÇÃO

Cerca de metade dos idosos apresenta perturbação significativa e crônica do sono, o que se torna um fator de risco para quedas, pior qualidade de vida, institucionalização e aumento da mortalidade.

Em idosos saudáveis, pode ser difícil diferenciar algumas características do sono normal de uma patologia. Por exemplo, o declínio da eficiência do sono é usual na terceira idade e evidenciado por:

- Sono mais superficial: o aumento das fases I e II, o encurtamento da fase de ondas lentas e a redução do sono REM, principalmente na segunda metade da noite, causam mais sensibilidade a estímulos externos e, por consequência, mais despertares noturnos
- Redução de secreção de melatonina: promove avanço de fase do ritmo circadiano, traduzido por dormir mais cedo e despertar precocemente
- Aumento da latência do sono: o idoso leva mais tempo para dormir.

PRINCIPAIS TRANSTORNOS DO SONO EM IDOSOS

Síndrome da apneia obstrutiva do sono

Em estudos populacionais com pessoas acima de 65 anos, observa-se que:

- Quase 1/3 das pessoas apresenta cinco ou mais eventos de apneia por hora de sono, conforme o índice de apneia e hipoapneia (IAH)
- Quase 2/3 apresentam eventos respiratórios, conforme o índice de eventos respiratórios (RDI); isto é, apresentam apneia e hipoapneia, bem como eventos respiratórios, associados com 10 ou mais despertares.

Esses dados mostram que boa parte dos idosos se enquadra no diagnóstico de síndrome da apneia obstrutiva do sono (SAOS), cujas principais consequências nessa faixa etária são: morte, doença cardiovascular, acidente vascular cerebral, noctúria, prejuízo cognitivo, alteração do humor e fibrilação atrial.

O colapso aéreo parcial ou total repetitivo durante o sono provoca eventos respiratórios que causam:

- Hipoxemia e hipercapnia, fragmentação do sono, prejuízo da qualidade do sono (sono não reparador e sonolência diurna excessiva)
- Hipoxemia intermitente, inflamação, ativação simpática, disfunção endotelial, aterosclerose.

O colapso aéreo no idoso relaciona-se, pelo menos em parte, à perda da elasticidade dos tecidos. Em mulheres idosas, o declínio dos hormônios sexuais parece responsável pela propensão ao colapso da orofaringe posterior. Após os 65 anos, é igual à proporção de homens e mulheres com SAOS, ao contrário do que ocorre nos adultos mais jovens, quando homens são mais afetados. A obesidade, importante fator de risco nos adultos jovens, perde importância no idoso. Quanto à apresentação clínica da SAOS:

- Os familiares e os cuidadores relatam menos ronco e apneia dos idosos, se comparados aos adultos jovens com o mesmo quadro
- Os idosos apresentam escores altos na escala de sonolência e se queixam de sono não reparador pela manhã, aumento das micções noturnas e de déficit cognitivo.

O diagnóstico de SAOS deve ser confirmado pela polissonografia, quando há evidência de 5 ou mais eventos respiratórios (apneia e hipopneia) por mais de 10 s. Esses eventos respiratórios podem associar-se com microdespertar e dessaturação da hemoglobina.

Tratamento

Nos casos de SAOS associada com obesidade, a orientação para a redução de peso corporal pode trazer benefícios. Devem ser evitados sedativos e álcool, porque pioram o quadro clínico.

Um dispositivo de pressão positiva contínua nas vias aéreas (CPAP) é o tratamento de primeira linha. Já o aparelho *bilevel positive airway pressure* (BiPAP) deve ser reservado para os casos de apneia central, pressão elevada para tratamento, hipoventilação alveolar primária ou secundária, doença pulmonar obstrutiva crônica (DPOC), doenças restritivas pulmonares ou extrapulmonares e pacientes com dificuldade de adaptação ao aparelho de CPAP.

Dispositivos orais (reposicionador mandibular, retentor lingual) podem ser adotados quando o quadro for de apneia leve ($15 \leq AIH \geq 5$) e moderada ($30 \leq AIH > 15$). Podem também melhorar os eventos respiratórios, a dessaturação, a sonolência e a pressão arterial, mas não são tão efetivos quanto o CPAP.

A propensão ao colapso das vias aéreas superiores com a posição supina aumenta com a idade e, muitas vezes, a apneia obstrutiva em idosos está relacionada com essa posição. Pode-se orientar o decúbito lateral, mas não há estudos que demonstrem sua eficácia, independentemente da idade.

Não há tratamento medicamentoso de primeira linha para a SAOS. No caso de resposta parcial aos tratamentos descritos, quando resta sonolência diurna excessiva, pode-se empregar modafinila.

Síndrome das pernas inquietas

A síndrome das pernas inquietas (SPI), também chamada de síndrome de Willis-Ekbom, é uma doença circadiana com características clínicas únicas:

- Impulso irresistível de movimentar os membros inferiores (e menos frequentemente, os superiores) sem razão aparente ou em resposta a uma sensação desagradável (parestesia)
- O sintoma surge após um período de inatividade e melhora com o movimento, costuma se desenvolver ao entardecer ou ao anoitecer e pode piorar com o avançar da noite e resolve-se nas primeiras horas da manhã
- Em até 90% dos casos, o paciente cursa com movimentos periódicos de pernas durante o sono.

A prevalência de SPI é maior em mulheres, aumenta com idade e estima-se que esteja presente em 5 a 15% da população caucasiana.

Deve ser considerada no diagnóstico diferencial de pacientes que relatam insônia ou desconforto nas pernas ou nos braços ao entardecer ou à noite. Os fatores de risco incluem: história familiar positiva, baixo estoque de ferro e comorbidades relacionadas com doenças físicas (p. ex., doença de Parkinson e insuficiência renal crônica). Existem dois grupos epidemiológicos de SPI:

- Início tardio: apresenta evolução mais rápida, provavelmente de origem genética, associa-se comumente com comorbidades, principalmente deficiência de ferro
- Início precoce (antes dos 45 anos): pico de incidência entre 20 e 40 anos, frequentemente de origem genética e com evolução lenta.

Tratamento

A descontinuação de alguns medicamentos pode aliviar os sintomas da SPI, visto que anti-histamínicos, antipsicóticos, antieméticos bloqueadores de receptor de dopamina e antidepressivos serotoninérgicos podem intensificar os sintomas.

Higiene do sono, atividade física e restrição de bebidas com cafeína podem ser úteis no tratamento. Deve-se fazer reposição oral ou intravenosa de ferro no caso de anemia ferropriva, ferritina sérica inferior a 75 mg/ℓ ou índice de saturação de transferrina abaixo de 20%.

Agonistas dopaminérgicos (pramipexol 0,125 a 0,5 mg/dia; ropinirol 0,25 a 6 mg/dia; levodopa 50 a 200 mg/dia), quando empregados, devem ser mantidos na menor dose possível por conta da possibilidade de exacerbação dos sintomas.

Essa exacerbação pode ser confundida com piora do quadro clínico e caracteriza-se por agravamento da sensação desagradável ou dos movimentos, extensão destes para outras partes do corpo, duração mais curta do alívio sintomatológico proporcionado pelo tratamento, aparecimento dos sintomas mais cedo, durante o dia, e intervalo mais curto entre o repouso e o início dos sintomas.

Agonistas dopaminérgicos podem aumentar a probabilidade de os pacientes desenvolverem transtornos do impulso (p. ex., jogo patológico, compra compulsiva e hipersexualidade). Nos casos de sintomas intermitentes de SPI, que não requerem medicamento diariamente, recomenda-se a levodopa.

Anticonvulsivantes (pregabalina 150 a 450 mg/dia; gabapentina 300 a 900 mg/dia) são considerados medicamentos de primeira linha no tratamento dessa enfermidade em decorrência do risco de exacerbação dos sintomas com agonistas dopaminérgicos.

Opioides (metadona 10 a 40 mg/dia; oxicodona 5 a 20 mg/dia; tramadol 50 a 150 mg/dia) podem ser considerados nos casos graves, isoladamente ou combinados com outro medicamento.

Transtorno comportamental do sono REM

Diagnosticado por vocalizações e/ou movimentos complexos repetidos que ocorrem durante o sono REM (do inglês, *rapid eye movement*) e pela coexistência de sono REM e falta de atonia documentada por polissonografia.

O paciente pode levantar e caminhar, apresentar comportamento violento e, eventualmente, ferir cônjuge ou parentes, bem como realizar atividades complexas (p. ex., comer). Na polissonografia, ocorre aumento do tônus mentoniano e de membros inferiores.

Na população geral, a prevalência é estimada entre 0,4 e 2,1%. Acomete o sexo masculino, preferencialmente com 50 anos ou mais.

Até 90% das pessoas com diagnóstico de transtorno comportamental do sono REM têm risco de desenvolver uma doença neurodegenerativa (p. ex., doença de Parkinson, demência de corpos de Lewy, atrofia de múltiplos sistemas e insuficiência autonômica pura).

Trata-se de um transtorno neurodegenerativo, causado por comprometimento dos neurônios de núcleos profundos e do tronco cerebral envolvidos na integração do ciclo sono-vigília com o aparelho locomotor.

Tratamento

A primeira medida é garantir a segurança do paciente e de seu cônjuge (p. ex., colocar o colchão no chão, sugerir que durmam em quartos separados e providenciar protetores de quinas nos móveis). Se possível, deve-se também descontinuar mirtazapina, inibidores seletivos de recaptação de serotonina (ISRS), betabloqueadores e tramadol, que podem piorar a frequência e a gravidade do quadro.

Como pode precipitar o transtorno comportamental do sono REM, deve-se abordar, no tratamento, o uso abusivo de álcool e a necessidade de manter abstinência.

Se também presente, a SAOS deve ser tratada com CPAP para reduzir a gravidade e a frequência dos eventos do transtorno comportamental do sono REM.

Clonazepam (0,25 a 1 mg/dia) e melatonina (3 a 12 mg/dia) previnem lesões e reduzem a frequência e a gravidade dos comportamentos causados pela enfermidade. A melatonina tem menos efeitos colaterais, visto que o clonazepam pode agravar o déficit cognitivo e a SAOS.

Em pequenos ensaios, pramipexol e donepezila mostraram benefícios no tratamento do transtorno.

INSÔNIA CRÔNICA

Transtorno muito comum e mais prevalente em mulheres, costuma não ser reconhecido ou adequadamente tratado nos serviços de saúde. Causa comprometimento do funcionamento social, ocupacional, educacional, acadêmico, comportamental ou em outra área importante.

Na gênese da insônia em idosos estão envolvidos mudanças na homeostase, regulação do ciclo vigília-sono, comorbidade com doenças físicas, transtornos mentais ou do sono e utilização de certas medicações ou substâncias psicoativas. A partir desses fatores, a insônia pode ser classificada em:

- Aguda: de duração curta (geralmente, menos de 1 mês), tem, muitas vezes, um fator desencadeante identificável
- Psicofisiológica: um subtipo de insônia primária, caracteriza-se por condicionamento inadequado (estado hiperalerta de ansiedade e excesso de preocupação), que repercurte em uma noite de insônia
- Secundária: causada por doenças crônicas (p. ex., DPOC, asma, insuficiência cardíaca, dor), transtornos mentais (p. ex., doença de Alzheimer), uso de substâncias psicoativas (p. ex., álcool, cafeína, tabaco) e medicamentos (p. ex., ISRS e duais, anticolinesterásico, levodopa, fenitoína, betabloqueadores, diuréticos, bloqueadores de canal de cálcio, teofilina, corticosteroides e pseudoefedrina).

Portanto, para caracterizar insônia crônica, segundo o Manual Diagnóstico e Estatístico de Transtornos Mentais, quinta edição (DSM-5), o paciente deve se queixar de insatisfação com a quantidade e/ou a qualidade do sono, associada com dificuldade em iniciar e/ou manter o sono ou despertar precoce. Ocorre em horário e circunstâncias adequadas para o sono e não pode ser explicada por outro distúrbio do sono, transtorno mental, condição física, medicamentos ou uso de substâncias psicoativas. Deve ocorrer, pelo menos, 3 vezes/semana em um período de 3 meses.

Tratamento

Não farmacológico

Antes de iniciar o tratamento, deve-se revisar a prescrição atual para identificar medicamentos que possam contribuir para insônia. Importante ter em vista que o tratamento de primeira linha é o não farmacológico.

Psicoterapia cognitivo-comportamental é o principal deles e envolve reestruturação das crenças e dos pensamentos em relação ao sono, técnicas de resolução de problemas e métodos comportamentais (p. ex., relaxamento muscular progressivo).

Higiene do sono pode ser aplicada para quaisquer perturbações do sono. Envolve fornecer psicoeducação sobre fatores que possam dificultar ou promover o ato de dormir. As recomendações que podem facilitar o sono incluem:

- Evitar cafeína e tabaco 6 h antes de dormir
- Evitar álcool, refeições pesadas e exercícios próximo da hora de deitar
- Controlar luz, ruídos e calor no ambiente
- Usar somente a cama para dormir
- Deitar somente quando estiver com sono/cansado
- Levantar-se caso não durma em 20 min
- Despertar cedo, sempre no mesmo horário
- Adotar terapia de relaxamento e estratégias comportamentais (terapia de restrição do sono e de controle de estímulos)
- Exercício físico pode melhorar a qualidade do sono.

Farmacológico

Antes da adição de medicamento para tratamento da insônia, devem ser consideradas condições médicas crônicas (p. ex., insuficiência cardíaca, doenças pulmonares, incontinência urinária e dor durante a noite).

Os medicamentos recomendados para tratamento de insônia ou insônia associada à depressão estão descritos no Quadro 23.1.

Quadro 23.1 Principais fármacos utilizados no tratamento da insônia.

Fármaco	Ação	Dose	Efeitos adversos
Antidepressivos			
Trazodona	Antagonista de dupla ação sobre receptores de serotonina 2A e inibição da recaptação de serotonina	25 a 100 mg/dia, 1 h antes de dormir	Sedação, tontura, hipotensão ortostática, arritmias, priapismo, efeitos anticolinérgicos
Mirtazapina	Dupla ação serotoninérgica e adrenérgica/ antagonista alfa-2	15 a 45 mg/dia antes de dormir	Aumento do apetite, ganho de peso, xerostomia, constipação intestinal
Antipsicótico			
Quetiapina	Bloqueadores de receptores dopaminérgicos D2, serotoninérgicos (5 HT2), histaminérgicos e alfa-1 e 2 adrenérgicos	12,5 a 25 mg/dia antes de dormir	Sintomas extrapiramidais, hipertensão sistólica, dislipidemia, aumento do apetite, constipação intestinal, boca seca, cefaleia

(continua)

Quadro 23.1 (*Continuação*) Principais fármacos utilizados no tratamento da insônia.

Fármaco	Ação	Dose	Efeitos adversos
Anticonvulsivantes			
Pregabalina	Análogos ao GABA, atuam na subunidade alfa-2-delta-1 do complexo do canal de Ca^{2+} voltagem-dependente presente nos neurônios	50 a 150 mg/dia antes de dormir	
Gabapentina		300 a 900 mg/dia antes de dormir	Sonolência e tonturas
Benzodiazepínicos*			
Alprazolam	Ligação a receptores localizados no complexo GABA	0,25 a 0,5 mg/dia	Sedação, prejuízo cognitivo, *delirium*, risco de quedas, efeito rebote e potencial para desenvolver tolerância e abstinência
Lorazepam		0,5 a 1 mg/dia	
Outros			
Melatonina	Indutor do sono. Prepara o indivíduo, sinalizando talvez uma redução da temperatura corporal. Diminui a latência do sono, os despertares e melhora o fenômeno do pôr do sol	3 a 5 mg/dia antes de dormir	Tontura, cefaleia, náuseas e sonolência
Zolpidem	Hipnótico não benzodiazepínico, é um agonista seletivo do receptor GABA-A ômega 1, induz o sono, melhora sua qualidade e é bem tolerado	5 a 10 mg/dia antes de dormir	Piora da insônia, pesadelos, nervosismo, confusão, sensação de vertigem, dificuldade na marcha, tontura, falta de coordenação dos músculos, dor de cabeça, sonolência durante o dia, perda da capacidade de vigília, fraqueza muscular ou visão dupla

* Os benzodiazepínicos devem ser evitados pelo perfil de efeitos colaterais em idosos. Se necessários, devem ser utilizados por curto período, em doses mínimas, de preferência os de meia-vida curta (p. ex., alprazolam e lorazepam).

Os antidepressivos tricíclicos (p. ex., amitriptilina e nortriptilina) devem ser evitados em decorrência de efeitos colaterais anticolinérgicos (boca seca e retenção urinária/fecal), hipotensão postural, arritmias, ganho de peso, sonolência excessiva e déficit cognitivo/*delirium*.

BIBLIOGRAFIA

American Psychiatric Association. DSM-5: Manual diagnóstico e estatístico de transtornos mentais. 5. ed. Porto Alegre: Artmed; 2014.

Fetveit A. Late-life insomnia: a review. Geriatr Gerontol Int. 2009;9(3):220-34.

Phillips BA. Obstructive sleep apnea in older adults. In: Kryger MH, Roth T, Dement WC. Principles and practice of sleep medicine. 6.ed. Philadelphia: Elsevier; 2017. pp.1496-502.

Rodriguez JC, Dzierzewski JM, Alessi CA. Sleep problems in the elderly. Med Clin North Am. 2015;99(2):431-9.

Zdanys KF, Steffens DC. Sleep disturbances in the elderly. Psychiatr Clin North Am. 2015;38(4):723-41.

24 Transtornos do Movimento

Paskale S. Vargas • Cybelle Maria Diniz Azeredo Costa

DOENÇA DE PARKINSON

Doença crônica e progressiva, na qual ocorre degeneração de neurônios dopaminérgicos da substância negra (SN), resultando em prejuízos progressivos em múltiplas áreas, tanto motoras quanto mentais.

Atualmente, estima-se que 5 milhões de indivíduos tenham sido acometidos pela doença de Parkinson (DP), e a previsão é de que esse número dobre até 2030, com o envelhecimento da população. A prevalência da enfermidade na população geral é de 0,3% e, na população mundial, 1%, atingindo 4% nas idades mais avançadas.

O aumento da idade é o único fator inequívoco e não existem diferenças significativas entre os sexos.

A DP pode iniciar em qualquer idade: quando em menores de 21 anos é chamada de parkinsonismo juvenil (em geral, forma genética autossômica recessiva) e se ocorrer antes dos 41 anos, DP de início precoce (corresponde a 10% dos casos).

Classificação

O parkinsonismo pode ser classificado em primário, secundário, doenças heredodegenerativas e Parkinson-plus. O tipo primário é o mais comum (75% dos casos), com os sintomas originados pela própria DP.

O parkinsonismo secundário pode ocorrer por vários fatores:

- Uso de medicamentos que bloqueiam a ação da dopamina (p. ex., antivertiginosos, como a flunarizina e cinarizina, neurolépticos convencionais e atípicos, como risperidona e olanzapina, e antieméticos, como metoclopramida e bromoprida)
- Intoxicações exógenas (p. ex., manganês, monóxido de carbono, herbicidas etc.)
- Infecções do SNC (p. ex., encefalites virais, HIV etc.)
- Doença vascular cerebral
- Traumatismo cranioencefálico
- Tumores e hidrocefalia
- Distúrbios metabólicos (p. ex., hiperparatireoidismo)

No tipo heredodegenerativo, também conhecido como parkinsonismo atípico, os sintomas se instalam antes de 40 anos, e o paciente costuma apresentar história familiar positiva para enfermidades degenerativas raras, como doença de Huntington e de Wilson, por exemplo.

O tipo Parkinson-plus é o que apresenta maior dificuldade diagnóstica, por compreender a mesma faixa etária da DP (em geral > 50 anos) e responder, algumas vezes, temporariamente à reposição de dopamina. Pode se originar a partir das seguintes condições, cujos principais sintomas são:

- Demência por corpúsculos de Lewy: alucinações visuais, flutuação cognitiva, parkinsonismo, quedas repetidas, síncope, disfunção autonômica, sensibilidade a neurolépticos, delírios, distúrbios do sono, depressão, demência com início antes ou durante o aparecimento do parkinsonismo
- Degeneração corticobasal: parkinsonismo assimétrico, bradicinesia, rigidez, instabilidade postural, apraxia ideomotora, fenômeno do membro alienígena, afasia, perda da função sensorial cortical, ausência de tremor e pouca resposta ao medicamento levodopa
- Atrofia de múltiplos sistemas: parkinsonismo e graus variados de disautonomia, comprometimento cerebelar, sinais piramidais, início simétrico, ausência de tremor, pouca resposta ao medicamento levodopa
- Paralisia supranuclear progressiva: paralisia do olhar vertical, instabilidade postural, quedas repetidas, bradicinesia e rigidez de início simétrico, apatia, desinibição, disforia e ansiedade. Em 80% dos pacientes, ocorre paralisia pseudobulbar com disfagia e disartria, além de demência com característica de acometimento frontal. Tremor de repouso é raro
- Doença de Alzheimer: parkinsonismo pode se desenvolver nas fases avançadas.

Fisiopatologia

A DP cursa com perda de neurônios pigmentados, que contêm dopamina na SN. Os neurônios remanescentes têm inclusões citoplasmáticas proteináceas, chamadas corpúsculos de Lewy (CL), com alfassinucleína. Outros mecanismos da patogênese da DP incluem: processos inflamatórios, estresse oxidativo e disfunção mitocondrial. Os fatores ambientais envolvidos são:

- Fatores protetores: consumir cafeína, chás e tabaco, usar anti-inflamatório não esteroide (AINE) e praticar atividade física aeróbica
- Fatores tóxicos: expor-se a 1-metil-4-fenil-1,2,3,6-tetra-hidropiridina-neurotoxina (MPTP; causadora de um *cluster* de parkinsonismo na década de 1980), pesticidas (p. ex., paraquat e rotenona, usados para criar modelos animais de laboratório), solventes, monóxido de carbono, metais (p. ex., manganês, mercúrio e ferro), beber água de poço, viver em zonas rurais etc.

- Fatores que trazem risco aumentado: obesidade, traumatismo cranioencefálico, dieta rica em gordura animal, colesterol baixo com uso de estatinas, estresse emocional e traços de personalidade (aversão a riscos e introversão).

Quadro clínico

A síndrome parkinsoniana caracteriza-se por, pelo menos, dois de quatro sinais cardinais – tremor de repouso, rigidez muscular, bradicinesia e alteração dos reflexos posturais –, sendo, ao menos, um desses sinais, tremor de repouso ou bradicinesia.

No parkinsonismo primário, os sinais são tipicamente assimétricos e respondem satisfatoriamente e de modo sustentado à reposição de dopamina (com exceção da instabilidade postural).

Acinesia/bradicinesia

Alentecimento dos movimentos sem paralisia e/ou lentidão no início e na execução dos movimentos, incapacidade de sustentá-los quando repetidos em velocidade e amplitude estáveis, fatigabilidade.

Clinicamente, o paciente queixa-se de dificuldade em se mover no leito ou sair de um automóvel, micrografia, hipomímica (fácies congelada), sialorreia, redução acentuada do piscamento, diminuição do volume da voz e do balanço passivo de membros durante a marcha. Ao exame neurológico, nota-se amplitude rapidamente decrescente do movimento e alentecimento durante testes repetitivos.

Marcha festinante

Postura fletida e pequena amplitude de passos. Em seguida, passos mais largos, com aceleração involuntária da marcha, o que pode causar queda para frente.

Freezing

Acinesia súbita, bloqueio ou congelamento, perda abrupta da capacidade de iniciar ou manter um movimento específico.

Rigidez

Aumento do tônus muscular, com resistência aumentada à movimentação passiva dos membros e do pescoço. O sinal da roda denteada, em que se percebe resistência seguida de alongamento e outra vez resistência, pode ser observado.

Tremor

Surge durante o repouso, com frequência de 4 a 7 Hz, e desaparece com o movimento corporal involuntário. Nem todos os pacientes apresentam tremores.

Instabilidade postural

Trata-se de distúrbios do equilíbrio e da marcha. Decorre da perda de reflexos e da readaptação postural. É uma queixa tardia.

Sintomas não motores

Há forte evidência de que exista uma fase pré-motora na DP, presente até 15 anos antes do início dos sintomas clássicos: hiposmia, distúrbio comportamental do sono REM, constipação intestinal, depressão, ansiedade, apatia, dor, disfunção autonômica cardíaca e sexual.

Demência

Ocorre em 20 a 40% dos pacientes em fases mais avançadas, e em 80% após 20 anos de doença.

Diagnóstico

Basicamente clínico, a enfermidade precisa cursar com bradicinesia ou tremor de repouso e, ao menos, um dos outros sinais cardinais. Os sintomas devem melhorar significativamente e de modo sustentado com a reposição de levodopa. Os exames de imagem são inespecíficos, e não existe um marcador biológico para diagnosticar a doença. O diagnóstico diferencial entre as síndromes parkinsonianas inclui:

- Parkinsonismo primário
- DP
- Parkinsonismo secundário
- Parkinsonismo induzido por medicamentos
- Hidrocefalia de pressão normal
- Hipoxia
- Quadro clínico infeccioso ou metabólico que simule parkinsonismo
- Toxinas
- Traumatismos
- Tumores
- Parkinson-plus (sintomatologia parkinsoniana associada a outro tipo de manifestação neurológica)
- Demência por corpúsculos de Lewi
- Demência vascular
- Paralisia supranuclear progressiva
- Atrofia de múltiplos sistemas
- Degeneração corticoganglionar basal
- Doença de Alzheimer
- Doenças heredodegenerativas
- Doença de Huntington.

Além disso, algumas características tornam o diagnóstico da DP menos provável, mas não o excluem, a saber:

- Início simétrico dos sintomas
- Ausência de resposta clínica ao tratamento adequado com levodopa
- Ausência de tremor de repouso
- Surgimento precoce de instabilidade postural, disfagia, manifestações autonômicas (urgência/incontinência urinária ou fecal, retenção urinária, disfunção erétil ou hipotensão ortostática), demência ou alucinações

- Quedas repetidas na fase inicial
- Ataxia cerebelar
- Sinais piramidais
- Mioclonias
- Alteração dos movimentos oculares conjugados
- História de acidentes vasculares cerebrais recorrentes ou piora do parkinsonismo em degraus
- Acometimento estritamente unilateral após 3 anos de evolução do quadro clínico
- Instalação aguda dos sintomas parkinsonianos.

Tratamento

Tratamento não farmacológico

Inclui medidas como:

- Orientação a paciente e familiares sobre a doença
- Participação em grupos de apoio que possibilitem a interação com outros pacientes e famílias com experiências similares, além de receber o apoio de profissionais da saúde
- Acompanhamento psicológico de pacientes e familiares
- Recomendação de exercícios físicos para melhorar a força e a flexibilidade (previnem ou aliviam efeitos ortopédicos secundários à rigidez e à postura fletida e melhoram a execução de tarefas motoras)
- Fisioterapia com treino de equilíbrio e marcha
- Terapia ocupacional
- Musicoterapia
- Orientação nutricional, cujo objetivo é:
  - Prevenir redução de peso e desnutrição para evitar perda de massa óssea e muscular, bem como diminuição da funcionalidade
  - Manter dieta rica em fibras e hidratação adequada para manejo da constipação intestinal
  - Evitar refeições volumosas e gordurosas, que reduzem o trânsito intestinal e interferem na absorção de medicamentos
  - Recomendar restrição de proteínas apenas a pacientes com doença avançada e flutuações motoras, quando os aminoácidos interferem na absorção da levodopa
- Fonoterapia, para melhorar o volume da voz e beneficiar os quadros de disartria e disfagia.

Tratamento farmacológico

O objetivo é manter o paciente o maior tempo possível com autonomia, independência funcional e equilíbrio psicológico.

Em pacientes com menos de 70 anos e cognição preservada, tende-se ao tratamento com agonista dopaminérgico não ergolítico (pramipexole) em monoterapia ou associado a selegilina e/ou rasagilina e amantadina (Quadro 24.1). Esses medicamentos costumam apresentar mais efeitos colaterais que a levodopa, inclusive náuseas, edema

Quadro 24.1 Medicamentos utilizados no tratamento da DP.

Medicamento	Classe farmacológica	Indicação	Efeitos adversos
Levodopa (levodopa + carbidopa/levodopa + bezerazida) Diferentes dosagens/ liberação lenta	Precursor de dopamina	Fases inicial e avançada da DP	Discinesias, alucinações, psicoses, náuseas, hipotensão ortostática, sonolência e confusão mental
Pramipexole	Agonista dopaminérgico não ergolínico	Fase inicial (monoterapia) e fase avançada (como terapia adjunta)	Edema, alucinações, náuseas, hipotensão ortostática, confusão mental, sonolência e piora das discinesias e distúrbios do controle de impulso
Bromocriptina	Agonista dopaminérgico ergolínico	Fase inicial (monoterapia) e avançada (como terapia adjunta)	Edema, alucinações, náuseas, hipotensão ortostática, confusão mental, sonolência e piora das discinesias
Amantadina	Agonista do receptor NMDA (glutamato)	Fase inicial (efeito antiparkinsoniano leve), fase avançada (efeito antidiscinético; terapia adjunta)	Livedo reticular, edema de membros inferiores, confusão mental
Entacapone (isolado ou em comprimidos combinados com levodopa/carbidopa)	Inibidor da COMT (inibe a degradação periférica da levodopa pela COMT)	Fase avançada da DP (sempre em conjunto com a levodopa, pois não tem efeito antiparkisoniano isolado), tratamento de *wearing-off**	Descoloração da urina, diarreia/fezes amolecidas, potencializa os efeitos colaterais da levodopa, principalmente discinesias
Selegilina	Inibidor da MAO-B (degradação central de dopamina)	Fase inicial (monoterapia, efeito fraco) e fase avançada (terapia adjuvante)	Aumento das discinesias, insônia
Biperideno	Anticolinérgico	Fases inicial e avançadas (adjuvante), melhora o tremor	Confusão mental, alucinações, delírios, perda de memória, boca seca, constipação intestinal, retenção urinária, visão borrada, efeitos colaterais frequentes, que suplantam os benefícios. Não usar em idosos

* *Wearing-off* caracteriza-se pela diminuição da duração do efeito motor da levodopa, fazendo com que o paciente tenha o benefício da medicação por apenas 2 ou 3 h, necessitando receber uma nova dose para voltar à mobilidade.

periférico, sonolência diurna excessiva, hipotensão postural, distúrbios de controle de impulso e alucinações; porém, no início do tratamento, são tão eficazes quanto à levodopa e causam menos complicações motoras, principalmente discinesias.

A levodopa é o fármaco mais utilizado e potente, com meia-vida em torno de 2 h. Inicia-se o tratamento em pacientes > 70 anos e/ou comprometimento cognitivo, com doses baixas, 1 a 2 h antes ou após as refeições, administradas 3 a 4 vezes/dia. As complicações mais temidas são as motoras (flutuações motoras, discinesias) e não motoras (alucinações, psicoses, náuseas, hipotensão ortostática e confusão mental).

Tratamento da fase avançada

Deve ser feito quando ocorre deterioração da fase final da dose (*wearing-off*), o que exige administrações mais frequentes (geralmente em 4 a 5 anos da doença). O paciente apresenta discinesias e coreias induzidas pela levodopa (e também por agonistas dopaminérgicos), desencadeadas durante o pico ou o fim da dose (discinesia bifásica). Nesses casos, pode-se introduzir entacapone associado à levodopa. Nessa fase, ocorre também o fenômeno ON-OFF: sintomas de discinesia (ON) *versus* sintomas parkinsonianos (OFF).

Tratamento cirúrgico

Alternativa para pacientes que começaram a desenvolver flutuações motoras e discinesias não mais controladas com os ajustes farmacológicos citados anteriormente.

O procedimento é chamado de estimulação cerebral profunda (DBS, do inglês *deep brain stimulation*) e consiste na colocação bilateral de eletrodos em núcleos profundos (em geral, no globo pálido, no tálamo e no núcleo subtalâmico), causando uma neuromodulação contínua por estímulos elétricos de alta frequência.

A DBS pode melhorar as flutuações e as discinesias, além dos sintomas cardinais (tremor, bradicinesia e rigidez) e permite diminuir a quantidade de medicações. Nunca deve ser empregada com menos de 5 anos da doença.

TREMOR

Distúrbio do movimento, mais comum em pacientes idosos, caracterizado por movimento involuntário de caráter rítmico e oscilatório de uma parte do corpo, com frequência relativamente constante e amplitude variável, produzido por contrações sincrônicas ou alternantes de músculos antagonistas.

As causas variam de tremores benignos a distúrbios neurodegenerativos. Os tremores podem ser classificados de acordo com a frequência, a amplitude e as situações em que ocorrem; porém, é mais útil dividi-los em síndromes (Quadro 24.2).

Quadro 24.2 Classificação etiológica dos tremores (exemplos).

Doenças hereditárias degenerativas e idiopáticas

- Doença de Parkinson
- Parkinsonismo atípico
- Doença de Wilson
- Síndrome de Fahr
- Síndrome de Meige
- Tremor essencial
- Tremor por tarefa específica

Doenças do sistema nervoso de várias etiologias

- Hipertireoidismo
- Hiperparatireoidismo
- Hipocalcemia
- Hipoglicemia
- Distúrbios da função hepática
- Uremia
- Carência de vitamina B12

Doenças do sistema nervoso periférico

- Polineuropatias de diversas origens: diabetes, uremia, porfiria
- Charcot-Marie-Tooth
- Guillain-Barré
- Neuropatia associada ao HIV

Toxinas

- Nicotina
- Mercúrio
- Chumbo
- Monóxido de carbono
- Álcool etílico
- Tolueno
- Arsênico

Fármacos

- Substâncias de ação no sistema nervoso central
- Simpaticomiméticos
- Esteroides e hormônios da tireoide
- Antidepressivos
- Antiepilépticos
- Antiarrítmicos
- Citostáticos
- Antirretrovirais

Outros

- Emoções: ansiedade e medo
- Fadiga
- Frio
- Abstinência
- Psicogênico

Tremor essencial
É o mais frequente transtorno do movimento em idosos, comum nas extremidades, principalmente nas mãos e de forma bilateral, manifestando-se durante a ação.

O tratamento é feito com propranolol e primidona, reduzindo, em média, 50% dos sintomas (nível A; ver Quadro 28.2 no Capítulo 28). Alprazolam, atenolol, gabapentina, sotalol e topiramato também são eficazes, diminuindo tremores de membros (nível B; ver Quadro 28.2 no Capítulo 28). Topiramato é considerado medicamento de segunda linha nessa condição.

Tremores fisiológicos exacerbados
Normalmente, são imperceptíveis a olho nu e podem ser causados por medo, ansiedade, fadiga muscular, febre, distúrbios tóxicos e metabólicos, além da exposição a medicamentos.

Algumas condições devem ser descartadas, como feocromocitoma, hipoglicemia, hipertireoidismo, insuficiência renal e disfunção hepática. O uso de substâncias também deve ser questionado (p. ex., antidepressivos tricíclicos e inibidores seletivos da recaptação de serotonina), bem como abstinências (p. ex., álcool, cafeína e benzodiazepínicos). É tipicamente postural e bilateral.

Tremor psicogênico
Tem grandes variações de amplitude e frequência, inicia-se subitamente, com remissão espontânea. O paciente apresenta distração e sugestionabilidade no exame físico.

Transtornos do movimento induzidos por medicamentos
Causados por agentes com ação bloqueadora dos receptores D2 da dopamina, como fenotiazinas, butirofenonas, metoclopramida, antipsicóticos típicos, flunarizina e cinarizina.

Parkinsonismo
Nessa condição, bradicinesia simétrica, tremor fino de extremidades e demais sinais cardinais de parkinsonismo podem estar presentes.

Distonias
Contratura muscular sustentada, com movimentos repetitivos e postura anormal e viciosa, com movimentos de torção.

Acatisia
Inquietude motora, movimentos inquietos das pernas, balanço do corpo, incapacidade de ficar sentado, parado e/ou quieto.

Discinesia
Variedade de movimentos anormais coreiformes, aleatórios, rítmicos da língua, mandíbula ou extremidades.

Doença de Huntington

Distúrbio cerebral degenerativo, hereditário, autossômico dominante e progressivo. Apresenta a tríade movimentos coreiformes, distúrbios da personalidade e declínio cognitivo.

Evolui para deficiência motora completa, incapacidade funcional e demência, geralmente cursando com óbito em 15 a 20 anos da doença.

O tratamento limita-se à tentativa de melhorar os sintomas com antidepressivos, antipsicóticos típicos ou atípicos e benzodiazepínicos de curta ação.

Coreia

Movimentos irregulares, espasmódicos e rápidos de seguimentos distais dos membros, face e estruturas axiais. Tem pequena prevalência em idosos.

Ataxias

Sinal neurológico de incoordenação motora e desequilíbrio que pode estar presente em uma série de doenças cerebelares, vestibulares ou sensitivas, podendo ser adquiridas, hereditárias ou degenerativas.

BIBLIOGRAFIA

Aarsland D, Zaccai J, Brayne C. A systematic review of prevalence studies of dementia in Parkinson's disease. Mov Disord. 2005;20:1255-63.

Barbosa MT, Barbosa MT, Caramelli P, Cunningham MCQ, Maia DP, Lima e Costa MFF et al. Prevalence and clinical classification of tremor in elderly – a community-based survey in Brazil. Movement Disorders. 2013;28:640-6.

Barbosa MT, Caramelli P, Maia DP, Cunningham MCQ, Guerra HL, Lima e Costa MFF et al. Parkinsonism and Parkinson's disease in the elderly: a community-based survey in Brazil (the Bambuí study). Movement Disorders. 2006;21:800-8.

Connoly BS, Lang AE. Pharmacological treatment of parkinson disease – a review. JAMA. 2014;311(16):1670-83.

Deuschl G, Volkman J, Raethjen J. Tremors: differential diagnosis, pathology, and therapy. In: Jankovic J, Tolosa E. Parkinson's Disease & Movement Disorders. 5.ed. Philadelphia: Lippincott Williams & Wilkins; 2007. Pp. 298-320.

Freedman R. Drug therapy: schizophrenia. N Engl J Med. 2003;349:1738-49.

Freitas EV, Py L. Tratado de Geriatria e Gerontologia. São Paulo: Guanabara Koogan; 2014.

Grosset DG, Schapira AH. Timing the initiation of treatment in Parkinson's disease. J Neurol Neurosurg Psychiatry. 2008;79(6):615.

Haddad MS. Neuropsiquiatria Geriatrica. 2.ed. São Paulo: Atheneu; 2014.

Langston JW. The Parkinson's complex: parkinsonism is just the tip of the iceberg. Ann Neurol. 2006;59:591-6.

Lees AJ, Hardy J, Revesz T. Parkinson's disease. Lancet. 2009;373(9680):2055-66.

Tosta ED. Doença de Parkinson: recomendações. São Paulo: Associação Brasileira de Neurologia; 2010.

25 Hipertensão Arterial

Mariana Bellaguarda Sepulvida •
Roberto Dischinger Miranda

INTRODUÇÃO

A hipertensão arterial sistêmica (HAS) aumenta com a idade e, com o envelhecimento populacional, tornou-se cada vez mais prevalente. Mais de 60% dos idosos brasileiros são hipertensos. Estima-se que o risco de um indivíduo normotenso, entre 55 e 65 anos de idade, desenvolver hipertensão arterial ao longo dos próximos 20 anos seja de 90%.

Sabe-se que a HAS aumenta até 10 vezes o risco de acidente vascular encefálico (AVE), cinco vezes o risco de doença arterial coronariana (DAC) e até quatro vezes o risco de insuficiência cardíaca (IC). Entre pacientes com diagnóstico de HAS, cerca de 50% tratam-na e apenas metade destes atinge a pressão arterial (PA) proposta como meta.

DEFINIÇÃO

Pode-se classificar a HAS de acordo com a 7ª Diretriz Brasileira de Hipertensão Arterial de 2016[1] e a *Guideline for the Prevention, Detection, Evaluation, and Management of High Blood Pressure*[2], de 2017, da American Heart Association (AHA) e do American College of Cardiology (ACC), apresentadas nos Quadros 25.1 e 25.2, respectivamente.

Quadro 25.1 Classificação da HAS segundo a 7ª Diretriz Brasileira de Hipertensão Arterial.

Classificação	PAS (mmHg)	PAD (mmHg)
Normal	< 120	< 80
Elevada	120 a 129	< 80
Hipertensão arterial: • Estágio 1 • Estágio 2	130 a 139 ≥ 140	80 a 89 ≥ 90

PAS: pressão arterial sistólica; PAD: pressão arterial diastólica.

Quadro 25.2 Classificação da HAS segundo a *Guideline for High Blood Pressure in Adults* de AHA/ACC.

Classificação	PAS (mmHg)	PAD (mmHg)
Normal	< 130	< 80
Limítrofe	130 a 139	81 a 89
Hipertensão arterial: • Estágio 1 • Estágio 2 • Estágio 3	140 a 159 160 a 179 ≥ 180	90 a 99 100 a 109 ≥ 110
Hipertensão sistólica isolada	≥ 140	< 90

FISIOPATOLOGIA

A HAS no idoso pode ter diferentes fisiopatologias, como:

- Onda de pulso: distensão vascular arterial que se propaga da aorta para os vasos periféricos
- Onda reflexa: onda reversa gerada a partir do choque da onda de pulso nas bifurcações arteriais
- Pressão de pulso: diferença entre a pressão arterial sistólica (PAS) e a diastólica (PAD)
- Velocidade da onda de pulso (VOP): velocidade com que a distensão vascular se propaga.

Mecanismo

O aumento da PAS observado com a idade decorre da diminuição da distensibilidade e da elasticidade dos grandes vasos. A artéria mais rígida é menos complacente e sofre maior variação da pressão para um mesmo volume ejetado, o que eleva a PAS. Além disso, a onda de pulso se propaga com mais velocidade, fazendo a onda reflexa retornar à aorta ascendente durante a sístole, o que também contribui para aumentar a PAS. A PAD, que aumenta até 50 a 60 anos de idade, atinge um platô e tende a cair com o envelhecimento em virtude da perda de onda reflexa na protodiástole. Como consequências, têm-se:

- Aumento da pós-carga e elevação da força de contração e hipertrofia de ventrículo esquerdo (HVE), que resulta em IC diastólica
- Dano macro e microvascular, que causa lesão de órgão-alvo (p. ex., nefropatia, retinopatia e encefalopatia).

Algumas peculiaridades da PA do idoso são apresentadas no Quadro 25.3.

Quadro 25.3 Peculiaridades da PA do idoso.

Doenças	Definição	Diagnóstico	Principais alterações fisiopatológicas
Hipertensão arterial sistêmica	PAS ≥ 140 mmHg e/ou PAD ≥ 90 mmHg*	Medida habitual da PA†	Disfunção endotelial Síndrome metabólica
Pseudo-hipertensão	Medida falsamente elevada	Manobra de Osler (artéria radial palpável não pulsátil durante a medida da PA) Medida de PA central ou PA intra-arterial	Aterosclerose
Hipertensão do avental branco	Medida elevada apenas em serviços de saúde	Controle domiciliar da PA; MAPA; MRPA	Hiperatividade simpática
Hipertensão mascarada	Medida adequada apenas em serviços de saúde	Controle domiciliar da PA; MAPA; MRPA	Ambiental
Hipertensão sistólica isolada	PAS ≥ 140 mmHg e PAD < 90 mmHg	Medida habitual da PA†‡	Rigidez arterial
Hipotensão ortostática	Redução significativa da PA em posição ortostática	Variação > 20 mmHg na PAS ou > 10 mmHg na PAD da posição supina para ortostática	Disfunção autonômica; hipovolemia
Hipotensão pós-prandial	Redução significativa da PA após a refeição	Variação > 20 mmHg na PAS ou > 10 mmHg na PAD da PA pré e pós-prandial (15 a 90 min após a refeição)	Disfunção autonômica; resposta insulínica exagerada
Hiato auscultatório	Período silencioso entre as primeiras fases de Korotkoff	Medir a PA palpando o pulso radial. A PAS coincide com o início do pulso palpável	Arteriosclerose; estenose aórtica

* De acordo com a 7ª Diretriz Brasileira de Hipertensão Arterial.
† Aferir após repouso de 3 a 5 min em ambiente calmo. O paciente deve estar sentado, com pernas descruzadas, pés apoiados no chão, dorso recostado na cadeira e relaxado. O braço precisa estar na altura do coração, apoiado, com a palma da mão voltada para cima, e as roupas não devem garrotear o membro. Aferir, pelo menos, 2 vezes com intervalo de 1 min entre elas.
‡ Para auxiliar o diagnóstico, fazer monitoramento residencial da pressão arterial (MRPA) ou monitoramento ambulatorial da pressão arterial (MAPA).

EXAME FÍSICO DO HIPERTENSO E AVALIAÇÃO COMPLEMENTAR

- Palpação de pulsos periféricos e índice tornozelo-braço (ITB): de acordo com o resultado, avaliar necessidade de fazer uma ultrassonografia (US) Doppler de membros para constatar doença arterial obstrutiva periférica (DAOP)
- Palpação e ausculta das carótidas: avaliar necessidade de US Doppler de carótidas para constatar estenose carotídea
- Palpação abdominal e ausculta das lojas renais: avaliar necessidade de US Doppler de abdome e artérias renais para constatar HAS renovascular e aneurisma de aorta abdominal (AAA)
- Palpação do precórdio e ausculta cardíaca: avaliar necessidade de ecocardiograma para constar HVE, dilatação ou disfunção ventricular e valvopatias. Em caso de anormalidade na 3ª bulha, o diagnóstico é provavelmente dilatação de VE; se na 4ª bulha, HVE.

Os exames complementares de rotina incluem: hemograma completo, ureia, creatinina, ácido úrico, glicose, colesterol total, triglicerídios, LDL-colesterol, HDL-colesterol, urina tipo 1 (EAS) e eletrocardiograma (ECG). Em caso de HAS de difícil controle, buscar outras causas para sua origem:

- Adrenal:
  - Aumento das catecolaminas: feocromocitoma
  - Aumento do cortisol: síndrome de Cushing
  - Aumento da aldosterona: síndrome de Conn
- Estenose de artéria renal.

Importante também rever medicações e subtâncias que podem alterar a PA, como anti-inflamatórios não esteroides (AINE), anti-histamínicos, descongestionantes, antidepressivos tricíclicos, corticosteroides, esteroides anabolizantes, vasoconstritores nasais, ciclosporina, inibidores da monoamina oxidase (IMAO), moderadores do apetite, hormônios tireoidianos (altas doses), antiácidos ricos em sódio, eritropoetina, cocaína e cafeína.

TRATAMENTOS E METAS

O Quadro 25.4 mostra os principais estudos conduzidos em idosos com HAS, a intervenção e os resultados obtidos com cada um deles. É importante ressaltar que todo hipertenso deve ser orientado a praticar as medidas não farmacológicas (*i. e.*, mudanças no estilo de vida; Quadro 25.5), sendo que o hipertenso de estágio 1 pode utilizá-las de modo exclusivo por até 6 meses.

A escolha da melhor medicação deve levar em consideração o perfil previsto de tolerabilidade, o custo do tratamento e a viabilidade para mantê-lo, a posologia mais efetiva e segura, a interação medicamentosa com outras substâncias de uso crônico etc.

Quadro 25.4 Principais estudos em HAS no idoso.

Estudo	Ano	Pacientes	Intervenção	Alvo	Resultados
STOP Hypertension 1[3]	1991	1.627 entre 70 e 84 anos com PA ≥ 180 × 90 ou PAD > 105 mmHg	Seguimento de 2,1 anos Placebo versus tratamento com HCTZ e amilorida ou BB (atenolol, metoprolol ou pindolol)	PA < 160 × 95 mmHg	Redução do risco: AVE (47%), eventos CV globais (40%) e mortalidade total (43%)
MRC – Elderly[4]	1994	4.396 entre 65 a 74 anos com PAS 160 a 209 mmHg e PAD < 115 mmHg	Seguimento de 5,8 anos Placebo versus tratamento com HCTZ e amilorida ou atenolol	PAS 150 a 160 mmHg	Redução do risco geral: AVE (25%) DIU: AVE (31%), eventos CV globais (35%) e DAC (44%)
STOP Hypertension 2[3]	2000	6.614 entre 70 e 84 anos com PA ≥ 180 × 105 mmHg	Seguimento de 2,2 anos DIU + BB versus IECA (enalapril ou lisinopril) versus BCC (felodipino ou isradipino)	PA < 160 × 95 mmHg	Morbimortalidade igual (IECA × BCC) Redução de risco com IECA: ICC (22%) e IM (23%)
TONE[5]	1998	875 entre 60 e 80 anos HAS controlada com monoterapia	Seguimento de 30 meses Tentativa de suspensão da medicação Grupo controle versus controle de sódio versus controle do peso versus controle do sódio e do peso	Não voltar com fármacos	Controle de sódio e peso (44%) Controle de peso (37%) Controle de sódio (34%) Grupo controle (26%)
SHEP[6]	1991	4.736 ≥ com 60 anos (média: 72 anos) PAS 160 a 219 mmHg PAD < 90 mmHg	Seguimento: 4,5 anos Placebo versus clortalidona (associando atenolol ou reserpina s/n)	PAS < 160 mmHg ou diminuição de 20 mmHg, se PAS inicial 160 a 179 mmHg	Redução do risco: AVE (36%) IM (33%), ICC (49%), HVE (6%) e eventos CV globais (32%)

(continua)

Quadro 25.4 (Continuação) Principais estudos em HAS no idoso.

Estudo	Ano	Pacientes	Intervenção	Alvo	Resultados
Syst-Eur[7]	1997	4.695 com ≥ 60 anos (média: 70 anos) PAS 160 a 219 mmHg PAD < 95 mmHg	Seguimento: 2 anos Placebo versus nitrendipino (associando-se enalapril e/ou HCTZ s/n)	PAS < 150 mmHg ou redução de, pelo menos, 20 mmHg	Redução do risco: AVE (38%) e eventos CV globais (31%)
Syst-China[8]	1998	2.394 com ≥ 60 anos (média: 66 anos) PAS 160 a 219 mmHg PAD < 95 mmHg	Seguimento: 2 anos Placebo versus nitrendipino (associando-se captopril e/ou HCTZ s/n)	PAS < 150 mmHg ou redução de, pelo menos, 20 mmHg	Redução do risco: AVE (38%), eventos CV globais (37%), mortalidade total (39%), mortalidade CV (39%)
ALLHAT[9]	2002	45.000 (1.800 com > 80 anos)	Clortalidona versus lisinopril versus anlodipino versus doxazosina	–	DIU, IECA e BCC reduzem PA e risco igualmente Doxazosina apresenta mais risco de IC
SENIOR[10]	2005	2.128 com > 70 anos 61% com HAS	Nebivolol versus placebo Bisoprolol, metoprolol, carvedilol versus placebo	–	Redução do risco de mortalidade: nebivolol (12%) e outros BB (34 a 35%)
Hyvet[11]	2008	3.845 pacientes com ≥ 80 anos (média: 84 anos) PAS 160 a 199 mmHg PAD ≤ 110 mmHg (média: 170 × 90 mmHg)	Seguimento: 2,1 anos Indapamida versus placebo (associando perindopril s/n) Obs.: 32% dos participantes tinham HSI	PAS < 150 mmHg PAD < 90 mmHg	Redução do risco: AVE (30%), mortalidade CV (23%), mortalidade total (21%)
ACCOMPLISH[12]	2008	11.506 HAS e RCV alto	IECA + BCC (benazepril/ anlodipino) versus IECA + DIU (HCTZ)	Média: PAS: 130 mmHg PAD: 70 mmHg	IECA + BCC: redução do RR (2,2%), IAM (21,5%), revascularização (13,9%)

(continua)

Quadro 25.4 (*Continuação*) Principais estudos em HAS no idoso.

Estudo	Ano	Pacientes	Intervenção	Alvo	Resultados
JATOS[13]	2008	4.418 entre 65 e 85 anos RCV alto PAS > 160 mmHg	Seguimento: 2 anos Meta < 140 mmHg versus meta entre 140 e 160 mmHg	–	Sem diferença no desfecho
FEVER[14]	2011	9.800 entre 50 e 79 anos RCV baixo PAS 140 a 180 mmHg PAD 90 a 100 mmHg	DIU + Placebo versus DIU + BCC (HCTZ/felodipino) Meta < 140 mmHg versus < 145 mmHg	–	Meta < 140 mmHg Redução do risco de evento CV global (27%)
ACCORD[15]	2010	10.251 entre 41 e 79 anos (média: 62 anos) DM + (Cr < 5 mg/dℓ) + PAS 130 a 180 mmHg	Seguimento: 4,7 anos Meta PAS < 120 mmHg versus < 140 mmHg	Atingida: PAS 119,3 versus 133,5 mmHg PAD 64,4 versus 70,5 mmHg	Prevalência: intensivo x padrão AVE: 0,3 x 0,5% Elevação da Cr: 12,9 x 8,4% EA (síncope, bradicardia e hipotensão): maior no intensivo
SPRINT[16]	2015	9.361 PAS 130 a 180 mmHg (sem DM ou AVE) > 75 anos representavam 28%	Seguimento: 3,2 anos Meta PAS < 120 mmHg versus 140 mmHg	Atingida: PAS 121,5 versus 134,6 mmHg PAD 68,7 versus 76,3 mmHg	Prevalência: intensivo x padrão ECV global: 1,6 x 2,1% Mortalidade CV: 0,2 x 0,4% IC: 0,4 x 0,6% Mortalidade global: 1 x 1,4% EA: maior no intensivo

DIU: diuréticos; HCTZ: hidroclorotiazida; BCC: bloqueador do canal de cálcio; IECA: inibidor da enzima conversora de angiotensina; BRA: bloqueador do receptor da angiotensina; BB: betabloqueador; IM: infarto do miocárdio; DM: diabetes melito; CV: cardiovascular; DAC: doença arterial coronariana; ICC: insuficiência cardíaca congestiva; HVE: hipertrofia de ventrículo esquerdo; RCV: risco cardiovascular; Cr: creatinina; RR: risco relativo; EA: efeito adverso; HSI: hipertensão sistólica isolada.

Quadro 25.5 Mudanças no estilo de vida.

Intervenção	Redução da PAS	
	Hipertenso	Normotenso
Perda de peso e gordura corporal: peso ideal ou redução de peso*	5 mmHg	2/3 mmHg
Dieta DASH: rica em frutas, verduras, grãos e pobre em gorduras totais ou saturadas	11 mmHg	3 mmHg
Controle de sódio: < 1.500 mg/dia (3 g de sal) ou reduzir 1.000 mg, no mínimo	5/6 mmHg	2/3 mmHg
Controle de potássio: 3.500 a 5.000 mg/dia na dieta	4/5 mmHg	2 mmHg
Atividade física: • Aeróbica: 90 a 150 min/sem[†] • Resistida dinâmica: 90 a 50 min/sem • Resistida isométrica: 3 vezes/sem	5/8 mmHg 4 mmHg 5 mmHg	2/4 mmHg 2 mmHg 4 mmHg
Controle de bebida alcoólica: Homem ≤ 2 doses/dia Mulher ou baixo peso: ≤ 1 dose/dia [‡]	4 mmHg	3 mmHg

*Redução de 1 mm para cada 1 kg, segundo ensaios clínicos. [†]65 a 75% da FC máxima.
[‡]Uma dose contém cerca de 14 g de etanol e equivale a 350 mℓ de cerveja, 150 mℓ de vinho e 45 mℓ de bebida destilada. PAS: pressão arterial sistólica; DASH: *diet approach to stop hypertension*.

Em geral, sugere-se que todos os indivíduos com PAS > 160 mmHg iniciem o tratamento farmacológico. Pacientes frágeis e com baixa expectativa de vida devem ser avaliados pontualmente, tanto no início do tratamento quanto em relação à meta.

Para indivíduos de até 80 anos, espera-se meta pressórica inicial de até 140 mmHg. A partir dos 80 anos, preconiza-se PAS entre 140 e 150 mmHg no começo. Posteriormente, deve-se tentar valores mais rígidos (PAS < 130 mmHg), desde que bem tolerado.

Ao iniciar o tratamento farmacológico, a dose da medicação deve ser baixa, porém efetiva. A redução da PA deve ser gradual para minimizar reações adversas ao tratamento. O paciente precisa ser reavaliado a cada 4 semanas. Caso a PA permaneça fora da meta estabelecida, aumenta-se a dose da medicação e/ou associa-se outra classe de anti-hipertensivo (Quadro 25.6). Vale ressaltar que, quanto maior a dose da medicação, maior a probabilidade de efeitos adversos. A Figura 25.1 apresenta sugestão de tratamento inicial.

Quadro 25.6 Classes de anti-hipertensivos.

Classe	Subclasse	Ação	Principais fármacos	Dose máxima	Efeitos adversos	Preferir se	Evitar se
Diuréticos	Tiazídicos Tiazídicos-*like*	Diminuição do volume intravascular Diminuição da resistência vascular	Hidroclorotiazida	Até 25 mg	Diminuição de K e Mg Elevação de ácido úrico, glicemia e triglicerídios Disfunção sexual	Osteoporose	IU, HPB sintomática, gota, DM, IRC (Cr > 2,5)
			Clortalidona	Até 25 mg			
			Indapamida	Até 1,5 mg			
	Alça		Furosemida	Variável	Diminuição de K, Mg, Na HO Desidratação	DRC, IC	IU, HPB sintomática
	Poupador de K (em associação)		Amilorida	Até 5 mg	Ginecomastia Elevação de K	Osteoporose, hepatopatia, IC	IU, HPB sintomática, hiperpotassemia, IRC
			Espironolactona	Até 100 mg			

(continua)

Quadro 25.6 (*Continuação*) Classes de anti-hipertensivos.

Classe	Subclasse	Ação	Principais fármacos	Dose máxima	Efeitos adversos	Preferir se	Evitar se
Bloqueador de canal de cálcio	Di-hidropiri-dínicos	Diminuição da resistência vascular e do Ca+ no músculo liso arterial	Anlodipino	Até 10 mg	Cefaleia	DAOP, DAC sintomática	Edema de MMII
			Nitrendipino	Até 40 mg	Tontura		
			Nifedipino	Até 60 mg	Rubor facial		
					Edema periférico		
	Não di-hidropiri-dínicos	Não altera perfil lipídico, função sexual ou eletrólitos	Diltiazem	Até 480 mg	Bradicardia	DOAP, DAC sintomática, taquiarritmia (QRS estreito)	IC sistólica, bradiarritmia
			Verapamil	Até 480 mg	Constipação intestinal (verapamil)		
					Síndrome parkinsoniana (diltiazem)		
Antagonistas do sistema renina-angio-tensina-aldos-terona	Inibidor direto da renina	Diminuição da formação de angiotensina II	Alisquireno	Até 300 mg	*Rash* cutâneo	Pouco usado	Suspeita de estenose de artérias renais
					Diarreia	Sem evidência de benefício sobre morbi-mortalidade	DRC grave
					Aumento de CPK		
					Tosse		

(*continua*)

Quadro 25.6 (Continuação) Classes de anti-hipertensivos.

Classe	Subclasse	Ação	Principais fármacos	Dose máxima	Efeitos adversos	Preferir se	Evitar se
Antagonistas do sistema renina-angiotensina-aldosterona	Inibidor da enzima conversora da angiotensina	Bloqueia a transformação de angiotensina I em II, não permitindo vasoconstrição	Enalapril	Até 40 mg	Tosse seca (principalmente IECA) Alteração do paladar *Rash* cutâneo	DCV (DAC, IC, HVE), DM, AVE DRC leve (Cr < 2,5; nefroprotetor)	Suspeita de estenose de artérias renais DRC grave
			Captopril	Até 150 mg			
			Ramipril	Até 10 mg			
	Antagonista dos receptores de angiotensina II	Bloqueia a ação da angiotensina II, não permitindo a vasoconstrição	Losartana	Até 100 mg			
			Valsartana	Até 160 mg			
			Candesartana	Até 16 mg			
			Olmesartana	Até 40 mg			
Inibidores adrenérgicos	Betabloqueadores	Diminuição do débito cardíaco (ação inicial) e da secreção de renina com readaptação dos barorreceptores e catecolaminas nas sinapses nervosas	Atenolol	Até 100 mg	Bradicardia, BAV, broncospasmo, disfunção sexual e depressão Mais seletivos e menos lipossolúveis: menos efeito no SNC, brônquios e circulação periférica	Tremor essencial, migrânea, hipertireoidismo, IC, DAC, taquiarritmia, AAA e ansiedade	Bradiarritmia, DAOP grave, asma/DPOC, SAHOS, depressão, disfunção sexual
			Bisoprolol	Até 10 mg			
			Carvedilol	Até 50 mg			
			Metoprolol	Até 200 mg			
			Nebivolol	Até 10 mg			
			Propranolol	Até 240 mg			

(continua)

Quadro 25.6 (*Continuação*) Classes de anti-hipertensivos.

Classe	Subclasse	Ação	Principais fármacos	Dose máxima	Efeitos adversos	Preferir se	Evitar se
Inibidores adrenérgicos	Ação central	Inibição da atividade simpática e do reflexo dos barorreceptores Diminuição de níveis plasmáticos de renina e retenção de fluidos	Alfametildopa	Até 1.500 mg	Sonolência, sedação, boca seca, fadiga, HO, disfunção sexual	Pouco usado	Idosos, depressão, disfunção sexual e AVE Alfametildopa: hepatopatia
			Clonidina	Até 0,6 mg		HAS de difícil controle Clonidina: SPI, enxaqueca Retirada de opioides Hiperatividade simpática (cirrose alcoólica)	
	Alfabloqueadores	Antagonistas competitivos dos receptores pós-sinápticos Diminuição da resistência vascular periférica sem alterar o débito cardíaco	Doxazosina	Até 16 mg	Hipotensão sintomática, IU, tolerância Pode aumentar risco de AVE e IC	Pouco usado	Idosos
			Prazosina	Até 10 mg		HPB sintomática, disfunção sexual	IU, HO

(*continua*)

Quadro 25.6 (Continuação) Classes de anti-hipertensivos.

Classe	Subclasse	Ação	Principais fármacos	Dose máxima	Efeitos adversos	Preferir se	Evitar se
Inibidores adrenérgicos	Vasodilatadores de ação direta	Relaxamento da musculatura lisa arterial. Diminuição da resistência vascular periférica	Hidralazina	Até 200 mg	Cefaleia, *flushing*, taquicardia reflexa, reação lúpus-*like*, anorexia, intolerância GI, hirsutismo (minoxidil)	Pouco usados	Idosos, disfunção sexual, HVE, aneurisma dissecante da aorta, hemorragia, SNC recente, enxaqueca (CI)
			Minoxidil	Até 40 mg		HAS de difícil controle, CI a IECA ou BRA	

K: potássio; Mg: magnésio; Ca+: cálcio; IU: incontinência urinária; HPB: hiperplasia prostática benigna; DM: diabetes melito; Na: sódio; DRC: doença renal crônica; HO: hipotensão ortostática; IC: insuficiência cardíaca; DAOP: doença arterial obstrutiva periférica; DAC: doença arterial coronariana; MMII: membros inferiores; DCV: doença cardiovascular; HVE: hipertrofia de ventrículo esquerdo; IECA: inibidor da enzima conversora de angiotensina; BAV: bloqueio atrioventricular; DPOC: doença pulmonar obstrutiva crônica; SAHOS: síndrome da apneia e hipopneia obstrutiva do sono; AAA: aneurisma de aorta abdominal; HAS: hipertensão arterial sistêmica; SNC: sistema nervoso central; SPI: síndrome das pernas inquietas; BRA: bloqueadores do receptor de angiotensina; CI: contraindicação; DLP: dislipidemia; CPK: creatinofosfoquinase; GI: gastrintestinal.

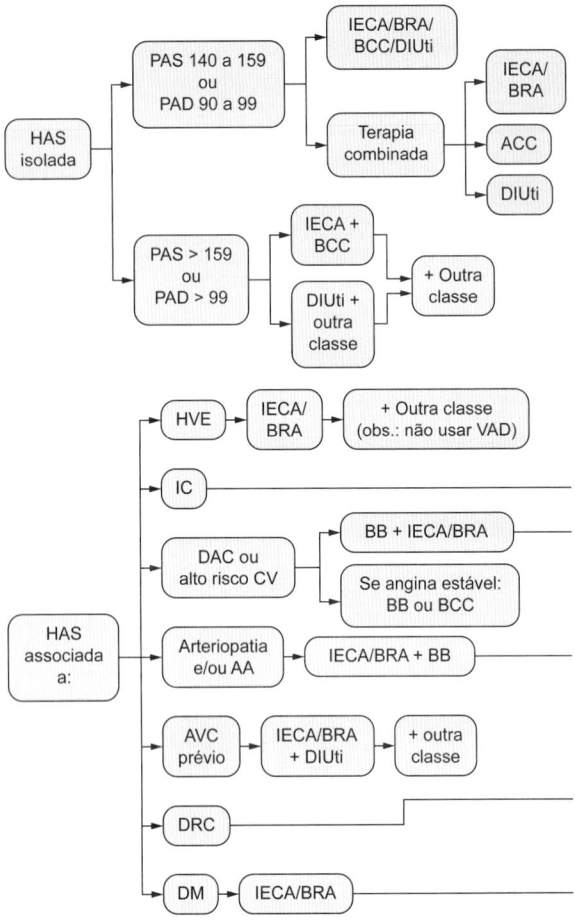

Figura 25.1 Fluxograma sugerido para início do tratamento. DM: diabetes melito; DRC: doença renal crônica; IC: insuficiência cardíaca; DAOP: doença arterial obstrutiva periférica; DAC: doença arterial coronariana; HVE: hipertrofia de ventrículo esquerdo; IECA: inibidor da enzima conversora de angiotensina; AA: aneurisma de aorta; BRA: bloqueadores do receptor de angiotensina; BCC: bloqueador do canal de cálcio; DIUti: diurético tiazídico; DIUalça: diurético de alça; DIUaldo: diurético antagonista da aldosterona; VAD: vasodilatador de ação direta; BB: betabloqueador. (*continua*)

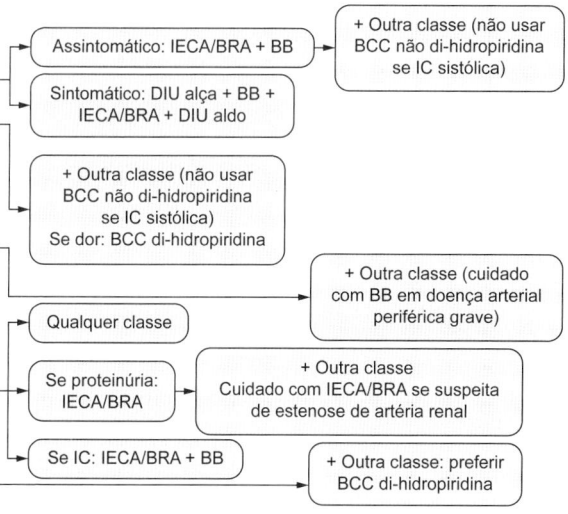

Figura 25.1 (*Continuação*) Fluxograma sugerido para início do tratamento. DM: diabetes melito; DRC: doença renal crônica; IC: insuficiência cardíaca; DAOP: doença arterial obstrutiva periférica; DAC: doença arterial coronariana; HVE: hipertrofia de ventrículo esquerdo; IECA: inibidor da enzima conversora de angiotensina; AA: aneurisma de aorta; BRA: bloqueadores do receptor de angiotensina; BCC: bloqueador do canal de cálcio; DIUti: diurético tiazídico; DIUalça: diurético de alça; DIUaldo: diurético antagonista da aldosterona; VAD: vasodilatador de ação direta; BB: betabloqueador.

REFERÊNCIAS BIBLIOGRÁFICAS

1. Malachias MVB, Póvoa RMS, Nogueira AR, Souza D, Costa LS, Magalhães ME. 7ª Diretriz Brasileira de Hipertensão Arterial. Arq Bras Cardiol. 2016;107(3):1-83.
2. Whelton PK, Carey RM, Aronow WS. 2017 ACC/AHA/AAPA/ABC/ACPM/AGS/APhA/ASH/ASPC/NMA/PCNA Guideline for the Prevention, Detection, Evaluation, and Management of High Blood Pressure in Adults: A Report of the American College of Cardiology/American Heart Association Task Force on Clinical Practice Guidelines. Hypertension. 2018;71:e13–e115.
3. Dahlöf B, Lindholm LH, Hansson L, Scherstén B, Ekbom T, Wester PO. Morbity and mortality in the Swedish Trial in Older Patients with Hypertension (STOP-Hypertension). Lancet. 1991;338:1281-5.
4. MRC Working Party. Medical Research Council trial of treatment of hypertension in older adults: principal results. BMJ. 1992;304:405-12.
5. Whelton PK, Appel LJ, Espeland MA, Applegate WB, Ettinger Jr. WH, Kostis JB et al. Sodium reduction and weight loss in the treatment of hypertension in older persons: a randomized controlled trial of nonpharmacologic interventions in the elderly (TONE). JAMA. 1998;279(11):839-46.
6. Prevention of Stroke by Antihypertensive Drug Treatment in Older Persons With Isolated Systolic Hypertension. Final Results of the Systolic Hypertension in the Elderly Program (SHEP). JAMA. 1991;265(24):3255-64.
7. Staessen JA, Fagard R, Thijs L, Celis H, Arabidze GG, Birkenhäger WH et al. Randomised double-blind comparison of placebo and active treatment for older patients with isolated systolic hypertension. The Systolic Hypertension in Europe (Syst-Eur) Trial Investigators. Lancet. 1997;350(9080):757-64.
8. Liu L, Wang JG, Gong L, Liu G, Staessen JA. Comparison of active treatment and placebo in older Chinese patients with isolated systolic hypertension. Systolic Hypertension in China (Syst-China) Collaborative Group. J Hypertens. 1998;16(12 Pt 1):1823-9.
9. Cushman WC, Ford CE, Cutler JA, Margolis KL, Davis BR, Grimm RH et al. Success and predictors of blood pressure control in diverse North American settings: the antihipertensive and lipid-lowering treatment to prevent heart attack trial (ALLHAT). J Clin Hypertens. 2002;4(6):393-404.
10. Flather MD, Shibata MC, Coats AJ, Van Veldhuisen DJ, Parkhomenko A, Borbola J et al. Randomized trial to determine the effect of nebivolol on mortality and cardiovascular hospital admission in elderly patients with heart failure (SENIORS). European Heart Journal. 2005;26(3):215-25.
11. Bulpitt CJ, Fletcher AE, Amery A. The Hypertension in the Very Elderly Trial (HYVET). Rationale, methodology and comparison with previous trials. Drugs Aging. 1994;5:171-83.
12. Jammerson K, Weber MA, Bakris GL, Dahlöf B, Pitt B, Shi V et al. Benazepril plus amlodipine or hydrochlorothiazide for hypertension in high-risk patients (avoiding cardiovascular events through combination therapy in patients living with systolic hypertension – The ACCOMPLISH trial). N Engl J Med. 2008;359:2417-28.
13. JATOS Study Group: The Japanese Trial to Assess Optimal Systolic Blood Pressure in Elderly Hypertensive patients (JATOS): protocol, patient characteristics, and blood pressure during the first 12 months. Hypertens Res. 2005;28:513-20.
14. Zhang Y, Zhang X, Liu L, Zanchetti A, FEVER Study Group. Is a systolic blood pressure target < 140 mmHg indicated in all hypertensives? Subgroup analyses of findings from the randomized FEVER trial. Eur Heart J. 2011;32(12):1500-8.

15. Margolis KL, O'Connor PJ, Morgan TM, Buse JB, Cohen RM, Cushman WC et al. Outcomes of combined cardiovascular risk factor management strategies in type 2 diabetes: the ACCORD randomized trial. Diabetes Care. 2014;37(6):1721-8.
16. Wright Jr. JT, Williamson JD, Whelton PK, Snyder JK, Sink KM, Rocco MV et al. SPRINT Research Group. A randomized trial of intensive versus standard blood-pressure control. N Engl J Med. 2015;373(22):2103-16.

BIBLIOGRAFIA

Bavishi C, Bangalore S, Messerli FH. Outcomes of intensive blood pressure lowering in older hypertensive patients. J Am Coll Cardiol. 2017;69(5):486-93.

Beckett NS, Peters R, Fletcher AE, Staessen JA, Liu L, Dumitrascu D et al. Treatment of hypertension in patients 80 years of age or older. N Engl J Med. 2008;358(18):1887-98.

Campana EMG, Freitas EV, Brandão SS, Magalhães MEC, Pozzan R, Brandão AP. Hipertensão arterial no idoso. In: Freitas EV; PY L. Tratado de Geriatria e Gerontologia. 4.ed. Rio de Janeiro: Guanabara Koogan; 2016. pp. 2600-71.

Franklin SS, Gustin W, Wong ND. Hemodynamic patterns of age-related changes in blood pressure: the Framingham Heart Study. Circulation. 1997;96:308-15.

Freis ED. Hemodynamic changes in hypertension. Med Clin North Am. 1961; 45:239-45.

Grassi G, Seravalle G, Trevano FQ. Neurogenic abnormalities in masked hypertension. Hypertension. 2007;50:537-42.

Gravina CF, Rosa RF, Franken RA, Freitas EV, Liberman A. Sociedade Brasileira de Cardiologia. II Diretrizes Brasileiras em Cardiogeriatria. Arq Bras Cardiol. 2010;95(3 supl.2):1-112.

Jansen RW, Lipsitz LA. Postprandial hypotension: epidemiology, pathophysiology, and clinical management. Ann Intern Med. 1995;122:286.

Kohara K, Igase M, Takata Y. Contribution of reflection of pressure wave on central systolic blood pressure in older hypertensive patients. J Am Geriatr Soc. 1999;47:499.

Kostis JB, Davis BR, Cutler J, Grimm Jr. RH, Berge KG, Cohen JD et al. Prevention of heart failure by antihypertensive drug treatment in older persons with isolated systolic hypertension. SHEP Cooperative Research Group. JAMA. 1997;278(3):212-6.

Lindholm LH, Hansson L, Ekbom T, Dahlöf B, Lanke J, Linjer E et al. Comparison of antihypertensive treatments in preventing cardiovascular events in elderly diabetic patients: results from the Swedish Trial in Old Patients with Hypertension–2. J Hypertens. 2000;18(11):1671-5.

Miranda RD, Perrotti TC, Bellinazzi VR, Nóbrega TM, Cendoroglo MS, Toniolo-Neto J. Hipertensão arterial no idoso: peculiaridades na fisiopatologia, diagnóstico e tratamento. Rev Bras Hipertens. 2002;9(3):293-300.

Psaty BM, Furberg CD, Kuller LH, Cushman M, Savage PJ, Levine D et al. Association between blood pressure level and the risk of myocardial infarction, stroke, and total mortality: the cardiovascular health study. Arch Intern Med. 2001;161(9):1183-92.

Rutan GH, Hermanson B, Bild DE. Orthostatic hypotension in older adults. The Cardiovascular Health Study. Hypertension. 1992;19:508.

Smith PA, Graham LN, Mackintosh AF, Stoker JB, Mary DA. Sympathetic neural mechanisms in white-coat hypertension. J Am Coll Cardiol. 2002;40(1):126-32.

Williamson JD, Supiano MA, Applegate WB, Berlowitz DR, Campbell RC, Chertow GM et al. Intensive vs standard blood pressure control and cardiovascular disease outcomes in adults aged ≥ 75 years: a randomized clinical trial. JAMA. 2016;315(24):2673-82.

26 Insuficiência Cardíaca

*Lucas Porteiro Prospero • Egli Belinazzi Quadrado •
Roberto Dischinger Miranda*

INTRODUÇÃO

A insuficiência cardíaca (IC) é uma síndrome caracterizada pelo prejuízo da função de bomba desempenhada pelo coração. Apresenta também dificuldade de manter débito cardíaco adequado e conforme as demandas teciduais. Pode decorrer de déficit contrátil, de relaxamento ou ambos. O déficit contrátil ocorre por morte ou disfunção dos miócitos; o de relaxamento se dá pelo remodelamento ventricular.

Em idosos, a IC com fração de ejeção preservada (diastólica) é tão frequente quanto a IC sistólica.

FISIOPATOLOGIA

No envelhecimento, podem ocorrer:

- Alteração do enchimento diastólico em virtude do retardo da recaptação de cálcio pelo retículo sarcoplasmático dos miócitos
- Diminuição da complacência passiva do ventrículo esquerdo (VE) por hipertrofia dos miócitos, aumento do depósito de colágeno, amiloide e lipofuscina. Há maior dificuldade de enchimento ventricular, evento mais dependente da contração atrial
- Rigidez arterial decorrente do maior depósito de tecido conectivo nos vasos de médio e grande calibres, com consequente aumento da pressão arterial sistólica. A hipertensão causa remodelamento adicional do miocárdio e, portanto, maior rigidez e diminuição do relaxamento ventricular
- Redução da atividade adrenérgica, com menor resposta adaptativa da frequência cardíaca
- Maior disfunção do nó sinusal, com mais predisposição à fibrilação atrial.

ETIOLOGIA

Sobrecarga de pressão e volume podem causar hipertensão arterial sistêmica (HAS) e valvopatias, sendo a estenose aórtica a valvopatia mais prevalente em idosos. Também pode ocorrer perda de miócitos em virtude de isquemia, exposição a agentes cardiotóxicos (álcool, cocaína e quimioterápicos, como doxorrubicina e ciclofosfamida), infecções [principalmente virais, como Coxsackie B, enterovírus, adenovírus, influenza, citomegalovírus, vírus Epstein-Barr, vírus sincicial respiratório (VSR), parvovírus, varicela, herpes], doenças inflamatórias (lúpus eritematoso sistêmico, artrite reumatoide) e doenças de depósito (sarcoidose, amiloidose).

DIAGNÓSTICO

O diagnóstico da IC é clínico, composto por um conjunto de sintomas e sinais, como:

- Sintomas:
  - Dispneia progressiva durante esforço
  - Ortopneia
  - Dispneia paroxística noturna
  - Edema de membros inferiores
- Sinais:
  - Estertores crepitantes de base pulmonar: sinal mais sensível, com sensibilidade de 44%; entretanto, é pouco específico, pois pode aparecer em condições pulmonares (infecções e fibrose intersticial)
  - Estase jugular: sinal mais específico, com especificidade de 97%
  - Terceira bulha
  - Hepatomegalia dolorosa
  - Refluxo hepatojugular.

Outras manifestações atípicas da IC em idosos incluem insônia, *delirium* e respiração de Cheyne-Stokes.

Exames complementares

Radiografia de tórax

Evidencia aumento da área cardíaca e sinais de congestão pulmonar (ingurgitamento de hilo pulmonar e cefalização de trama vascular), bem como derrame pleural unilateral ou bilateral, geralmente com padrão de transudato.

Eletrocardiograma

Exame inespecífico, porém de baixo custo e fácil acesso, fornece pistas etiológicas de sobrecarga das câmaras esquerdas, sinais de isquemia (onda Q patológica e inversão de onda T) e arritmias, sendo a fibrilação atrial extremamente comum em idosos.

Peptídeo natriurético tipo B

Diferencia a causa da dispneia como de etiologia cardíaca ou não. Se elevado, indica sobrecarga volêmica ou de pressão, sugestivo de IC descompensada. Pode estar elevado em pacientes com doença renal crônica. É útil para seguimento terapêutico – se houver queda, indica boa resposta ao tratamento.

Ecocardiograma

Exame fundamental na avaliação do idoso com IC, pois permite o diagnóstico etiológico. Define-se etiologia isquêmica a partir dos déficits contráteis segmentares, ou alteração de relaxamento, além de avaliar valvopatias:

- IC sistólica [fração de ejeção (FE) reduzida]: FE < 50%
- IC diastólica (FE preservada): FE ≥ 50% associada à alteração de relaxamento ventricular.

CLASSIFICAÇÃO

Segundo a New York Heart Association (NYHA), a IC em idosos pode ser classificada em:

- Classe funcional I: doença cardíaca, porém sem limitação de atividades físicas diárias (indivíduos assintomáticos)
- Classe funcional II: doença cardíaca assintomática em repouso, mas com sintomas (dispneia, fadiga e palpitações) durante atividades físicas de moderada intensidade (subir escadas e ladeiras)
- Classe funcional III: doença cardíaca com acentuada limitação durante pequenos esforços e atividades físicas comuns (percorrer pequenas distâncias no plano, tomar banho e conversar), provocando dispneia, fadiga acentuada e palpitações
- Classe funcional IV: dispneia em repouso.

TRATAMENTO

Os objetivos do tratamento da IC em idosos são: reduzir os sintomas, melhorar a qualidade de vida, evitar a progressão da doença ao diminuir o remodelamento ventricular e reduzir a mortalidade.

Medidas preventivas incluem o controle de comorbidades clínicas, como HAS, isquemia miocárdica, arritmias cardíacas, anemia, insuficiência renal, endocrinopatias (hipotireoidismo ou tireotoxicose), infecções (pneumonias e infecções urinárias) e cessação do tabagismo. Além disso, recomenda-se manter o calendário de vacinação atualizado (p. ex., vacinas anuais anti-influenza e antipneumocócicas).

Tratamento não farmacológico

Recomenda-se, em primeiro lugar, evitar o uso de algumas substâncias, a saber:

- Cardiotóxicas: álcool, drogas ilícitas (cocaína), agentes anabolizantes e quimioterápicos (doxorrubicina e ciclofosfoamida)
- Retentoras de sódio e água: anti-inflamatórios não hormonais e corticosteroide
- Medicamentos que reduzem a função cardíaca: antagonistas do cálcio não di-hidropiridínicos (diltiazem e verapamil), antidepressivos tricíclicos e lítio.

Indica-se também alteração da dieta e prática de atividade física, conforme apresentado a seguir.

Dieta

Em virtude do estado catabólico desencadeado pela doença, recomenda-se a ingestão de 1,5 a 2 g de proteína/kg de peso por dia para pacientes em fase avançada da doença.

Pacientes obesos devem ser estimulados a perder peso, já que o aumento da massa corpórea eleva as demandas teciduais impostas ao desempenho cardíaco.

Dietas pastosas ou semilíquidas e fracionadas (de 5 a 6 vezes/dia) são mais bem toleradas. Os alimentos devem ser oferecidos, preferencialmente, em volume reduzido em cada refeição.

Deve-se também restringir a ingestão de sódio, uma vez que promove retenção hídrica, aumenta a pressão arterial, o débito cardíaco e a resistência vascular, preconizando-se o consumo de 4 g/dia de cloreto de sódio para idosos com IC leve a moderada. Pacientes com sintomas mais graves devem limitar a quantia a 2 g/dia.

Alimentos ricos em sódio também devem ser evitados, como aqueles industrializados e as conservas [caldo de carne, charque ou carne seca, bacalhau, defumados, embutidos, enlatados (como azeitonas e alcaparras), sopas e sucos de envelope], condimentos e molhos industrializados (mostarda, ketchup e shoyu), bicarbonato de sódio (pães e antiácidos) e adoçantes sintéticos à base de sódio.

A ingestão de líquidos pode ser sob demanda e, portanto, livre de acordo com as necessidades de cada paciente. A restrição hídrica pode provocar desidratação e disfunção renal; entretanto, deve ser orientada nos casos de IC grave (classes funcionais III e IV), paciente descompensados agudamente ou que apresentem hiponatremia com níveis de sódio sérico abaixo de 130 mEq/ℓ, aconselhando-se a ingestão de 500 a 1.000 me/dia.

Prática de atividade física

Além de aumentar a tolerância aos esforços em 15 a 25% e reduzir os sintomas da IC, o paciente pode se beneficiar das atividades físicas, melhorando sua funcionalidade e diminuindo as chances de outras complicações (perda de reflexos vasomotores posturais, osteoporose, constipação intestinal e infecções).

A prática de atividade física pode atuar de modo benéfico no remodelamento ventricular e melhorar a função do VE e o volume sistólico, além de favorecer incremento das fibras musculares do tipo I.

Tem efeito antiarritmogênico e pode diminuir a incidência de fibrilação atrial em idosos com IC, bem como a mortalidade e as internações hospitalares em pacientes com IC de FE reduzida (< 35%) e classes funcionais II a IV.

Inicialmente, recomendam-se sessões de exercícios supervisionadas com duração de 60 min, 3 vezes/semana, durante 6 meses. Nos outros dias, indicam-se caminhadas de até 30 min.

No Quadro 26.1, são apresentados os tipos de exercícios físicos recomendados para idosos com IC.

Quadro 26.1 Tipos de exercícios físicos para idosos com IC.

Tipo de exercício predominante	Modalidade	Intensidade	Duração	Vezes/semana
Aquecimento	–	–	5 a 10 min	No início de todo treinamento
Aeróbico	Caminhada, esteira, bicicleta ergométrica	FC entre 60 e 85% da FC máxima	Inicialmente, 15 a 20 min Meta de 30 min	3 a 5
Resistido	Pesos livres, bandas elásticas	Carga máxima voluntária: 30% até 40 a 60% Atingir, no máximo, 14 na escala de dispneia de Borg	1 a 3 séries compostas de 8 a 10 repetições por grupamento muscular	2 a 3
Alongamento Flexibilidade Relaxamento	–	–	10 a 15 min	Ao final de todo treinamento

FC: frequência cardíaca.

As contraindicações à realização de atividades físicas para idosos com IC são:

- Piora progressiva da tolerância aos esforços ou dispneia em repouso nos últimos 3 a 5 dias
- Isquemia durante exercício de baixa intensidade (< 2 MET ou 50 W)
- Diabetes descompensado
- Tromboflebite ou embolia recente
- Novo episódio de fibrilação ou *flutter* atrial.

Tratamento farmacológico

Os fármacos utilizados no tratamento da IC em idosos são apresentados no Quadro 26.2 e descritos a seguir.

Quadro 26.2 Doses iniciais e doses-alvo dos fármacos utilizados no tratamento da IC.

Fármaco	Dose inicial	Dose-alvo	Vezes/dia
Betabloqueadores			
Carvedilol	3,125 mg	25 mg	2
Succinato de metoprolol	12,5 mg	200 mg	1
Bisoprolol	1,25 mg	10 mg	1
IECA			
Captopril	6,25 mg	50 mg	3
Enalapril	2,5 mg	10 a 20 mg	2
Lisinopril	2,5 a 5 mg	20 a 40 mg	1
Perindopril	2 mg	8 a 16 mg	1
Ramipril	1,25 a 2,5 mg	10 mg	1
BRA			
Candesartana	4 a 8 mg	32 mg	1
Losartana	25 mg	50 a 100 mg	1
Valsartana	40 mg	160 mg	2

(continua)

Quadro 26.2 (Continuação) Doses iniciais e doses-alvo dos fármacos utilizados no tratamento da IC.

Fármaco	Dose inicial	Dose-alvo	Vezes/dia
Bloqueadores beta-adrenérgicos			
Carvedilol	3,125 mg	25 mg	2
Succinato de metoprolol	12,5 mg	200 mg	1
Bisoprolol	1,25 mg	10 mg	1
Diuréticos de alça			
Furosemida	20 mg	240 mg/dia é a dose máxima	2 a 3
Bumetamina	0,5 a 2 mg	10 mg/dia é a dose máxima	2 a 3
Diuréticos tiazídicos			
Hidroclorotiazida	25 mg	100 mg/dia é a dose máxima	1 a 2
Clortalidona	12,5 mg	50 mg	1
Indapamida	1,5	5 mg/dia é a dose máxima	1
Metolazona	2,5	10	1
Antagonista da aldosterona			
Espironolactona	25 mg	50 mg/dia é a dose máxima	1
Amilorida	2,5 mg	20 mg/dia é a dose máxima	1
Triantereno	25 mg	100 mg/dia é a dose máxima	1

(continua)

Quadro 26.2 (Continuação) Doses iniciais e doses-alvo dos fármacos utilizados no tratamento da IC.

Fármaco	Dose inicial	Dose-alvo	Vezes/dia
Vasodilatadores			
Hidralazina	25 mg	300 mg	3 a 4
Mononitrato de isossorbida	10 mg	60 mg	2 a 3
Digitálicos			
Digoxina	0,125 mg	0,250 mg	1
Inibidor do nó sinusal			
Ivabradina	2,5 mg	7,5 mg	2
Inibidor de neprilisina			
Sacubitril/valsartana	50 mg	200 mg	

IECA: inibidores da enzima conversora da angiotensina; BRA: bloqueadores dos receptores da angiotensina.

IECA ou BRA

Salvo contraindicação absoluta, os inibidores da enzima conversora da angiotensina (IECA) e os bloqueadores dos receptores da angiotensina (BRA) devem ser prescritos para todo paciente com IC na maior dose tolerada. O bloqueio do sistema renina-angiotensina-aldosterona atua no remodelamento cardíaco e promove menor retenção de sódio e água.

Deve-se atentar para hiperpotassemia (IECA ou BRA) e tosse (IECA). Contraindica-se a associação de IECA e BRA porque aumenta o risco de hiperpotassemia e disfunção renal.

Bloqueadores beta-adrenérgicos

Salvo contraindicação absoluta, também deve ser prescrito para todo paciente com IC na maior dose tolerada. Esses medicamentos atuam negativamente no cronotropismo. As medicações de preferência são: carvedilol, metoprolol, bisoprolol e nebivolol.

Deve-se atentar para bradicardia, hipotensão ortostática, bloqueios atrioventriculares e condições pulmonares ativas descompensadas (asma e doença pulmonar obstrutiva crônica).

Diuréticos

Não alteram a sobrevida, porém são muito eficazes para controle de sintomas congestivos. Deve-se dar preferência aos diuréticos de alça, como a furosemida, na menor dose possível. Tiazídicos também podem ser utilizados, pois, embora apresentem menor potência diurética, têm maior estabilidade da volemia.

Deve-se atentar para hipopotassemia, hiponatremia, hipomagnesemia, hipotensão arterial, piora da função renal, noctúria e incontinência urinária.

Antagonistas da aldosterona

A espironolactona está disponível no Brasil, nas doses de 25 e 50 mg, indicada para pacientes com FE < 30% ou classes funcionais III e IV. Seu uso está associado à redução da mortalidade.

Por apresentar ação diurética poupadora de potássio, deve ter seus níveis monitorados. Se potássio > 5 mEq/L, deve-se suspender o medicamento. Importante atentar para ginecomastia.

Vasodilatadores

Hidralazina e mononitrato de isossorbida atuam no remodelamento miocárdico, reduzindo pré e pós-carga. Indica-se a associação desses fármacos para pacientes intolerantes a IECA ou BRA.

Digitálicos

Não aumentam sobrevida, mas controlam sintomas e melhoram qualidade de vida por promoverem inotropismo. São indicados para pacientes já com terapêutica otimizada, mas que ainda mostram sintomas.

Apresentam faixa terapêutica estreita, por isso é necessário atentar para intoxicação (monitoramento dos níveis séricos pela digoxinemia), devendo-se monitorar função renal periodicamente.

A dose habitual recomendada é de 0,125 a 0,25 mg por via oral (VO) 1 vez/dia.

Ivabradina

Inibidor específico da corrente de marca-passo das células do nó sinoatrial, apresenta cronotropismo negativo, sem promover queda da pressão arterial nem depressão miocárdica, como ocorre com os betabloqueadores.

Para usá-la, é necessário tratamento otimizado da IC, ritmo sinusal, FC > 70 bpm e estar em terapia com IECA e betabloqueador.

Pode ser uma opção ao uso de betabloqueadores, mas, em caso de intolerância ou contraindicação, deve ser prescrita concomitantemente com IECA ou BRA. A dose habitual é de 2,5 mg VO a cada 12 h até 7,5 mg VO a cada 12 h, aumentando 2,5 mg/dia até a FC ficar entre 50 e 60 bpm.

Sacubitril/valsartana

Inibidor da neprilisina, atua inibindo a degradação de peptídios natriuréticos cerebrais (BNP), bradicinina e adrenomedulina, aumentando seus níveis séricos e promovendo natriurese. Seu uso pode elevar níveis séricos de BNP [não eleva níveis séricos de fragmento terminal do pró-BNP (NT-ProBNP)].

O sacubitril demonstrou redução na mortalidade geral por causas cardíacas. Algumas precauções são necessárias para seu uso, como descontinuar o IECA por 36 h antes do início da nova medicação e monitorar a pressão arterial (maior risco de hipotensão) e o aparecimento de angioedema.

BIBLIOGRAFIA

Bocchi EA, Braga FG, Ferreira SM, Rohde LE, Oliveira WA, Almeida DR et al. III Diretriz Brasileira de Insuficiência Cardíaca Crônica. Arq Bras Cardiol. 2009;93(1 Suppl 1):3-70.

Bocchi EA, Marcondes-Braga FG, Bacal F, Ferraz AS, Albuquerque D, Rodrigues D et al. Atualização da Diretriz Brasileira de Insuficiência Cardíaca Crônica. Arq Bras Cardiol. 2012;1(Suppl 1):1-33.

CIBIS-II Investigators and Committees. The Cardiac Insufficiency Bisoprolol Study II (CIBIS-II): a randomised trial. Lancet. 1999;353(9146):9-13.

Dharmarajan K, Rich MW. Epidemiology, pathophysiology, and prognosis of heart failure in older adults. Heart Fail Clin. 2017;13(3):417-26.

Dourado DAQS, Gouveia LAG. Condutas dietéticas para idoso com doenças do sistema cardiovascular. In: Silva MLN, Marucci MFN, Roedinger MA. Tratado de nutrição em gerontologia. 1.ed. Barueri: Manole; 2016.

Eschalier R, McMurray JJ, Swedberg K, van Veldhuisen DJ, Krum H, Pocock SJ et al. Safety and efficacy of eplerenone in patients at high risk for hyperkalemia and/

or worsening renal function: analyses of the EMPHASIS-HF study subgroups (Eplerenone in Mild Patients Hospitalization And Survival Study in Heart Failure). J Am Coll Cardiol. 2013;62(17):1585-93.

Ferraz AS, Junior PY. Prescrição do exercício físico para pacientes com insuficiência cardíaca. Rev Soc Cardiol RGS. 2006;9:1-13.

Flather MD, Shibata MC, Coats AJ, Van Veldhuisen DJ, Parkhomenko A, Borbola J et al. Randomized trial to determine the effect of nebivolol on mortality and cardiovascular hospital admission in elderly patients with heart failure (SENIORS). Eur Heart J. 2005;26(3):215-25.

Gielen S, Laughlin MH, O'Conner C, Duncker DJ. Exercise training in patients with heart disease: review of beneficial effects and clinical recommendations. Prog Cardiovasc Dis. 2015;57(4):347-55.

Gravina CF, Franken R, Wenger N, Freitas EV, Batlouni M, Rich M et al. II Diretrizes em Cardiogeriatria da Sociedade Brasileira de Cardiologia. Arq Bras Cardiol. 2010;95(3 Suppl 2):e16-76.

Hamm LF, Wenger NK, Arena R, Forman DE, Lavie CJ, Miller TD et al. Cardiac rehabilitation and cardiovascular disability: role in assessment and improving functional capacity: a position statement from the American Association of Cardiovascular and Pulmonary Rehabilitation. J Cardiopulm Rehabil Prev. 2013;33(1):1-11.

Luo N, Merrill P, Parikh KS, Whellan DJ, Piña IL, Fiuzat M et al. Exercise training in patients with chronic heart failure and atrial fibrillation. J Am Coll Cardiol. 2017;69(13):1683-91.

McMurray JJ, Packer M, Desai AS, Gong J, Lefkowitz MP, Rizkala AR et al. Angiotensin-neprilysin inhibition versus enalapril in heart failure. N Engl J Med. 2014;371(11):993-1004.

Müller-Werdan U, Stöckl G, Werdan K. Advances in the management of heart failure: the role of ivabradine. Vasc Health Risk Manag. 2016;12:453-70.

Packer M, Bristow MR, Cohn JN, Colucci WS, Fowler MB, Gilbert EM et al. The effect of carvedilol on morbidity and mortality in patients with chronic heart failure. U.S. Carvedilol Heart Failure Study Group. N Engl J Med. 1996;334(21):1349-55.

Packer M, Coats AJ, Fowler MB, Katus HA, Krum H, Mohacsi P et al. Effect of carvedilol on survival in severe chronic heart failure. Carvedilol Prospective Randomized Cumulative Survival Study Group. N Engl J Med. 2001;344(22):1651-8.

Pereira-Barreto AC, Del-Carlo CH. Insuficiencia cardíaca nos idosos. In: Borges JL. Manual de cardiogeriatria. 3.ed. São Paulo: Criação; 2012.

Petrie MC, Berry C, Stewart S, McMurray JJ. Failing ageing hearts. Eur Heart J. 2001;22(21):1978-90.

Pitt B, Zannad F, Remme WJ, Cody R, Castaigne A, Perez A et al. The effect of spironolactone on morbidity and mortality in patients with severe heart failure. Randomized Aldactone Evaluation Study Investigators. N Engl J Med. 1999;341(10):709-17.

Shiels P, Naas A, Lim P, Leary A, MacDonald T. The ELITE study. Evaluation of Losartan in the Elderly Study. Br J Clin Pharmacol. 1998;45(6):613-4.

27 Síncope

Lyina Kawazoe • Priscila Gaeta Baptistão

INTRODUÇÃO

Síncope é a perda autolimitada da consciência e do tônus postural, consequente à redução transitória da perfusão cerebral. A incidência dessa síndrome aumenta proporcionalmente com a idade. A população idosa torna-se especialmente vulnerável em virtude do risco de quedas, o que aumenta o número de internações hospitalares, fraturas de fêmur e institucionalizações. Doenças cardiovasculares, muito prevalentes neste grupo etário, constituem grandes fatores de risco para síncope.

Para todo idoso com história de queda, deve-se pensar em síncope; e todo idoso com síncope deve ser rastreado e tratado para osteoporose.

CAUSAS

Síncope reflexa

Resulta de reflexos neuronais que alteram a frequência cardíaca e a pressão arterial sistêmica de maneira inapropriada:

- Síncope vasovagal
- Síncope situacional
- Síndrome do seio carotídeo.

Geralmente acontece nas seguintes situações:

- Ausência de doença estrutural cardíaca
- História longa de síncopes recorrentes
- Após cheiro, visão ou dor desagradável, de modo súbito
- Após longo tempo na posição ortostática
- Lugares cheios ou quentes
- Náuseas e vômitos associados
- Durante ou após refeições
- Associada à rotação da cabeça ou à compressão carotídea
- Após exercício.

Hipotensão ortostática

Queda da pressão arterial sistólica (PAS) $\geq$ 20 mmHg e/ou pressão arterial diastólica (PAD) $\geq$ 10 mmHg após 3 min na posição ortostática. Tem diferentes causas (Quadro 27.1), sendo as principais:

- Insuficiência autonômica primária ou secundária
- Induzida por medicamentos
- Depleção de volume intravascular.

Quadro 27.1 Causas da hipotensão ortostática.

Fármacos
- Alfa e betabloqueadores
- Medicamentos parkinsonianos (levodopa)
- Diuréticos
- Bloqueadores do canal de cálcio
- Inibidores da enzima conversora de angiotensina
- Bloqueadores do receptor de angiotensina
- Opioides/narcóticos/benzodiazepínicos
- Antidepressivos tricíclicos
- Nitratos

Disautonomias
- Periférica:
  - Neuropatia autonômica
  - Polineuropatia alcoólica
  - Síndrome de Guilain-Barré
  - Síndrome paraneoplásica
- Central:
  - Atrofia de múltiplos sistemas

Venodilatação
- Álcool
- Febre
- Exercício físico
- Banho quente
- Ambiente quente
- Sepse

Baixo débito cardíaco
- Estenose aórtica
- Miocardiopatia
- Infarto do miocárdio

Outras
- Hipovolemia

A hipotensão ortostática (HO) acontece geralmente nas seguintes situações:

- Após se levantar
- Relação temporal com introdução ou mudança na dose de vasodepressores (hipotensão)
- Tempo prolongado na posição ortostática, principalmente em lugares cheios/quentes

- Presença de neuropatia autonômica ou parkinsonismo
- Posição ortostática após exercício.

O tratamento inclui medidas farmacológicas e não farmacológicas, a saber:

- Farmacológicas:
  - Cafeína
  - Fludrocortisona: para HO refratária às medidas não farmacológicas
  - Midodrina: se a fludrocortisona for inefetiva ou houver contraindicação
  - Desmopressina
  - Eritropoetina
- Não farmacológicas:
  - Identificar e tratar causas corrigíveis de HO
  - Reduzir ou suspender fármacos desencadeadores do problema
  - Evitar situações que causam HO
  - Elevar cabeceira da cama em 5 a 20º
  - Usar meia elástica e/ou cinta abdominal
  - Praticar exercícios físicos para melhorar condicionamento
  - Fazer exercícios posturais controlados utilizando a mesa de *tilt*
  - Evitar diuréticos e aumentar ingestão de sal (se não houver contraindicação).

Arritmia cardíaca
Quando a frequência cardíaca aumenta ou diminui a ponto de alterar a pressão arterial ou débito cardíaco:

- Bloqueio atrioventricular
- Pausas cardíacas
- Taquiarritmias ventriculares.

Geralmente acontece nas seguintes situações:

- Presença de cardiopatia estrutural
- História familiar de morte súbita
- Durante o exercício ou na posição supina
- Anormalidades eletrocardiográficas
- Palpitações logo após o episódio de síncope.

Doenças estruturais cardiopulmonares
- Estenose aórtica
- Miocardiopatia hipertrófica
- Outras: embolia pulmonar, estenose pulmonar grave, hipertensão pulmonar grave, mixomas.

Causas cerebrovasculares
- Síndrome do roubo da artéria subclávia
- Insuficiência vertebrobasilar.

Síndromes síncope-*like*

- Convulsões
- Transtornos psiquiátricos
- Distúrbios do sono
- Ataque isquêmico transitório.

Síndrome/hipersensibilidade do seio carotídeo

Os sintomas geralmente são precedidos por algum estímulo mecânico do seio carotídeo, porém, muitas vezes, esse estímulo não é identificado.

Para massagear o seio carotídeo, o paciente deve estar na posição ortostática e os movimentos devem ser feitos por 5 a 10 s (geralmente a frequência cardíaca máxima ocorre em 5 s). Como complicações dessa massagem, destacam-se arritmias e sequelas neurológicas.

Os principais fatores desencadeantes da síndrome/hipersensibilidade do seio carotídeo em idosos são:

- Posição ortostática por tempo prolongado
- Uso de medicamentos vasodilatadores
- Estresse emocional
- Ansiedade
- Trauma
- Dor física ou antecipação da dor física
- Ambientes quentes
- Viagem de avião
- Micção
- Evacuação
- Tosse.

O tratamento depende do tipo de resposta à massagem do seio carotídeo (Quadro 27.2):

- Predominantemente cardioinibitória: implante de marca-passo dupla-câmara
- Vasodepressora: orientações de medidas gerais, evitar vasodilatadores, uso de mineralocorticosteroide e vasoconstritores.

Síncope vasovagal

É marcada por bradicardia e/ou hipotensão suficiente para causar hipoperfusão cerebral. As manifestações ocorrem em três fases:

Quadro 27.2 Respostas hemodinâmicas à massagem do seio carotídeo.		
Tipo de resposta	**Reprodução dos sintomas**	**Ausência de sintomas**
Vasoplégica	Queda da PAS > 30 mmHg	Queda da PAS > 50 mmHg
Cardioinibitória	Assistolia > 3 s	Assistolia > 3 s

PAS: pressão arterial sistólica.

- Pródromos ou aura: fraqueza, diaforese, náuseas, desconforto abdominal, alterações visuais, tontura, cefaleia, disartria e parestesia
- Perda de consciência
- Fase de pós-síncope.

O tratamento é semelhante ao da HO, descrito anteriormente.

Hipotensão pós-prandial

É o aumento na circulação esplâncnica após uma refeição resultando em hipotensão. Em idosos saudáveis, 60 min após uma refeição, há queda na pressão sanguínea de 11 a 16 mmHg e aumento da frequência cardíaca em 5 a 7 bpm, principalmente quando o alimento tiver alto valor energético e grande quantidade de carboidratos.

O tratamento inclui medidas farmacológicas e não farmacológicas, a saber:

- Não farmacológicas:
  - Fracionar dieta
  - Diminuir a quantidade de carboidratos simples
- Farmacológicas:
  - Octreotida
  - Fludocortisona
  - Indometacina
  - Cafeína.

DIAGNÓSTICO

É etiológico, definido a partir dos seguintes dados obtidos na anamnese:

- Antes da síncope:
  - Local
  - Posição
  - Ação
  - Pródromos
- Durante a síncope:
  - Como caiu ao chão
  - Houve crise ou pseudocrise convulsiva
- Após a síncope:
  - Sequela ou sinal neurológico focal
  - Dor muscular
  - Recuperação rápida da consciência.

A avaliação inicial da síncope no idoso é apresentada na Figura 27.1, e a investigação, na Figura 27.2. Também é possível aplicar o *tilt-test*, em que o paciente permanece na mesa do *tilt* em um ângulo de 70° por 40 min (Quadro 27.3).

Quadro 27.3 Resposta ao *tilt test*.

Resposta	Característica
Vasoplégica	Reprodução dos sintomas com queda > 50 mmHg da PAS ou PAS < 90 mmHg
Cardioinibitória	Assistolia por mais de 3 s ou FC < 40 bpm por mais de 10 s
Mista	–

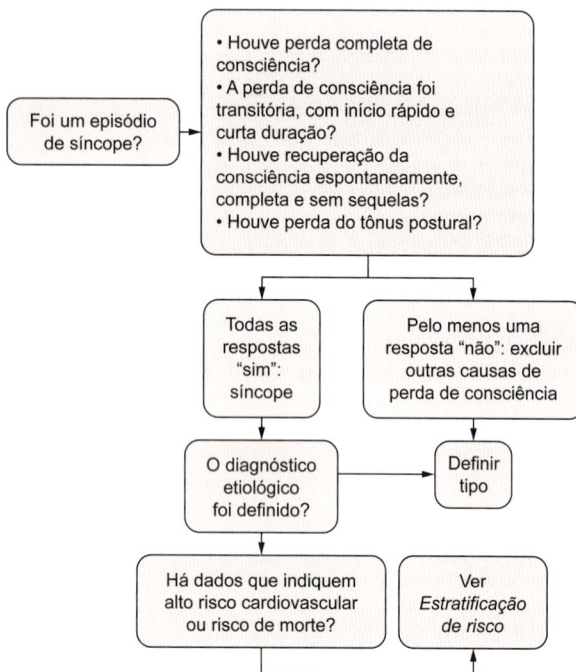

Figura 27.1 Avaliação inicial no idoso.

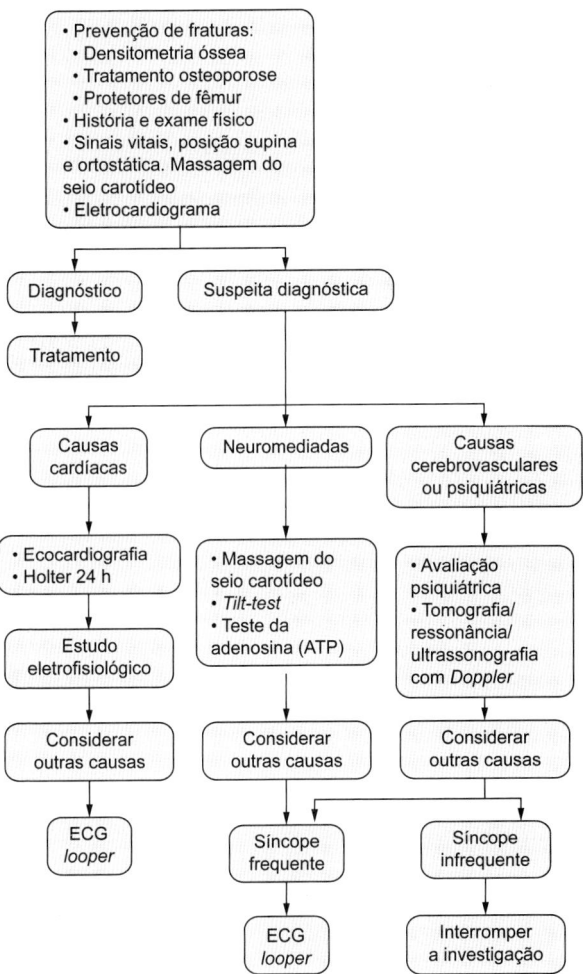

Figura 27.2 Investigação da síncope no idoso.

ESTRATIFICAÇÃO DE RISCO

O objetivo inicial da avaliação de síncope deve ser a estratificação de risco, pois, a partir dela, define-se a conduta a ser tomada, conforme apresentado no Quadro 27.4.

Quadro 27.4 Estratificação de risco da síncope no idoso.

Risco	Conduta

Alto:
- Doença cardíaca estrutural grave ou coronariopatia (insuficiência cardíaca, função sistólica baixa, infarto do miocárdio prévio)
- Sinais clínicos ou eletrocardiográficos que sugerem síncope por arritmia:
  - Síncope durante o exercício ou em posição supina
  - Palpitações durante o episódio de síncope
  - História familiar de morte súbita
  - Taquicardia ventricular não sustentada
  - Bloqueio bifascicular ou outra anormalidade de condução intraventricular com QRS alargado
  - Pré-excitação do complexo QRS
  - Intervalo QT longo ou curto
  - Bloqueio de ramo direito com elevação do segmento ST em V1-V3
  - Alterações sugestivas de cardiomiopatia arritmogênica de VD
	Internação hospitalar

Baixo risco: - Síncope recorrente - Episódio único	Investigação ambulatorial Não é necessário investigar

VD: ventrículo direito.

BIBLIOGRAFIA

Benditt D. Syncope in adults: clinical manifestations en diagnostic evaluation. In: https://www.uptodate.com/contents/syncope-in-adults-clinical-manifestations-and-diagnostic-evaluation?search=síncope%20idoso&source=search_result&selectedTitle=1~150&usage_type=default&display_rank=1. Acesso em 12 mar 2019

Freitas EV, Py L, Cançado FAX. Tratado de Geriatria e Gerontologia. 2.ed. Rio de Janeiro: Guanabara Koogan; 2006.

Halter JB, Ouslander JG, Tinetti ME. Geriatric Medicine and Gerontology. 6.ed. New York: Mc Graw-Hill Medical; 2009.

Madden KM. Primary presentations of syncope in the older adult population. Geriatrics and Aging. 2006;9(2):80-6.

Sander NA, Supiano MA. Avaliando idosos para síncope após uma queda. In: Williams BA, Chang A, Ahalt C. Current – Geriatria – Diagnóstico e Tratamento. 2.ed. Porto Alegre: Artmed; 2015.

Task Force for the Diagnosis and Management of Syncope; European Society of Cardiology (ESC); European Heart Rhythm Association (EHRA); Heart Failure Association (HFA); Heart Rhythm Society (HRS), Moya A *et al*. Guidelines for the diagnosis and management of syncope (version 2009). Eur Heart J. 2009;30(21):2631-71.

28 Dislipidemias

Eduardo Vieira Fregolente • Ana Luísa Cardoso
Rosa da Silva • Roberto Dischinger Miranda

INTRODUÇÃO

A população idosa apresenta diversas características próprias que a diferem dos adultos jovens. No que tange às dislipidemias, os indivíduos com mais de 60 anos apresentam níveis progressivamente menores de colesterol total (CT); em contrapartida, a prevalência da doença permanece alta: 25% para os homens e 42% para as mulheres.[1]

Outro fato relevante no idoso é a etiologia das dislipidemias, pois, nesta população, nota-se aumento na incidência de dislipidemias secundárias a hipotireoidismo, diabetes melito (DM), obesidade, síndrome nefrótica e uso de medicações (tiazídicos, betabloqueadores). Geralmente, os níveis séricos de CT, lipoproteína de baixa densidade (LDL-c) e triglicerídios (TG) não estão extremamente elevados.[2]

O comportamento sérico dos níveis de colesterol nos idosos é muito peculiar. Em decorrência da queda progressiva desses níveis, pode-se observar, com o aumento da idade, um fenômeno chamado "paradoxo do colesterol", no qual a taxa de mortalidade por causas cardiovasculares tende a aumentar na população idosa, mas os níveis de colesterol são progressivamente menores. Isso se deve à maior prevalência, nestes indivíduos, de doenças crônicas, desnutrição, síndrome de fragilidade, eventos que podem causar diminuição do colesterol e, ao mesmo tempo, aumentar a mortalidade.

Assim como o comportamento fisiopatológico das dislipidemias no idoso, o tratamento sempre foi tema muito discutido na literatura. Sabe-se que, nesta população, deve-se levar em conta não só o risco cardiovascular para iniciar o tratamento farmacológico[2], mas as possíveis interações medicamentosas decorrentes da alta prevalência de polifarmácia, o *status* funcional e a expectativa de vida do paciente em questão, bem como o estado mental e a situação socioeconômica, condições importantes para a adesão e a eficácia do tratamento instituído.

O benefício dos hipolipemiantes em idosos já está bem estabelecido, como demonstra os estudos *Prospective Study of Pravastatin in the Elderly at Risk* (PROSPER), *Heart Protection Study* (HPS), *Cholesterol Treatment Trialist* (CTT), *Scandinavian Simvastatin Survival Study* (4S) e *Justification for the Use of Statins in Prevention: an Intervention Trial Evaluating Rosuvastatin* (JUPITER).[3-5]

Apesar das particularidades da população idosa, a *Atualização da Diretriz Brasileira de Dislipidemias e Prevenção da Aterosclerose*[6], da Sociedade Brasileira de Cardiologia, orienta seguir as mesmas diretrizes para a população adulta jovem no que se refere a: classificação das dislipidemias, estratificação de risco, tratamento medicamentoso e não medicamentoso.

CLASSIFICAÇÃO

As dislipidemias são classificadas em:

- Hipercolesterolemia isolada: LDL-c > 160 mg/dℓ
- Hipertrigliceridemia isolada: TG > 150 mg/dℓ ou 175 mg/dℓ (se amostra obtida sem jejum)
- Hiperlipidemia mista: LDL > 160 mg/dℓ e TG > 150 mg/dℓ ou 175 mg/dℓ (se amostra obtida sem jejum)
- Lipoproteína de alta densidade (HDL-c) baixo: < 40 mg/dℓ em homens e < 50 mg/dℓ em mulheres.

ESTRATIFICAÇÃO DO RISCO CARDIOVASCULAR

A *Atualização da Diretriz Brasileira de Dislipidemias e Prevenção da Aterosclerose* orienta que a estratificação de risco cardiovascular dos pacientes deve ser feita por meio do *Escore de Risco Global* (ERG). Para tanto, disponibiliza uma calculadora eletrônica com versões para iOS e Android.

O risco cardiovascular é classificado como (Figura 28.1):

- Muito alto: doença aterosclerótica significativa, com ou sem evento clínico (IIaB) ou qualquer obstrução arterial maior que 50% (IIaC)
- Alto: pacientes em prevenção primária, com doença aterosclerótica subclínica [índice tornozelo-braquial (ITB) < 0,9; cálcio arterial coronariano (CAC) > 100], aneurisma de aorta abdominal, doença renal crônica com taxa de filtração glomerular (TFG) < 60 mℓ/min, LDL-c maior ou igual a 190 mg/dℓ, DM tipo I ou II com LDL-c entre 70 e 189 mg/dℓ
- Intermediário: ERG entre 5 e 20% nos homens e entre 5 e 10% nas mulheres (IA)
- Baixo: ERG < 5% (IA).

Valores referenciais e metas terapêuticas de LDL-c de acordo com o risco cardiovascular

Os valores de referência para lipídios, demonstrados no Quadro 28.1, seguem o preconizado pela *Atualização da Diretriz Brasileira de Dislipidemias e Prevenção da Aterosclerose*, sendo que os valores de LDL-c estão classificados conforme o risco cardiovascular.

Quadro 28.1 Valores referenciais de lipídios.		
Lipídios	Valor de referência	Classificação
CT	< 190 mg/dℓ	Desejável
HDL-c	> 40 mg/dℓ	Desejável
TG	< 150 mg/dℓ*	Desejável
LDL-c	< 130 mg/dℓ < 100 mg/dℓ < 70 mg/dℓ < 50 mg/dℓ	Baixo risco Risco intermediário Alto risco Muito alto risco

* O valor de TG sem jejum é 175 mg/dℓ.
Adaptada de Sociedade Brasileira de Cardiologia, 2017.[6]

TRATAMENTO

Composto por medidas não medicamentosas (indicadas para todos os pacientes independentemente do risco cardiovascular) e medicamentosas (Figura 28.1). As principais ações não medicamentosas baseiam-se em readequação alimentar e exercícios físicos. Os idosos devem receber orientação individualizada, respeitando a heterogeneidade dessa população, lembrando sempre que essa abordagem deverá ser feita de maneira multi e interdisciplinar, principalmente com a atuação de profissionais de Nutrição, Fisioterapia e Educação Física.

Entre as mudanças no estilo de vida (MEV), considerando as medidas nutricionais para hipercolesterolemia, estão a substituição parcial de ácidos graxos saturados por mono e poli-insaturados e a exclusão de ácidos graxos trans. Já as providências para o controle da hipertrigliceridemia baseiam-se em controle de peso corporal, redução de bebida alcoólica, substituição parcial de ácidos graxos saturados por mono e poli-insaturados e redução de açúcares e carboidratos. Outras estratégias associadas com MEV incluem cessação do tabagismo e atividade física.

O exercício físico aumenta os níveis de HDL-c (I B; para mais informações sobre as classes de recomendação e os níveis de evidência, consultar os Quadros 28.2 e 28.3), bem como sua cinética na circulação (I B), e prolonga o período que o LDL-c permanece na forma reduzida (I B). Também diminui a concentração plasmática de TG (I A). A duração deve ser de 60 min e a intensidade deve atingir 60 a 80% da frequência cardíaca de pico. Recomenda-se a prática 3 a 5 vezes/semana.[6]

Do ponto de vista medicamentoso, a principal classe de fármacos utilizada é a estatina. A escolha da estatina e da dose deve ser feita de acordo com o risco cardiovascular do paciente.

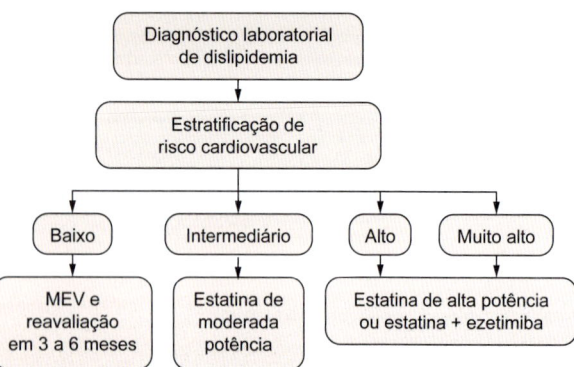

Figura 28.1 Tratamento das dislipidemias. TG > 500 mg/dℓ: tratar com fibrato em virtude do risco de pancreatite.

Quadro 28.2 Classes de recomendação.	
Classe de recomendação	Comentário
I	Consenso de que o tratamento/procedimento é eficaz e útil
IIa	Não há consenso; porém, a opinião favorece a eficácia e a utilidade do tratamento/procedimento. Deve-se, portanto, considerá-lo
IIb	A opinião não favorece claramente a indicação do tratamento/procedimento
III	Consenso de que o tratamento/procedimento não é útil e pode ser, algumas vezes, prejudicial

Quadro 28.3 Níveis de evidência.	
Nível de evidência	Comentário
A	Dados obtidos a partir de múltiplos estudos randomizados de boa qualidade ou metanálises de grandes estudos
B	Dados obtidos de um único estudo randomizado de boa qualidade ou múltiplos estudos não randomizados
C	Dados obtidos de séries de casos, estudos retrospectivos e/ou opinião de especialistas

Pacientes com nível sérico de TG acima de 500 mg/dℓ devem receber terapia específica para reduzi-lo em virtude do alto risco de pancreatite. Já os pacientes com TG entre 150 e 499 mg/dℓ devem adotar MEV intensivas e, em alguns casos, ser medicados de acordo com o risco cardiovascular e as condições associadas.

Especificidades das medicações

Estatinas

Escolha nas prevenções primária e secundária de doença aterosclerótica (I A).[6] Preconiza-se monitorar os níveis séricos de creatinofosfoquinase (CPK) apenas no início do tratamento, quando há aumento das doses da estatina ou sintomas musculares. As estatinas são divididas de acordo com sua potência de ação, conforme Quadro 28.4.

Ezetimiba

Pode ser adicionada ao esquema terapêutico com estatinas caso o paciente não atinja a meta de LDL-c ou não tolere a dose máxima da estatina (I C).[6] A dose indicada é 10 mg 1 vez/dia em qualquer horário.

Quadro 28.4 Potência das estatinas.

Baixa
- Lovastatina: 20 mg/dia
- Sinvastatina: 10 mg/dia
- Pravastatina: 10 a 20 mg/dia
- Fluvastatina: 20 a 40 mg/dia
- Pitavastatina: 1 mg/dia

Moderada
- Lovastatina: 40 mg/dia
- Sinvastatina: 20 a 40 mg/dia
- Pravastatina: 40 a 80 mg/dia
- Fluvastatina: 80 mg/dia
- Pitavastatina: 2 a 4 mg/dia
- Atorvastatina: 10 a 20 mg/dia
- Rosuvastatina: 5 a 10 mg/dia

Alta
- Atorvastatina: 40 a 80 mg/dia
- Rosuvastatina: 20 a 40 mg/dia
- Sinvastatina (40 mg/dia) + ezetimiba (10 mg/dia)

Resinas

Indicadas quando não obtida a meta de LDL-c, apesar do uso de estatina potente em dose adequada (II B). Trata-se do único fármaco liberado para uso na gestação e na amamentação. Mostra tolerabilidade limitada no idoso.[6]

Indica-se colestiramina na dose de 4 a 24 g/dia, administrada em horários distantes das demais medicações.

Fibratos

Indicados na monoterapia, se TG > 500 mg/dℓ (I B). Em pacientes com TG > 204 mg/dℓ e HDL-c < 34 mg/dℓ, recomenda-se associar às estatinas (IIa B).[6]

Evitar usar genfibrozila com as estatinas.

Ácido nicotínico

Não se recomenda para prevenção de doença cardiovascular (III A).[6]

Ômega-3

Pode ser usado em portadores de hipertrigliceridemia grave que não atingiram o alvo com as demais medicações otimizadas. Recomenda-se em doses altas, de 4 a 10 g/dia (I A).[6]

Inibidores da PCSK9

Essa classe é representada por evolocumabe e alirocumabe, medicamentos que mostraram redução de até 60% nos valores de LDL-c com importante melhora nos desfechos cardiovasculares.[7] Ainda são medicações pouco utilizadas em virtude do alto custo.

CONSIDERAÇÕES FINAIS

As dislipidemias estão intrinsecamente ligadas à fisiopatologia das doenças cardiovasculares e sabe-se que constituem a principal causa de mortalidade na população idosa. Portanto, o diagnóstico e o manejo correto são de extrema importância.

Apesar de algumas peculiaridades, o tratamento nos idosos segue os mesmos princípios que o dos adultos jovens, mas vale ressaltar que, nesses pacientes, é importante considerar, na decisão do tratamento, aspectos como funcionalidade, expectativa de vida, interações medicamentosas e condições socioeconômicas.

REFERÊNCIAS BIBLIOGRÁFICAS

1. Moran A, Gu D, Zhao D, Coxson P, Wang YC, Chen CS et al. Future cardiovascular disease in China: markov model and risk factor scenario projections from the coronary heart disease policy model-China. Circ Cardiovasc Qual Outcomes. 2010;3(3):243-52
2. Corti MC, Guralnik JM, Salive ME, Harris T, Ferrucci L, Glynn RJ et al. Clarifying the direct relation between total cholesterol levels and death from coronary heart disease in older persons. Ann Intern Med. 1997;126(10):753-60.
3. Baigent C, Blackwell L, Emberson J, Holland LE, Reith C, Bhala N et al. Cholesterol Treatment Trialists' (CTT) Collaboration. Efficacy and safety of more intensive lowering of LDL cholesterol: a meta-analysis of data from 170000 participants in 26 randomised trials. Lancet. 2010;376(9753):1670-81.

4. Shepherd J, Blauw GJ, Murphy MB, Bollen EL, Buckley BM, Cobbe SM et al. PROSPER Study Group. Prospective Study of Pravastatin in the Elderly at Risk. Pravastatin in elderly individuals at risk of vascular disease (PROSPER): a randomised controlled trial. Lancet. 2002;360(9346):1623-30.
5. Collins R, Armitage J, Parish S, Sleight P, Peto R. Heart Protection Study Collaborative Group. Effects of cholesterol-lowering with simvastatin on stroke and other major vascular events in 20536 people with cerebrovascular disease or other high-risk conditions. Lancet. 2004;363(9411):757-67.
6. Sociedade Brasileira de Cardiologia. Atualização da Diretriz Brasileira de Dislipidemias e Prevenção da Aterosclerose. 2017.
7. Sabatine MS, Giugliano RP, Keech A, Honarpour N, Wiviott SD, Murphy SA et al. Evolocumab and clinical outcomes in patients with cardiovascular disease. N Engl J Med. 2017;376(18):1713-22.

29 Osteoartrite

Sabrina Nascimento do Carmo • Fânia Cristina dos Santos

INTRODUÇÃO

A osteoartrite (OA) é a doença articular mais prevalente em idosos, com achados radiográficos em mais de 80% das pessoas com idade superior a 55 anos. Consiste na principal causa de dor e incapacidade nessa população. Decorre de degeneração articular e reparo ineficaz, com envolvimento de fatores genéticos, metabólicos, bioquímicos e biomecânicos na fisiopatogenia. Os fatores de risco mais comuns são aqueles que afetam as funções e os tecidos, mas existem fatores adicionais, conforme apresentado a seguir:

- Fatores que afetam a função:
  - Sarcopenia
  - Redução da propriocepção
  - Instabilidade articular (frouxidão ligamentar)
- Fatores que afetam os tecidos:
  - Cartilagem mais frágil
  - Condrócitos menos ativos
  - Menor resistência do osso subcondral
  - Enrijecimento tendíneo
- Fatores adicionais:
  - Obesidade
  - Sedentarismo
  - Ocupação e atividades esportivas (sobrecarga e dano repetitivo)
  - Doenças associadas (p. ex., artropatia por pirofosfato)
  - Trauma articular prévio
  - Genética
  - Sexo feminino.

CLASSIFICAÇÃO

Classifica-se a OA em:

- Primária: envelhecimento natural dos tecidos articulares
- Secundária: geralmente com apresentação atípica e desencadeada por outras morbidades (traumatismo, doença de Paget, gota, artrite reumatoide, diabetes melito, acromegalia, artropatia de Charcot, osteonecrose, artrite séptica, doenças congênitas).

QUADRO CLÍNICO

O principal sintoma e obrigatório para o diagnóstico de OA é dor mecânica que piora progressivamente. Em alguns pacientes, há um componente neuropático, localizado em torno da articulação e associado à parestesia. Além disso, a OA cursa também com:

- Início insidioso, lento e progressivo
- Característica oligoarticular ou generalizada com padrão de acometimento, conforme descrito no Quadro 29.1
- Progressão: rigidez articular durante menos de 30 min ao acordar ou após repouso prolongado
- Ao exame físico, presença de crepitações, deformidades ósseas e dos tecidos periarticulares (limitação dos movimentos e fraqueza associada).

Quadro 29.1 Principais articulações acometidas e suas características.	
Articulações	Características
Mais comumente envolvidas	
Mãos	Geralmente bilateral e simétrico. Nódulos de Heberden (IFD) e Bouchard (IFP). Pode haver acometimento da 1ª, 2ª e 3ª metacarpofalângicas
Pés	O mais comum é acometer a 1ª metatarsofalângica, com alterações em hálux, prejuízo da marcha e aumento do risco de quedas
Joelhos	Geralmente bilateral. As articulações patelofemoral e/ou tibiofemoral medial são mais comumente afetadas. Dor mecânica protocinética que piora ao levantar da cadeira ou subir escadas. Geralmente não há dor posterior, a menos que haja um cisto poplíteo complicado (Baker). Pode evoluir com verismo/valguismo. Fraqueza da articulação e instabilidade (quedas)
Quadril	Frequentemente unilateral. A típica deformidade é a rotação externa, com adução e flexão fixas. Atrofia muscular da coxa, teste de Trendelemburg positivo e encurtamento da extremidade afetada também são sintomas. A dor pode ser localizada ou irradiada (na virilha anterior, na coxa lateral anteromedial ou superior e, ocasionalmente, nas nádegas). Pode evoluir com prejuízo da marcha
Coluna	Áreas de maior flexibilidade. Pode evoluir com espondilose ou espondilolistese (OA grave): • Cervical • Lombar, com dor lombar localizada, que pode irradiar uni ou bilateralmente para nádegas, virilhas e coxas, causando claudicação de membros inferiores durante o repouso e o movimento, com melhora ao sentar-se com a coluna fletida

(continua)

Quadro 29.1 (*Continuação*) Principais articulações acometidas e suas características.	
Articulações	**Características**
Menos comumente envolvidas	
Ombros	Principalmente acromioclavicular, com dor em região anterior por movimentos repetitivos
ATM	Crepitação audível e palpável na mastigação, síndrome de Consten (conforme degeneração, artrite intensa com dor parietotemporal, zumbido e hemianopsía ipsilaterais)

IFD: interfalângica distal; IFP: interfalângica proximal; ATM: articulação temporomandibular.

DIAGNÓSTICO

Baseia-se na história clínica, no exame físico e nos achados radiológicos, conforme descrito na Figura 29.1.

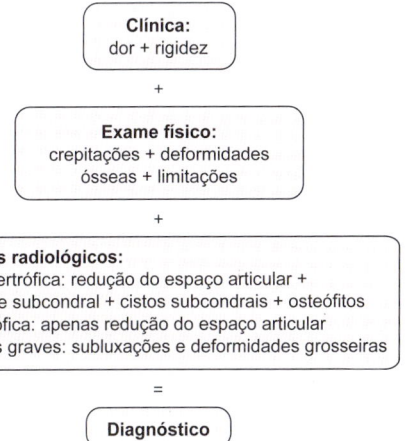

Figura 29.1 Diagnóstico de OA.

Os exames a serem solicitados incluem:

- Tomografia computadorizada (TC) ou ressonância magnética (RM) de coluna: para os casos de compressão de raiz nervosa e estenose de canal vertebral
- RM ou ultrassonografia (US): avalia a patologia em outras estruturas da articulação (como derrame articular, sinóvia e ligamentos)
- Artrocentese: o líquido sinovial costuma não ser inflamatório ou ter características ligeiramente inflamatórias, com < 2.000 leucócitos/mm^3, predominantemente células mononucleares. O derrame inflamatório em OA pode ocorrer na presença de cristais de pirofosfato de cálcio
- Laboratório (inclusive provas de atividade inflamatória): pouca relevância.

Além disso, deve-se fazer diagnóstico diferencial para:

- Bursite, tendinopatias ou lesões ligamentares e meniscais
- Condrocalcinose
- Osteonecrose
- Artrite reumatoide.

TRATAMENTO

Os objetivos são: controlar a dor, minimizar incapacidades, evitar a progressão da doença e melhorar a qualidade de vida. Por isso, o tratamento deve ser individualizado, com a abordagem dos fatores envolvidos no desenvolvimento da OA em cada paciente. O manejo proposto está apresentado no Quadro 29.2. Outras medidas incluem:

- Recomendar exercícios: na fase álgica, dar preferência aos isométricos; após melhora, usar isotônicos com cargas progressivas e isocinéticas. Exercícios de mobilidade (para aumentar amplitude de movimentos), reeducação muscular (estabilidade articular), resistência muscular e equilíbrio também devem ser realizados após analgesia
- Atentar para a possibilidade de maculopatia e ototoxicidade
- Cirurgia:
  - Osteotomia: optar entre profilática, quando houver pouca queixa, ou terapêutica, quando o sintoma for mais intenso
  - Artroplastia: escolher caso haja muitos sintomas com limitação das atividades de vida diária e falha terapêutica
  - Artrodese: utilizar nas OA de tornozelos refratária
  - Desbridamento artroscópico: apresenta benefício questionável.

Alguns fármacos precisam de mais evidência e dados clínicos significativos. Ainda não há terapia capaz de alterar a história natural da doença.

Quadro 29.2 Manejo terapêutico na OA.

Não farmacológico

- Educação/orientação
- Exercícios
- Redução do peso (para articulações de carga)
- Agentes físicos (frio/calor)
- Fisioterapia
- Terapia ocupacional, órteses como cinta, joelheira, bengala, palmilha
- Acupuntura
- Psicoterapia
- Musicoterpia
- Distração
- *Laser*
- *Biofeedback*
- AGD

Farmacológico

Sintomáticos

- Analgésico tópico:
  - AINE
  - Fitoterápicos: capsaicina, cânfora, arnica
- Analgésico sistêmico:
  - Paracetamol 500 mg a cada 6 h
  - Dipirona 1 g a cada 6 h
  - Viminol 100 mg a cada 8 h
  - AINE (ação rápida e curta)
  - Corticosteroide
  - Opioide (codeína, tramadol, morfina, buprenorfina, oxicodona, metadona) em dor moderada a grave
- Intra-articular:
  - Corticosteroide (uma ou poucas articulações)

Sintomáticos e potenciais modificadores da doença osteoartrósica

- Diacereína: 50 a 100 mg/dia
- Condroitina: 1.200 mg/dia
- Glucosamina: 1.500 mg/dia
- Insaponificáveis de soja ou abacate: 300 mg/dia
- Harpagosídeo: 400 mg 3 vezes/dia
- Colágeno hidrolisado: 10 g/dia
- Cúrcuma longa: 500 mg a cada 12 h
- Colágeno não hidrolisado: UC II 40 mg/dia
- Intra-articular: ácido hialurônico

Modificadores

Não há evidências para DMOAD
Consideram-se os potenciais modificadores

(continua)

Quadro 29.2 (*Continuação*) Manejo terapêutico na OA.
Farmacológico
Dor crônica
- Antidepressivos - Anticonvulsivantes - Neurolépticos
Outros
- Cirurgia

AINE: anti-inflamatório não esteroide; AGD: autogerenciamento da dor; DMOAD: fármaco modificador da doença osteoartrósica (do inglês, *disease-modifying osteoarthritis drugs*).

PROGNÓSTICO

É variável, a depender da articulação envolvida. Geralmente, a OA apresenta evolução lenta e progressiva, com períodos de piora. Se não tratada precocemente, causa limitação da mobilidade, aumento do número de quedas, dor crônica e prejuízo para as atividades da vida diária.

BIBLIOGRAFIA

Anderson A, Loeser RF. Why is osteoarthritis an age-related disease? Best Pract Res Clin Rheumatol. 2010;24(1):15-26.

Fernandes L, Hagen KB, Bijlsma JWJ, Andreassen O, Christensen P, Conaghan PG *et al*. EULAR recommendations for the non-pharmacological core management of hip and knee osteoarthritis. Ann Rheum Dis. 2013;72(7):1125-35.

Hochberg MC, Altman RD, April KT, Benkhalti M, Guyatt G, Mcgowan J *et al*. American College of Rheumatology 2012 Recommendations for the Use of Nonpharmacologic and Pharmacologic Therapies in Osteoarthritis of the Hand, Hip, and Knee. Arthritis Care Res. 2012;64(4):465-74.

Loeser RF, Collins JA, Diekman BO. Ageing and the pathogenesis of osteoarthritis. Nat Rev Rheumatol. 2016;12(7):412-20.

Mobasheri A, Matta C, Zákány R, Musumeci G. Chondrosenescence: definition, hallmarks and potential role in the pathogenesis of osteoarthritis. Maturitas. 2015;80(3):237-44.

Roos EM, Arden NK. Strategies for the prevention of knee osteoarthritis. Nat Rev Rheumatol. 2016;12(2):92-101.

Rosa Neto NS, Fuller R. Osteoartrite: condições correlatas, diagnóstico e tratamento. In: Tratado Brasileiro de Reumatologia. In: Cecin HA, Ximenes AC. Tratado Brasileiro de Reumatologia. Rio de Janeiro: Atheneu; 2014.

30 Artrite Reumatoide

Sabrina Nascimento do Carmo • Fânia Cristina dos Santos

INTRODUÇÃO

A artrite reumatoide (AR) é uma doença inflamatória sistêmica, crônica e autoimune, que provoca a destruição da cartilagem articular e, posteriormente, o comprometimento de todas as estruturas da articulação. Trata-se de uma enfermidade multifatorial, cuja cascata fisiopatológica está descrita na Figura 30.1.

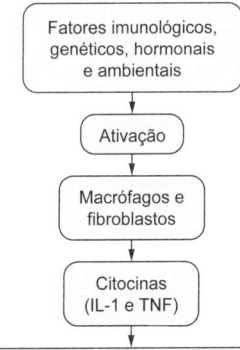

Figura 30.1 Fisiopatologia da AR no idoso. IL: interleucina; TNF: fator de necrose tumoral.

Estima-se que a AR ocorra em até 2,2% da população acima de 55 anos e possa provocar declínio funcional significativo no idoso, com piora considerável da qualidade de vida.

QUADRO CLÍNICO

A forma clássica, iniciada no paciente jovem, chama-se YORA (do inglês *younger-onset rheumatoid arthritis*). Já a forma não clássica, casos em que a doença começou em idade igual ou superior a 60 anos, denomina-se EORA (do inglês *elderly-onset rheumatoid arthritis*) e apresenta curso mais agudo, associado a fenômenos sistêmicos, além de maior prevalência de formas atípicas principiantes, como RS3 PE (do inglês *remitting seronegative symmetric synovitis with pitting edema*), e daquelas que simulam a polimialgia reumática. Outras diferenças incluem:

- Rigidez matinal e dor significativas, principalmente em membros superiores
- Característica oligoarticular
- Acometimento de grandes articulações (destaque para ombros)
- Assimetria
- Soronegatividade
- Provas de atividade inflamatória elevadas
- Relação igual entre os sexos.

Perda ponderal, mialgia, linfadenopatia, polimialgia reumática (síndrome *like*) e neuropatia também são comuns.

DIAGNÓSTICO

Estabelecer o diagnóstico de EORA é difícil em decorrência do amplo diagnóstico diferencial, o que torna importante uma avaliação crítica e detalhada das manifestações clínicas articulares e extra-articulares, exames laboratoriais e radiológicos, conforme mostra o Quadro 30.1.

Os critérios classificatórios estabelecidos em 2010 pelo American College of Rheumatology/European League Against Rheumatism (ACR/EULAR; Quadro 30.2) podem auxiliar; porém, nem sempre o idoso preenche os parâmetros. Para aplicar esses critérios, dois requisitos básicos devem estar presentes:

1. Evidência de sinovite clínica ativa no momento do exame em, pelo menos, uma articulação.
2. Critérios aplicáveis apenas aos pacientes para os quais a sinovite não possa ser mais bem explicada por outros diagnósticos.

Quadro 30.1 Avaliação inicial da artrite reumatoide.

Medidas subjetivas

- Duração da rigidez matinal
- Intensidade da dor articular
- Limitação da função

Exame físico

- Número de articulações inflamadas
- Alterações articulares mecânicas: limitação da amplitude de movimento, crepitações, deformidades
- Manifestações extra-articulares: nódulo reumatoide, síndrome de Sjögren, episclerite/esclerite, doença pulmonar intersticial, pericardite, vasculite sistêmica, síndrome de Felty

Exames laboratoriais

- Hemograma (principalmente anemia)
- VHS
- PCR
- Função renal
- Enzimas hepáticas
- Urina 1
- Fator reumatoide
- Análise do líquido sinovial

Exames de imagem

- Radiografia das articulações acometidas

Outros

- Avaliação global da atividade de doença pelo paciente e pelo médico
- Questionários sobre capacidade funcional e qualidade de vida

VHS: velocidade de hemossedimentação; PCR: proteína C reativa.

Quadro 30.2 Critérios classificatórios para AR.

Acometimento articular

- 1 articulação grande: 0 ponto
- 2-10 articulações grandes: 1 ponto
- 1-3 articulações pequenas: 2 pontos
- 4-10 articulações pequenas: 3 pontos
- > 10 articulações (ao menos 1 pequena): 5 pontos

Sorologia

- FR + ACPA negativos: 0 ponto
- FR positivo ou ACPA positivo em baixos títulos: 2 pontos
- FR positivo ou ACPA positivo em altos títulos: 3 pontos

(continua)

Quadro 30.2 (*Continuação*) Critérios classificatórios para AR.
Duração
▪ < 6 semanas: 0 ponto ▪ ≥ 6 semanas: 1 ponto
Provas de atividade inflamatória
▪ PCR normal e VHS normal: 0 ponto ▪ PCR ou VHS anormais: 1 ponto

Se a pontuação total for maior que 6 pontos, o paciente tem AR.
FR: fator reumatoide; ACPA: anticorpos antipeptídeos citrulinados; PCR: proteína C reativa; VHS: velocidade de hemossedimentação.

Quando se compara a EORA à YORA, há menor frequência de positividade do fator reumatoide (FR), fator antinuclear (FAN) e autoanticorpos anti-Ro e anti-La. Já a velocidade de hemossedimentação (VHS) e a proteína C reativa (PCR) estão frequentemente elevadas.

Após diagnóstico e início do manejo, deve-se reavaliar o paciente periodicamente utilizando índices compostos de atividade clínica (Quadro 30.3) até alcançar baixa atividade ou remissão da doença. Deve-se fazer diagnóstico diferencial com:

- Polimialgia reumática
- Condrocalcinose
- Osteoartrite
- Gota crônica
- Artrite paraneoplásica
- Artropatia por alendronato
- Artropatia por fármacos (quinolonas, anfotericina, aciclovir, minociclina, vacina BCG, tacrolimo, fatores de crescimento, excesso de vitamina A, estatinas, fibratos, propranolol, raloxifeno, tamoxifeno etc.).

Quadro 30.3 Índices compostos de atividade da doença.				
Elementos	**SDAI**	**CDAI**	**DAS**	**DAS-28**
Número de articulações edemaciadas	Contagem simples (0 a 28)	Contagem simples (0 a 28)	Contagem mais extensa (0 a 2,86)	Raiz quadrada da contagem simples (0 a 1,48)
Número de articulações dolorosas	Contagem simples (0 a 28)	Contagem simples (0 a 28)	Raiz quadrada do índice de Ritchie (0 a 4,77)	Raiz quadrada da contagem simples (0 a 2,96)

(*continua*)

Quadro 30.3 (Continuação) Índices compostos de atividade da doença.				
Elementos	**SDAI**	**CDAI**	**DAS**	**DAS-28**
Reagentes de fase aguda	PCR em mg/dℓ (0,1 a 10)	–	*Log* transformado da VHS (0,23 a 1,51)	*Log* transformado da VHS (0,49 a 3,22)
Avaliação da saúde global pelo paciente	–	–	EVA em mm (0 a 0,72)	EVA em mm (0 a 1,40)
Avaliação da atividade da doença pelo paciente	EVA em cm (0 a 10)	EVA em cm (0 a 10)	–	–
Escore total	Contagem simples (0,1 a 86)	Contagem simples (0 a 76)	Requer calculadora (0,23 a 9,87)	Requer calculadora (0,49 a 9,07)
Classificação por ponto de corte				
Remissão	< 5	< 2,8	–	< 2,6
Atividade baixa	< 20	< 10	–	< 3,2
Atividade moderada	< 40	< 22	–	< 5,1
Atividade alta	> 40	> 22	–	> 5,1

SDAI: índice simplificado de atividade da doença; CDAI: índice clínico de atividade da doença; DAS: índice de atividade da doença; DAS-28: índice de atividade da doença 28 articulações; EVA: escala visual analógica.

TRATAMENTO

Busca sempre preservar a capacidade funcional e a independência do indivíduo, por meio do diagnóstico precoce, da abordagem multidisciplinar e da educação do paciente e seus familiares. Um esquema adequado para tratamento está contemplado na Figura 30.2. Já os fármacos modificadores do curso da doença (FMCD) são apresentados no Quadro 30.4.

Nos casos de remissão por mais de 6 a 12 meses, realiza-se a retirada gradual das medicações nesta sequência: AINE, corticosteroides e imunobiológicos, mantendo-se os FMCD sintéticos, que serão removidos apenas no caso de estabilidade da remissão.

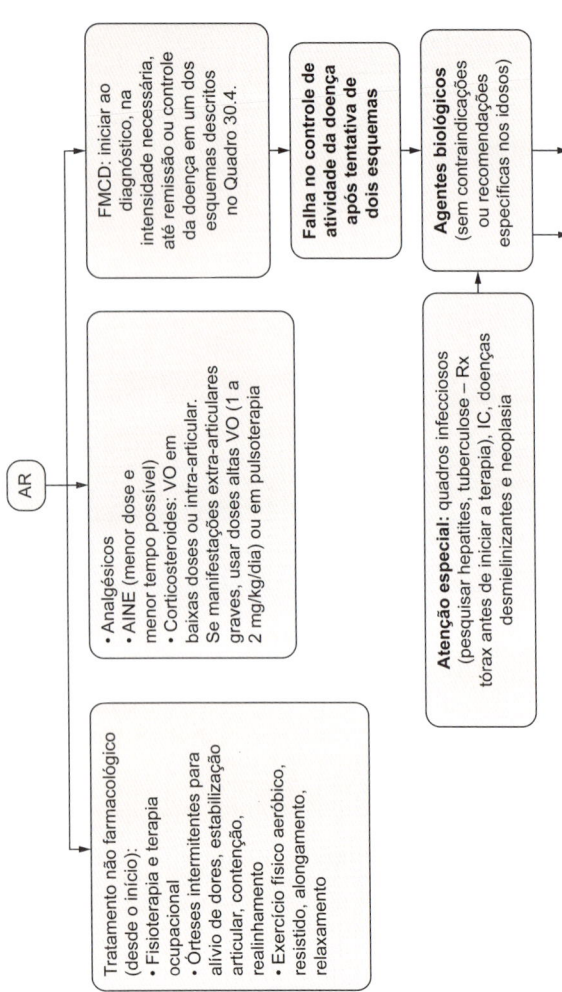

Figura 30.2 Manejo do paciente com AR. AINE: anti-inflamatório não esteroide; VO: via oral; FMCD: fármacos modificadores do curso da doença; ICC: insuficiência cardíaca; MTX: metotrexato; SC: subcutâneo; IV: intravenoso. *(continua)*

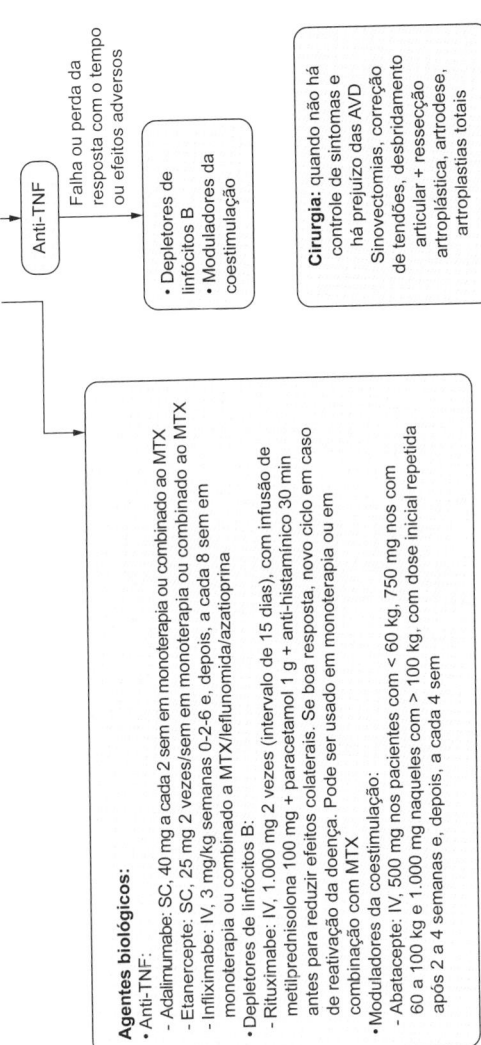

Figura 30.2 (*Continuação*) Manejo do paciente com AR. AINE: anti-inflamatório não esteroide; VO: via oral; FMCD: fármacos modificadores do curso da doença; ICC: insuficiência cardíaca; MTX: metotrexato; SC: subcutâneo; IV: intravenoso.

Quadro 30.4 Fármacos modificadores do curso da doença.

FMCD	Início do efeito	Via e dose usual	Monitoramento, especificidades e contraindicações
Antimaláricos: • Hidroxicloroquina • Difosfato de cloroquina	3 a 6 meses	VO 6 mg/kg/dia 4 mg/kg/dia	Exame oftalmológico a cada 6 a 12 meses e leucograma. Eficaz na redução de parâmetros clínicos e laboratoriais, mas não no controle da progressão radiológica. Uso preferível em idosos com quadros leves Contraindicações: alterações retinianas e de campo visual
Sulfassalazina	1 a 3 meses	VO 0,5 a 1 g/dia 2 a 3 vezes/dia (aumentar 0,5 g/semana)	Nos 3 primeiros meses: HC e AST/ALT a cada 2 a 4 sem. Depois, repetir a cada 3 meses. Uso preferível em idosos com quadros leves. Mais efetiva na redução da atividade da doença e no controle da dor Contraindicações: porfiria (na obstrução dos sistemas digestório, genital ou urinário) e hipersensibilidade
MTX	1 a 3 meses (aguardar 6 meses para verificar resposta)	VO, IM ou SC 10 a 15 mg/sem até 20 a 30 mg/sem Associar ácido fólico (5 a 10 mg/sem) para diminuir efeitos adversos	Nos 6 primeiros meses: HC, AST/ALT e Cr a cada 30 dias. Depois, repetir a cada 1 a 2 meses. Primeira escolha nos casos mais proeminentes. Se o paciente não responder com dose máxima ou se houver efeitos adversos, combinar terapia com: cloroquina e/ou sulfassalazina ou leflunomida ou substituir medicação Contraindicações: IR, hepatopatias, etilismo, supressão da MO. Usar com cautela nas pneumopatias
Leflunomida	1 a 2 meses	VO 100 mg/dia durante 3 dias e, depois, 10 a 20 mg/dia	Nos 6 primeiros meses: HC, AST/ALT e Cr a cada 30 dias. Depois, repetir a cada 1 a 2 meses. Pode ser usada em monoterapia ou associada com MTX. Se efeitos adversos, usar 4 a 8 g de colestiramina 3 vezes/dia durante 11 dias
Azatioprina	2 a 3 meses	VO 1 a 2 mg/kg/dia	Fosfatase alcalina a cada 2 meses. Apresenta muitos efeitos adversos
Ciclosporina	2 a 4 meses	VO 2,5 mg/kg/dia até 4 mg/kg/dia em 2 tomadas	Nos 3 primeiros meses: PA e Cr a cada 2 semanas. Se houver HAS ou aumento de 30% na Cr basal, reduzir 25 a 50% da dose e, se persistir, suspender a medicação. Uso preferível em casos mais graves Contraindicações: IR, HAS não controlada, neoplasias

FMCD: fármacos modificadores do curso da doença; HC: hemograma completo; AST: aspartato aminotransaminase; ALT: alanina aminotransaminase;

PROGNÓSTICO

São sinais de mau prognóstico:

- Início precoce
- Altos títulos de FR
- Anti-CCP reagente
- VHS/PCR persistentemente elevadas
- Acometimento de mais de 20 articulações
- Comprometimento extra-articular
- Erosões já nos primeiros 2 anos de doença
- Atraso no início do tratamento.

BIBLIOGRAFIA

Anderson J, Caplan L, Yazdany J, Robbins ML, Neogi T, Michaud K et al. Rheumatoid arthritis disease activity measures: american college of rheumatology recommendations for use in clinical practice. Arthritis Care Res. 2012;64(5):640-7.

Horiuchi AC, Pereira LHC, Kahlow BS, Silva MB, Skare TL. Artrite reumatoide do idoso e do jovem. Rev Bras Reumatol. 2017;57(5):491-4.

Kobak S, Bes C. An autumn tale: geriatric rheumatoid arthritis. Ther Adv Musculoskelet Dis. 2018;10(1):3-11.

Kokkonen H, Soderstrom I, Rocklov J, Hallmans G, Lejon K, Rantapaa Dahlqvist S. Up-regulation of cytokines and chemokines predates the onset of rheumatoid arthritis. Arthritis Rheum. 2010;62(2):383-91.

Lahaye C, Tatar Z, Dubost JJ, Soubrier M. Overview of biologic treatments in the elderly. Joint Bone Spine. 2015;82(3):154-60.

Mota LMH, Cruz BA, Brenol CV, Pereira IA, Rezende-Fronza LS, Bertolo MB et al. Diretrizes para o diagnóstico da artrite reumatoide. Rev Bras Reumatol. 2013;53(2):141-57.

Mota LMH, Cruz BA, Brenol CV. Consenso 2012 da Sociedade Brasileira de Reumatologia para o tratamento da artrite reumatoide. Rev Bras Reumatol. 2012;52(2):135-74.

Singh AJ, Saag KG, Bridges Jr. SL, Akl EA, Bannuru RR, Sullivan MC et al. American College of Rheumatology Guideline for the Treatment of Rheumatoid Arthritis. 2015.

Smolen JS, Landewé R, Breedveld FC, Buch M, Burmester G, Dougados M et al. EULAR recommendations for the management of rheumatoid arthritis with synthetic and biological disease-modifying antirheumatic drugs: 2013 update. Ann Rheum Dis. 2014;73(3):492-509.

Villa-Blanco JI, Calvo-Alén J. Elderly onset rheumatoid arthritis differential diagnosis and choice of first-line and subsequent therapy. Drugs Aging. 2009;26:739-50.

31 Doenças da Tireoide

Júlia de Carvalho Galiano
Ana Beatriz Galhardi Di Tommaso

INTRODUÇÃO

Há dois tipos principais de disfunção tireoidiana: o hipertireoidismo e o hipotireoidismo. O algoritmo para investigação em caso de suspeita de alguma dessas condições é apresentado na Figura 31.1.

HIPOTIREOIDISMO

Nessa situação clínica, além da redução de T3 e T4, há menor sinalização para hipófise e maior produção de hormônio tireoestimulante (TSH).

O hipotireoidismo pode afetar até 5% dos indivíduos acima de 60 anos. A etiologia mais comum é a tireoidite de Hashimoto, uma falência primária da glândula, de origem autoimune, mais frequente em mulheres. A incidência da tireoidite aumenta em indivíduos com idade mais avançada, principalmente se associada a outras doenças autoimunes.

Causas
Pode ter como causas:

- Hipotireoidismo primário:
  - Tireoidite de Hashimoto (tireoidite crônica autoimune)
  - Tireoidectomia cirúrgica
  - Terapia prévia com iodo[131]
  - Radioterapia para neoplasia de cabeça e pescoço
- Hipotireoidismo medicamentoso:
  - Amiodarona
  - Propiltiouracila
  - Contrastes iodados
  - Dopamina
  - Interferona-alfa
  - Metimazol
  - Lítio
  - Glicocorticosteroides
- Hipotireoidismo central:
  - Tumores hipotalâmicos
  - Tumores hipofisários
  - Cirurgia hipofisária
  - Radioterapia.

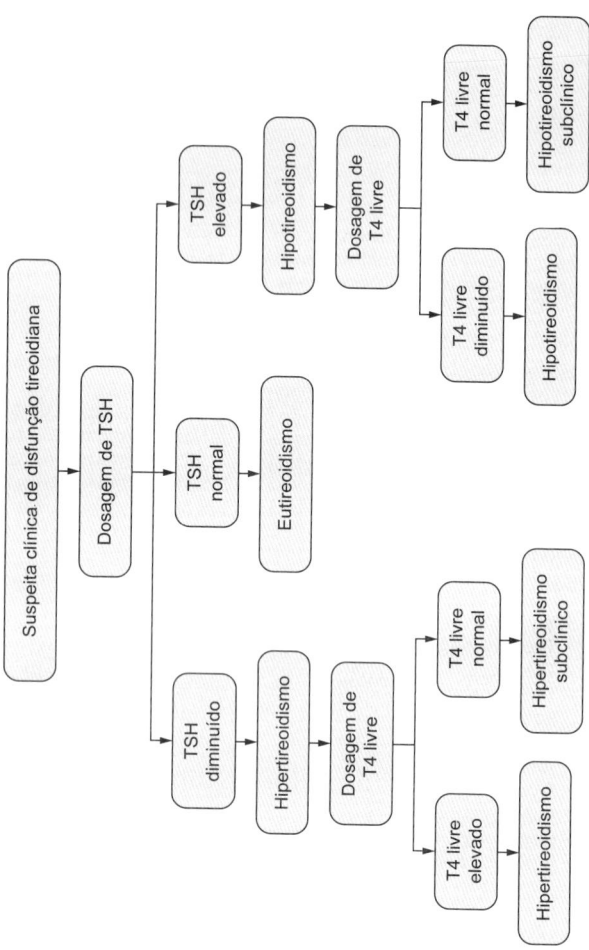

Figura 31.1 Algoritmo para investigação de disfunção tireoidiana.

Quadro clínico

A patologia pode cursar com sinais e sintomas inespecíficos em idosos, consequência das manifestações secundárias ao alentecimento dos processos metabólicos, e ter início insidioso. São achados de hipotireoidismo em idosos:

- Pele seca e queda de cabelo
- Intolerância ao frio
- Edema ou ganho de peso
- Instabilidade postural
- Obstipação intestinal
- Macroglossia
- Alentecimento dos reflexos profundos
- Hipertensão
- Bradicardia
- Fadiga e fraqueza (em mais de 50% dos pacientes idosos)
- Ginecomastia/galactorreia
- Insuficiência cardíaca congestiva
- Hipercolesterolemia
- Insônia
- Labilidade emocional
- Déficit de concentração
- Psicose
- Apatia
- Demência
- Comprometimento visuoespacial.

Diagnóstico

O diagnóstico do hipotireoidismo no idoso é feito por meio de:

- Dosagem de TSH, se houver suspeita clínica, na abordagem de descompensações de doenças de base ou em quadros autoimunes
- Dosagem dos hormônios tireoidianos, caso se suspeite de hipotireoidismo central
- Anticorpos antitireoidianos (antitireoperoxidase, antitireoglobulina e contrarreceptor do TSH).

Secundariamente, pode-se detectar anemia normocítica normocrômica, hiponatremia, elevação da creatinoquinase e aumento do colesterol e suas frações.

Tratamento

Para tratar o hipotireoidismo no idoso, indica-se:

- TSH > 7 mUI/ℓ em caso de doença cardiovascular
- TSH > 10 mUI/ℓ em todos os demais indivíduos.

O medicamento usado é a levotiroxina (0,5 a 1,6 µg/kg/dia). Iniciar com 25 a 50 µg VO, em jejum, 30 a 60 min antes da ingestão de alimentos (necessário meio ácido gástrico para absorção) e aumentar as doses gradualmente até o ajuste. Avaliar níveis de TSH em 4 a 8 semanas.

Idosos podem ter um *clearance* de hormônio tireoidiano mais lento. Recomenda-se o ajuste com doses adicionais de 12 µg de levotiroxina em pacientes com doença coronariana conhecida ou quando a administração ultrapassar 75 a 100 µg por dia. Deve-se objetivar o eutireoidismo.

Atentar para a superdosagem, com consequente indução ao hipertireoidismo e à iatrogenia, o que pode aumentar riscos de fibrilação atrial, perda mineral óssea, entre outros.

O alvo para TSH deve beirar seu limite superior e, em idosos acima de 80 anos, pode ser em torno de 4 a 6 mU/ℓ. Após estabilização dos níveis de TSH, é suficiente dosagem anual. Na labilidade do TSH, deve-se considerar má adesão medicamentosa ou possibilidade de interação com outros fármacos. Algumas substâncias e condições clínicas podem interferir na ação da levotiroxina:

- Substâncias:
  - Suplementos nutricionais contendo ferro
  - Carbonato de cálcio
  - Hidróxido de alumínio
  - Estrogênio
  - Inibidor de bomba de prótons
  - Sucralfato
  - Colestiramina
  - Raloxifeno e tamoxifeno
  - Sevelamer
  - Glicocorticosteroides
- Condições clínicas:
  - Doença celíaca
  - Doença de Crohn
  - Gastrite por *H. pylori*
  - Gastrite atrófica
  - Insuficiência hepática
  - Síndrome nefrótica.

A ingesta da levotiroxina deve ser feita em jejum e com intervalo de, pelo menos, 4 h em relação às substâncias apresentadas.

Hipotireoidismo subclínico

Definido como aumento de TSH com níveis normais de T4. A prevalência é de aproximadamente 4% na população geral e aumenta para cerca de 10% a partir de 65 anos. Alterações das dosagens de TSH podem ser transitórias e, em aproximadamente 35% dos casos, volta aos valores normais de modo espontâneo em até 2 anos.

Diagnóstico

Recomenda-se dosar os anticorpos antitireoidianos, porque há maior probabilidade de normalização do TSH em pacientes sem esses anticorpos. Independentemente da idade, valores de TSH ≥ 10 mUI/ℓ predizem aumento da mortalidade cardiovascular, doença coronariana e insuficiência cardíaca. O hipotireoidismo subclínico não está associado a fraturas, demência ou depressão.

Tratamento

Aconselha-se repetir a dosagem de TSH após 1 a 3 meses. Em alguns casos, o paciente pode apresentar sintomas, e a reposição de levotiroxina pode resultar em boa resposta clínica.

Doses baixas de levotiroxina também podem diminuir a velocidade de progressão de doença aterosclerótica, disfunção do ventrículo esquerdo e osteoporose. Pacientes assintomáticos não necessitam de tratamento. Valores de TSH abaixo de 7 mUI/ℓ merecem acompanhamento anual (Quadro 31.1).

Quadro 31.1 Condutas de acordo com o valor do TSH.

Valor do TSH	Conduta
> 10 mUI/ℓ	Tratar
Entre 7 e 10 mUI/ℓ	Tratar na presença de sintomas
< 7 mUI/ℓ	Acompanhamento com dosagem anual do TSH

Os alvos do tratamento são os mesmos para pacientes hipotireóideos. Atentar para a dose adequada evitando estados de hipertireoidismo.

Coma mixedematoso

Complicação não usual do hipotireoidismo, porém, quando ocorre, é geralmente na população idosa. Apesar da nomenclatura, não envolve necessariamente coma, mas as alterações do estado mental são frequentes.

Diagnóstico

Costuma decorrer de hipotireoidismo com piora precipitada por alguma intercorrência clínica aguda (quadros infecciosos, exposição ao frio, etilismo, substâncias sedativas ou antipsicóticas, arritmias, infarto agudo do miocárdio ou sangramentos de grande monta). Na avaliação laboratorial, nota-se supressão dos níveis de T4 livre e aumento do TSH. São achados clínicos:

- Alentecimento profundo dos diversos sistemas
- Cefaleia
- Hipoventilação

- Bradicardia
- Hipotermia
- Fraqueza
- Comportamento errático
- Ataxia
- Nistagmo
- Mioclonia
- Hiponatremia
- Hipoglicemia
- Elevação da creatinoquinase sérica.

Tratamento

Pode-se orientar a reposição de hormônio tireoidiano com base na história clínica, mesmo antes dos resultados de função tireoidiana. O tratamento direcionado ao fator desencadeante e aos distúrbios metabólicos é tão importante quanto o tratamento específico. É necessário monitoramento intensivo e recomenda-se avaliação sérica de cortisol, pela possibilidade de insuficiência adrenal associada (Quadro 31.2).

Quadro 31.2 Tratamento do coma mixedematoso.

Medicamentos	Indicações
Levotiroxina intravenosa: • Dose: 300 a 500 µg • Manutenção: 50 a 100 µg/dia	Uso preferencial
Levotiroxina VO: • Dose: 500 µg • Manutenção: 100 a 175 µg/dia	Alternativo, ocorre alteração da absorção intestinal e risco de broncoaspiração no caso de rebaixamento do nível de consciência
Hidrocortisona intravenosa: • Dose: 100 mg • A cada 6 a 8 h • Desmame progressivo a partir do 7º dia de tratamento	Na suspeita clínica de hipocortisolismo ou anormalidades eletrolíticas. Após a reposição hormonal, pode ocorrer precipitação de insuficiência adrenal transitória

HIPERTIREOIDISMO

Definido quando há baixa dosagem de TSH (geralmente abaixo de 0,1 mUI/ℓ) com elevação dos níveis de T4 ou T3. A prevalência é maior no sexo feminino, ainda que em menor proporção na população idosa.

Causas

São causas de tireotoxicose em idosos:

- Doença de Graves (autoimunidade)
- Nódulo tireoidiano autônomo

- Bócio multinodular
- Tireoidites subagudas e agudas
- Ingestão excessiva de hormônios tireoidianos
- Exposição a iodo.

Em pacientes idosos, predominam sintomas cardiopulmonares, como taquicardia, dispneia e edema. Outros achados incluem:

- Fadiga
- Pele quente e úmida
- Palpitações
- Anorexia
- Fibrilação atrial crônica ou intermitente
- Perda de peso
- Insuficiência cardíaca congestiva
- Náuseas
- Depressão
- Obstipação
- Apatia
- Fraqueza muscular proximal
- Irritabilidade
- Atrofia muscular
- Oftalmopatia
- Bócio ou sopro na tireoide
- Hiper-reflexia
- Tremor fino de extremidades.

Diagnóstico

Para o diagnostico de hipertireoidismo em idosos, podem ser utilizados os exames apresentados no Quadro 31.3.

Quadro 31.3 Métodos diagnósticos do hipertireoidismo.

Exames	Recomendações
Ultrassonografia de tireoide	Suspeita de nódulo tireoidiano
Cintilografia da tireoide	Alta captação: doença de Graves (difusa), nódulo tireoidiano autônomo (localizada), bócio multinodular tóxico (heterogênea)
	Baixa captação: tireoidite autoimune ou viral
Dosagem de autoanticorpos	Antirreceptor de TSH

Tratamento

O tratamento do hipertireoidismo em idosos é apresentado no Quadro 31.4.

Quadro 31.4 Tratamento do hipertireoidismo em idosos.

Manejo de sintomas	
Betabloqueadores: • Propranolol: 20 a 80 mg a cada 6 a 12 h • Atenolol: 50 a 100 mg, 1 vez/dia	Manejo da taquicardia e sintomas hiperadrenérgicos. Cautela na tempestade tireoidiana*, na insuficiência cardíaca e nas pneumopatias obstrutivas
Anti-inflamatórios não hormonais ou corticosteroides	Tireoidite subaguda
Fármacos antitireoidianos	
Metimazol**: dose inicial 10 a 30 mg/dia	Fármaco de escolha, meia-vida longa e menos efeitos adversos. A maioria dos pacientes alcança o eutireoidismo após 6 a 8 semanas de tratamento
Propiltiouracila**: dose inicial 200 a 400 mg/dia divididos em 2 a 3 tomadas	Reduz a conversão periférica de T4 em T3. Risco de hepatotoxicidade
Ablação com I^{131}	Indicada para doença de Graves e nódulos tireoidianos autônomos
Tratamento cirúrgico	
Tireoidectomia	Casos selecionados. Indica-se terapia antitireoidiana antes da cirurgia para induzir o eutireoidismo

* Tempestade tireoidiana: alterações nos sistemas nervoso central e gastrintestinal, taquicardia, insuficiência cardíaca, febre e sintomas semelhantes à tireotoxicose, mas com apresentação exacerbada. Os pacientes devem receber tratamento de suporte em unidade de terapia intensiva.
** Indicados para doença de Graves ou no preparo de pacientes para radioiodoterapia ou cirurgia. Avaliar a função tireoidiana após 4 a 6 semanas até atingir eutireoidismo (geralmente, após 2 a 3 meses). Efeitos colaterais em 1 a 5% dos pacientes: alterações cutâneas, artralgia e agranulocitose. Evitar na crise tireotóxica. Descontinuar o uso após 12 a 24 meses de tratamento.

Ablação com I^{131}

Devem-se suspender fármacos antitireoidianos 3 a 7 dias antes da ablação, e betabloqueadores podem ser mantidos. Avaliar a função tireoidiana a cada 4 a 6 semanas e iniciar reposição com levotiroxina para manter eutireoidismo. Não indicado se houver suspeita de malignidade no nódulo. Também deve ser considerado como terapia inicial quando se deseja o controle definitivo e rápido do hipertireoidismo, como em pacientes cardiopatas e idosos.

Doença de Graves

Há suscetibilidade determinada por fatores genéticos, ambientais e endógenos. É responsável por 60 a 80% dos casos de hipertireoidismo.

Pode ocorrer concomitante à síndrome poliglandular autoimune (anemia perniciosa, vitiligo, diabetes melito tipo 1, doença de Addison e lúpus eritematoso sistêmico), porém é mais frequentemente associada à alopecia areata, miastenia *gravis* e doença celíaca.

Cursa com bócio difuso, oftalmopatia, acropaquia tireóidea e, ocasionalmente, dermopatia infiltrativa; no entanto, em até 30% dos casos não se consegue palpar a tireoide. Nas fases iniciais, pode ocorrer aumento isolado de T3.

Ao exame laboratorial, verifica-se a presença de autoanticorpos contra receptores de TSH (TRAb), que ativam a síntese e a secreção hormonais. A cintilografia da tireoide com iodo radioativo e padrão difuso de captação é útil no diagnóstico diferencial da causa da tireotoxicose.

Remissão pode ocorrer em até 50% dos casos, principalmente em pacientes com doença de longa duração, bócio volumoso e níveis elevados de T3 (> 500 ng/dℓ).

Durante monitoramento, nos 6 primeiros meses, avaliar T4 livre e T3 mensalmente; então, após o primeiro ano de remissão, anualmente. O TSH pode permanecer suprimido por semanas.

Nódulos tireoidianos

À palpação, é possível encontrar nódulos solitários em 6 a 10% dos idosos. Acima dos 65 anos, 50% dos indivíduos costumam apresentar nódulos à ultrassonografia. Recomenda-se a ultrassonografia cervical em todos os pacientes com um ou mais nódulos tireoidianos e também:

- Avaliação da função tireoidiana: dosagem de TSH e, caso suprimido, complementar com T4 e T3 livre
- Cintilografia da tireoide: quando TSH suprimido. Uma vez detectado nódulo tireoidiano hiperfuncionante (nódulo quente), não há necessidade de punção aspirativa com agulha fina (PAAF), pois raramente são malignos
- PAAF: para nódulos acima de 1 cm ou com características sugestivas de malignidade e também nos casos de história clínica de risco.

Considera-se risco aumentado de malignidade quando há crescimento rápido do nódulo, fixação a estruturas adjacentes, nódulo endurecido, paralisia da corda vocal ipsilateral, associação com linfonodomegalia cervical, história familiar de câncer de tireoide ou pregressa de irradiação local. As características ultrassonográficas associadas a maior risco de malignidade são: hipoecogenicidade, microcalcificações, margens irregulares, fluxo sanguíneo intranodular aumentado ao Doppler, aumento do diâmetro anteroposterior em relação ao transverso em nódulos não palpáveis.

BIBLIOGRAFIA

Fitzgerald PA. Current Medical Diagnosis & Treatment. New York: Lange; 2018.

Freitas EV, Py L. Tratado de Geriatria e Gerontologia. 4.ed. Rio de Janeiro: Guanabara Koogan; 2016.

Maia AL, Ward LS, Carvalho GA, Graf H. Nódulos de tireoide e câncer diferenciado de tireoide: consenso brasileiro. Arq Bras Endocrinol Metab. 2007;51(5):867-93.

Martins MA. Manual do residente de clínica médica. Barueri: Manole; 2015.

Neves C, Alves A, Delgado JL, Medina JL. Doença de Graves. Florianópolis: ArquiMed; 2008.

Sociedade Brasileira de Endocrinologia e Metabologia. Consenso Brasileiro para Diagnóstico e Tratamento do Hipertireoidismo: Recomendações do Departamento de Tireoide da Sociedade Brasileira de Endocrinologia e Metabologia. Arq Bras Endocrinol Metab. 2013;57:3.

Tamhane S, Gharib H. Thyroid nodule update on diagnosis and management. Clin Diabetes Endocrinol. 2016;2:17.

32 Diabetes Melito

Júlia de Carvalho Galiano • Ana Beatriz Galhardi Di Tommaso

INTRODUÇÃO

O diabetes melito (DM) decorre do déficit absoluto ou relativo de insulina e cursa com hiperglicemia. Existem dois subtipos:

- DM tipo 1: caracteriza-se, em geral, por perda de peso, poliúria, polidipsia e hiperglicemia graves. Está associado à presença de autoanticorpos antidescarboxilase do ácido glutâmico (anti-GAD) e a comprometimento imunológico gradativo das células betapancreáticas [diabetes autoimune latente do idoso (LADA)]. Embora esse subtipo possa ocorrer em qualquer idade, costuma ser mais comum na infância e na adolescência
- DM tipo 2: ocorre geralmente em indivíduos acima de 45 anos e tem incidência crescente com o passar da idade, podendo estar associado à síndrome metabólica, à falência das células betapancreáticas e à resistência insulínica. Com curso assintomático, a enfermidade, muitas vezes, só é diagnosticada quando há complicações micro ou macrovasculares que impactam na qualidade de vida e reduzem a sobrevida.

Idosos com diabetes correm mais risco de polifarmácia, perda funcional, dano cognitivo, depressão, incontinência urinária, quedas e dor persistente.

RASTREAMENTO

Idosos podem apresentar valores de glicemia sérica normais durante o jejum, mas de glicemia pós-prandial elevados em decorrência da ausência de pico precoce de insulina endógena e menor massa muscular corporal. Deve-se proceder com o rastreamento populacional a cada 3 anos, a partir dos 45 anos de idade.

Para indivíduos com fatores de risco adicionais [índice de massa corporal (IMC) ≥ 25, hipertensão arterial sistêmica, sedentarismo, dislipidemia, história familiar de DM em parentes de primeiro grau, diabetes gestacional, síndrome do ovário policístico e acantose *nigricans*], recomenda-se acompanhamento anual.

DIAGNÓSTICO

Os critérios diagnósticos para DM estão listados no Quadro 32.1.

Quadro 32.1 Critérios diagnósticos do diabetes melito.

Critérios	DM tipo 2	Pré-diabetes (alta probabilidade de desenvolver DM tipo 2)
Glicemia após 8 h de jejum	≥ 126 mg/dℓ	100 a 125 mg/dℓ
Glicemia 2 h após ingestão de 75 g de glicose	≥ 200 mg/dℓ	140 a 199mg/dℓ
Hemoglobina glicada	≥ 6,5%	5,7 a 6,4%
Glicemia aleatória	> 200 mg/dℓ + POLIS	–

Obs.: deve-se considerar dois resultados sugestivos em duas ocasiões diferentes antes de fechar o diagnóstico.
POLIS: poliúria, polidipsia e perda de peso inexplicada.

Importante observar que idosos robustos podem ser diagnosticados pela dosagem da glicemia sérica e/ou da hemoglobina glicada e, em caso de testes inconclusivos, existe a possibilidade de solicitar a curva glicêmica. Todavia, não se aconselha avaliar idosos frágeis por meio dela.

A avaliação do controle glicêmico deve se basear em condições clínicas, interações medicamentosas, efeitos colaterais, risco de hipoglicemia, expectativa de vida, funcionalidade e contexto social; ou seja, o tratamento e o planejamento são individualizados (Quadro 32.2 e Figura 32.1). Os métodos para monitoramento do controle glicêmico incluem:

Quadro 32.2 Metas glicêmicas de acordo com as características do idoso.

Características do idoso	Hemoglobina glicada	Glicemia pré-prandial	Glicemia ao deitar
Saudável e funcional	< 7,5%	90 a 130 mg/dℓ	90 a 150 mg/dℓ
Múltiplas comorbidades, comprometimento funcional ou cognitivo leve a moderado	< 8%	90 a 150 mg/dℓ	100 a 180 mg/dℓ
Comorbidades graves, comprometimento funcional ou cognitivo importante e expectativa de vida limitada	< 8,5%	100 a 180 mg/dℓ	110 a 200 mg/dℓ

Adaptada de ADA, 2018.

- Glicemia de jejum
- Hemoglobina glicada: 2 vezes/ano no caso de estabilidade glicêmica; em caso de alterações no tratamento ou idosos de difícil controle, monitorar até 4 vezes/ano
- Automonitoramento domiciliar: indicado para idosos capazes de se automonitorar. Pode ser útil a pacientes que usam medicações que podem causar hipoglicemia (p. ex., insulina)
- Frutosamina: mostra os níveis da glicose nas últimas 3 semanas.

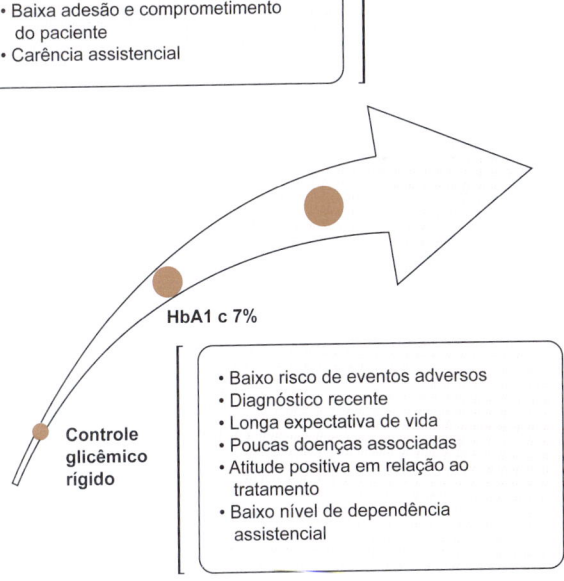

Figura 32.1 Controle glicêmico de acordo com o contexto clínico do paciente.

TRATAMENTO

Pacientes idosos com diabetes podem cursar com obesidade sarcopênica e estar expostos à desnutrição. A perda de peso pode aumentar a morbimortalidade, por isso, merece avaliação e prescrição de dieta adequada. Pacientes frágeis são mais suscetíveis a intercorrências como hipoglicemia, hipotensão e interações medicamentosas no caso de polifarmácia. O tratamento não medicamentoso do DM inclui:

- Mudança de estilo de vida
- Plano de atividade física individualizado
- Perda de peso cautelosa
- Combate ao tabagismo
- Desencorajamento do uso de álcool
- Tratamento de outras comorbidades.

Pode-se investir em mudança de estilo de vida antes de iniciar a terapêutica farmacológica por 3 a 6 meses, principalmente no caso de pré-diabetes.

O Quadro 32.3 apresenta os principais medicamentos utilizados para tratamento do DM.

Insulina

Aplicar insulina requer habilidade e treino. Portanto, ao optar por ela é importante considerar aspectos físicos, mentais, visuais e sociais. A dose titulada, de acordo com os alvos glicêmicos, deve evitar hipoglicemia.

Usar insulina basal [*neutral protamine hagedorn* (NPH), glargina ou degludeca] 1 vez/dia é uma boa opção para idosos. Aplicações múltiplas diárias pode ser complexo para aqueles com diversas comorbidades, expectativa de vida limitada e funcionalidade reduzida. O uso de insulina pode ser precoce no caso de hiperglicemia marcada ou estado hiperosmolar. O Quadro 32.4 apresenta as doses recomendadas das principais insulinas.

Se a hiperglicemia se mantiver, adicionar uma nova dose de NPH, caso esta tenha sido a opção inicial, antes do café da manhã, ou introduzir insulinas de ação curta ou ultrarrápida, se a hiperglicemia for pós-prandial. Recomenda-se o monitoramento domiciliar da glicemia capilar.

Quadro 32.3 Tratamento medicamentoso do diabetes melito.

Classe farmacológica	Mecanismo de ação	Vantagens	Desvantagens
Biguanidas			
Metformina 500 a 850 mg/dia com aumento progressivo (dose máxima 2.550 mg/dia)	Reduz a produção hepática de glicose e a resistência periférica à insulina	Não contribui para ganho de peso, apresenta baixo risco de hipoglicemia, reduz eventos e mortalidade cardiovascular, tem baixo custo	Sintomas gastrintestinais, possibilidade de acidose láctica e deficiência de vitamina B12. Risco para pacientes com cirrose hepática, insuficiências renal e cardíaca. Suspender na sepse ou se for usar contraste iodado
Sulfonilureias			
Glicazida (segunda geração) 30 a 120 mg/dia	Aumentam a liberação de insulina pelo pâncreas	Reduzem risco microvascular, têm baixo custo	Não indicadas nas insuficiências renal ou hepática, apresentam risco de hipoglicemia (mesmo a segunda ou a terceira geração) e contribuem para ganho de peso
Glimeperida (terceira geração) 4 a 8 mg/dia			
Inibidores da dipeptidil peptidase-4			
Sitagliptina 50 a 100 mg/dia	Aumentam a concentração do GLP1 e a secreção de insulina, reduzem secreção de glucagon	Não apresentam risco de hipoglicemia, têm associação neutra com ganho de peso, mostram boa tolerância gastrintestinal. Podem ser usados em associação com outros antidiabéticos orais ou com a insulina	Relatos de urticária e edema, faringite, náuseas, cefaleia, pancreatite. Segurança a longo prazo desconhecida. Ajuste pela função renal
Vildagliptina 50 a 100 mg/dia			
Saxagliptina 2,5 a 5 mg/dia			
Linagliptina 5 mg/dia			

(continua)

Quadro 32.3 (Continuação) Tratamento medicamentoso do diabetes melito.

Classe farmacológica	Mecanismo de ação	Vantagens	Desvantagens
Glitazona			
Pioglitazona 15 a 45 mg/dia em dose única	Aumenta a sensibilidade periférica à insulina	Não apresenta risco de hipoglicemia, aumenta o HDL-C, reduz os triglicerídios, pode ser usada como terceiro medicamento, associada à metformina e à sufonilureia	Retenção líquida, ganho de peso, risco aumentado para insuficiência cardíaca e fratura osteoporótica. Necessário monitorar transaminases. Contraindicada para hepatopatia
Glinidas			
Nateglinida 120 mg por refeição	Aumentam a secreção pancreática de insulina pós-prandial	Bom controle na hiperglicemia pós-prandial	Necessário suspender a tomada caso não se realize a refeição, têm risco baixo de hipoglicemia, contribuem para ganho de peso, não são indicadas nas insuficiências hepática ou renal avançadas
Repaglinida 0,5 a 2 mg por refeição			
Inibidores da alfaglicosidase			
Acarbose 25 a 300 mg/dia	Alentecimento da digestão e absorção de carboidratos	Causa hipoglicemia apenas raramente, reduz glicemia pós-prandial, protege de eventos cardiovasculares no pré-diabetes	Efeito modesto na hemoglobina glicada, flatulência, dor abdominal e diarreia. Contraindicada em doença inflamatória intestinal, obstrução, cirrose e se creatinina > 2 mg/dℓ

(continua)

Quadro 32.3 *(Continuação)* Tratamento medicamentoso do diabetes melito.

Classe farmacológica	Mecanismo de ação	Vantagens	Desvantagens
Agonistas do receptor GLP-1			
Liraglutida 0,6 a 1,8 µg/dia, 1 vez/dia	Ativam o receptor GLP-1, aumentam a secreção de insulina dependente de glicose, reduzem produção de glucagon, lentificam o esvaziamento gástrico e aumentam a saciedade	Raramente causam hipoglicemia, contribuem para perda de peso, têm menor pico pós-prandial de glicose, reduzem fatores de risco cardiovasculares. Podem ser associados com redução de eventos e mortalidade cardiovasculares. Administrados em monoterapia ou associados com hipoglicemiantes orais	Apresentam sintomas gastrintestinais e risco de pancreatite aguda, aumentam a frequência cardíaca, são injetáveis e têm alto custo
Exenatida 5 ou 10 µg, 2 vezes/dia			
Inibidores da enzima SGLT-2			
Dapagliflozina (10 mg/dia)	Impedem a reabsorção renal proximal de glicose	Apresentam baixo risco de hipoglicemia, reduzem a pressão arterial	Risco aumentado para infecções genituinárias e depleção de volume. Não indicada na insuficiência renal moderada a grave
Empagliflozina (10 ou 25 mg/dia)			

GLP-1: peptídeo semelhante a glucagon 1 (do inglês, *glucagon-like peptide-1*); SGLT-2: cotransportador sódio-glicose 2 (do inglês, *sodium/glucose cotransporter 2*).

Quadro 32.4 Dosagem sugerida das insulinas.	
Insulina	**Sugestão de dosagem**
Ação intermediária	
NPH	10 UI/dia ou 0,3 a 0,4 UI/kg/dia, ao deitar Ajustes na dose a cada 3 ou 4 dias
Análogos de longa duração	
Glargina e detemir	10 a 20 UI ao deitar Ajustes na dose a cada 3 ou 4 dias
Análogo de ação ultralonga	
Degludeca	10 UI Ajustes na dose a cada 3 ou 4 dias
Análogos de ação rápida	
Lispro e asparte	4 UI/dia ou 0,1 UI/kg/dia ou 10% da dose de insulina basal Iniciar com aplicação antes da maior refeição diária
Ação curta	
Regular	4 UI/dia ou 0,1 UI/kg/dia ou 10% da dose de insulina basal

NPH: *neutral protamine hagedorn*.

COMPLICAÇÕES

As principais complicações do idoso com diabetes são:

- Hipoglicemia: atentar para sintomas como tontura, fraqueza, *delirium* e confusão mental. Cuidado para risco aumentado de quedas, fraturas e trauma cranioencefálico
- Retinopatia diabética: rastrear também catarata e glaucoma (mais usual no idoso diabético) e fazer fundoscopia anualmente
- Nefropatia diabética: rastrear microalbuminúria anualmente e avaliar creatinina sérica
- Pé diabético: causa importante de morbidade e lesões secundárias ao comprometimento vascular e neuropático. Avaliar os pés em toda consulta médica e orientar quanto à profilaxia de lesões.

CUIDADOS NO FIM DA VIDA

Caso o idoso com diabetes esteja estável, deve-se manter terapêutica habitual e evitar hipoglicemia. Traz pouco benefício monitorar hemoglobina glicada.

Se apresentar falência orgânica, evitar a hipoglicemia. No DM tipo 1, devem-se reduzir as aplicações de insulina conforme a aceitação oral. No DM tipo 2, é necessário descontinuar fármacos que podem causar hipoglicemia e permitir valores glicêmicos no limite superior.

Caso o paciente tenha DM tipo 2 e esteja na fase final da vida, é razoável descontinuar todos os medicamentos conforme a não aceitação da dieta oral. No DM tipo 1 não há consenso; pode-se manter uma dose de insulina basal com intenção de evitar as complicações da hiperglicemia.

BIBLIOGRAFIA

American Diabetes Association (ADA). Standards of Medical Care in Diabetes – 2018. Diabetes Care. 2018;41(Suppl 1):s55-s64.

Freitas EV, Py L. Tratado de geriatria e gerontologia. 4.ed. Rio de Janeiro: Guanabara Koogan; 2017.

Halter JB, Ouslander JG, Studenski S, High KP, Asthana S, Supiano MA *et al.* Hazzard's Geriatric Medicine and Gerontology. 7.ed. Nova York: McGraw-Hill Education; 2017.

Martins MA. Manual do residente de clínica médica. Barueri: Manole; 2015.

Tommaso ABG. Geriatria: guia prático. Rio de Janeiro: Guanabara Koogan; 2016.

Sociedade Brasileira de Diabetes. Conduta terapêutica no diabetes tipo 2: Algoritmo SBD 2017. São Paulo: Sociedade Brasileira de Diabetes; 2017.

Sociedade Brasileira de Diabetes. Diretrizes da Sociedade Brasileira de Diabetes 2014-2015. São Paulo: AC Farmacêutica; 2015.

33 Asma

Jane Érika Frazão Okazaki • Flavio Arbex

INTRODUÇÃO

Asma é uma doença heterogênea, caracterizada geralmente por inflamação crônica das vias aéreas. Manifesta-se por episódios recorrentes de sibilância, dispneia, aperto no peito e tosse, particularmente à noite e pela manhã ao despertar. Está associada à hiper-responsividade das vias aéreas inferiores e à limitação variável ao fluxo aéreo, reversível espontaneamente ou com tratamento.

A asma é uma enfermidade comum, afeta 1 a 18% da população em diferentes países. No Brasil, a prevalência estimada varia de 5 a 10% da população e representa cerca de 2,5% das internações no país.

Os sintomas variam ao longo do tempo e de intensidade, podendo ser desencadeados por fatores como: exercício, exposição a alergênios ou irritantes, variações climáticas e infecções respiratórias virais. Alguns fenótipos são mais comuns:

- Asma alérgica: fenômeno reconhecido mais facilmente. Em geral, começa na infância e está associado a história pessoal ou familiar de eczema, rinite alérgica e alergia a alimentos ou medicações. Antes do tratamento, o exame de escarro induzido destes pacientes evidencia com frequência inflamação eosinofílica da via aérea. Esse grupo costuma responder bem ao tratamento com corticosteroides inalados (ICS)
- Asma não alérgica: alguns adultos têm asma não relacionada com alergia. O perfil celular do escarro desses pacientes pode ser neutrofílico, eosinofílico ou conter apenas algumas células inflamatórias (paucigranulocíticas). Esse grupo costuma responder menos ao ICS
- Asma tardia: alguns adultos, principalmente mulheres, apresentam o primeiro episódio de asma na vida adulta. Esses pacientes tendem a ser não alérgicos e, muitas vezes, requerem doses mais altas de ICS ou são refratários ao tratamento com corticosteroides
- Asma com limitação fixa do fluxo aéreo: pacientes com asma de longa duração podem ter limitação fixa do fluxo de ar, possivelmente decorrente de remodelamento das paredes das vias aéreas
- Asma com obesidade: alguns pacientes obesos com asma apresentam sintomas respiratórios proeminentes e pequena inflamação eosinofílica das vias aéreas.

DIAGNÓSTICO

Os critérios diagnósticos para asma em adultos são apresentados no Quadro 33.1 e na Figura 33.1.

Quadro 33.1 Critérios diagnósticos para asma em adultos.	
Condições	**Critérios**
História de sintomas respiratórios	
Sibilância, falta de ar, aperto no peito e tosse	Mais de um sintoma respiratório (em adultos, a tosse isolada raramente decorre da asma). Os sintomas: ▪ Variam ao longo do tempo e de intensidade ▪ São, muitas vezes, piores à noite ou ao acordar ▪ Desencadeiam-se, geralmente, por exercício, risos, alergênios e ar frio ▪ Costumam aparecer ou piorar com infecções virais
Limitação ao fluxo de ar variável confirmada	
Variabilidade excessiva da função pulmonar* documentada (um ou mais testes a seguir)	Quanto maiores as variações, mais confiável o diagnóstico
Limitação de fluxo de ar* documentada	Deve ocorrer, pelo menos, uma vez durante o processo diagnóstico. Quando o VEF_1 for baixo, deve-se confirmar redução do VEF_1/CVF (normalmente > 0,75 a 0,80 em adultos)
Teste de reversibilidade de BD positivo* (mais provável que resulte positivo caso se evite o BD antes do teste: SABA ≥ 4 h, LABA ≥ 15 h)	Aumento do VEF_1 > 12% e > 200 mℓ da linha de base 10 a 15 min após 200 a 400 µg de salbutamol ou equivalente (mais confiável se o aumento for > 15% e > 400 mℓ)
Variabilidade excessiva do PFE, realizado 2 vezes/dia, durante 2 semanas*	Variação diária média do PFE > 10%**
Aumento significativo da função pulmonar após 4 semanas de tratamento anti-inflamatório	Aumento do VEF_1 > 12% e > 200 mℓ (ou $PFE^\dagger$ > 20%) da linha de base após 4 semanas de tratamento, infecções respiratórias externas
Teste de exercício positivo*	Queda no VEF_1 > 10% e > 200 mℓ da linha de base

(continua)

Quadro 33.1 (*continuação*) Critérios diagnósticos para asma em adultos.	
Condições	**Critérios**
Limitação ao fluxo de ar variável confirmada	
Teste de desafio bronquial positivo (realizado geralmente apenas em adultos)	Queda no $VEF_1 \geq 20\%$, com doses padrão de metacolina ou histamina, ou $\geq 15\%$, com hiperventilação padronizada, inalação de solução salina hipertônica ou manitol
Variação excessiva da função pulmonar entre as consultas* (menos confiável)	Adultos: variação no $VEF_1 > 12\%$ e > 200 mℓ entre as visitas, fora do período de infecções respiratórias

BD: broncodilatador; SABA: beta2-agonista de curta ação (broncodilatador); LABA: agonista dos receptores beta2-adrenérgicos de longa ação (broncodilatador); VEF_1: volume expiratório forçado no primeiro segundo; PFE: pico de fluxo expiratório (*peak flow*).
* Teste pode ser repetido durante os sintomas ou no início da manhã.
** Calcula-se a variabilidade diurna do PFE a partir do pico de fluxo expiratório, 2 vezes/dia, da seguinte maneira: [(maior PFE do dia – menor PFE do dia)/média do (maior PFE do dia + menor PFE do dia)], durante 1 semana.
° Para mensurar o PFE, deve-se utilizar sempre o mesmo medidor, pois o PFE pode variar em até 20% em diferentes aparelhos.
Adaptado de Global Initiative for Asthma, 2017.

O diagnóstico diferencial de asma em adultos e idosos deve ser feito com as condições apresentadas no Quadro 33.2.

Quadro 33.2 Diagnóstico diferencial de asma em adultos e idosos.	
Condição	**Sintomas**
Disfunção de cordas vocais	Dispneia e estridor
Hiperventilação, respiração disfuncional	Tonturas, parestesias, suspiros
Doença pulmonar obstrutiva crônica	Tosse, escarro, dispneia durante o esforço, tabagismo ou exposição nociva
Bronquiectasias	Tosse produtiva, infecções recorrentes
Insuficiência cardíaca	Dispneia com esforço, sintomas noturnos
Tosse relacionada à medicação	Tratamento com inibidor de enzima conversora de angiotensina (IECA)
Doença intersticial	Dispneia com esforço, tosse não produtiva
Embolismo pulmonar	Início repentino da dispneia, dor torácica
Obstrução aérea central	Dispneia, não responde aos broncodilatadores

Adaptado de Global Initiative for Asthma, 2017.

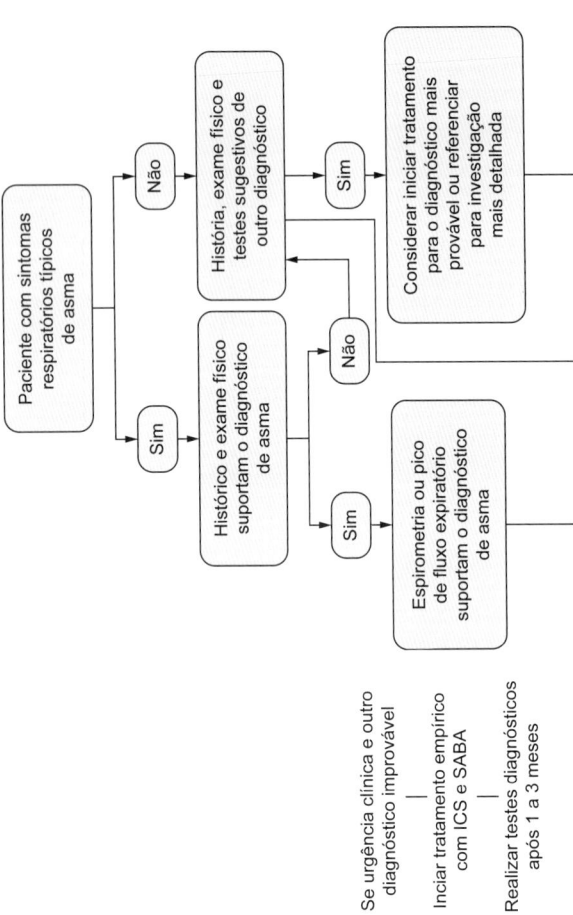

Figura 33.1 Diagnóstico de asma na prática clínica. ICS: corticosteroide inalatório; SABA: beta2-agonista de curta ação. Adaptada de Global Initiative for Asthma, 2017. (*continua*)

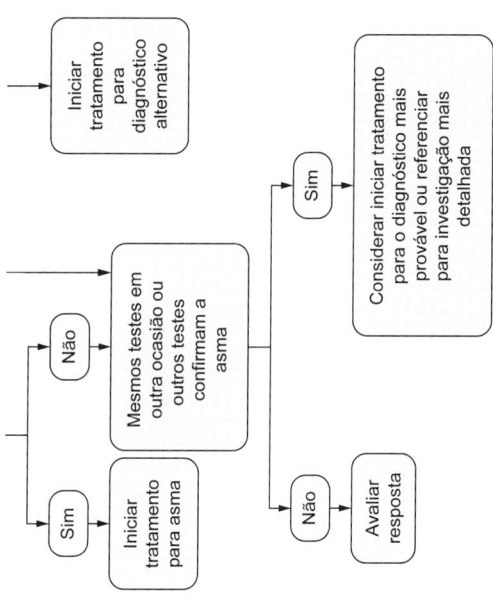

Figura 33.1 (*Continuação*) Diagnóstico de asma na prática clínica. ICS: corticosteroide inalatório; SABA: beta2-agonista de curta ação. Adaptada de Global Initiative for Asthma, 2017.

AVALIAÇÃO

A asma não é um diagnóstico frequente em idosos, em parte pela má percepção do paciente sobre a limitação de seu fluxo de ar, pelo entendimento da dispneia como "normal" na velhice, pela falta de aptidão física e pela atividade reduzida. A presença de outras comorbidades também dificulta o diagnóstico. Os sintomas de sibilância, falta de ar e tosse exacerbados durante o exercício ou à noite também podem ser causados por doenças cardiovasculares, como insuficiência ventricular esquerda, comuns nessa faixa etária. História cuidadosa e exame físico, associados a eletrocardiograma e radiografia de tórax, podem auxiliar no diagnóstico. Também são úteis a medida do peptídio natriurético atrial (BNP) e a avaliação da função cardíaca com ecocardiografia. Em idosos com história de tabagismo ativo ou passivo, deve-se considerar o diagnóstico de doença pulmonar obstrutiva crônica (DPOC) ou sobreposição de asma e DPOC. As estratégias utilizadas para avaliação e controle de sintomas são apresentadas no Quadro 33.3.

Quadro 33.3 Avaliação do controle da asma em adultos.

Avaliação do controle de sintomas	Nível de controle de sintomas		
Nas últimas 4 semanas	Bem controlado	Parcialmente controlado	Não controlado
Sintomas diurnos de asma mais de 2 vezes/semana	Nenhum desses sintomas	1 ou 2 sintomas	3 ou 4 sintomas
Passar, pelo menos, uma noite acordado em virtude da asma			
Necessidade de medicação para aliviar sintomas mais de 2 vezes/semana (exceto antes de exercício)			
Qualquer limitação de atividade em virtude da asma			
Fatores de risco para desfechos negativos na asma			
Avaliar fatores de risco durante o diagnóstico e de tempos em tempos, especialmente nos pacientes com exacerbações. Medir VEF_1 no início do tratamento, após 3 a 6 meses de terapêutica e, então, periodicamente			
Fatores de risco para exacerbações independentes e potencialmente modificáveis			
• Sintomas respiratórios não controlados • Altas doses de SABA (associadas com aumento da mortalidade) • Uso inadequado ou ausência da prescrição de ICS, baixa adesão, técnica inalatória incorreta			

(continua)

Quadro 33.3 (Continuação) Avaliação do controle da asma em adultos.

- Baixo VEF$_1$ (principalmente se < 60% do predito)
- Problemas psicossociais
- Exposição a fumo e alergênios
- Comorbidades: obesidade, rinossinusite, alergia alimentar
- Muco com eosinofilia ou eosinofilia sérica
- Gravidez

Apresentar um ou mais desses fatores aumenta o risco de exacerbações mesmo se os sintomas estiverem controlados

Outros fatores de risco independentes

- Admissão na UTI decorrente da necessidade de intubação endotraqueal por asma
- Mais de uma exacerbação em 12 meses

Fatores de risco para limitação fixa do fluxo aéreo

- Atraso para iniciar o tratamento com ICS
- Exposição: tabagismo, ocupação, toxinas
- Baixo VEF$_1$ inicial, hipersecreção crônica, muco com eosinofilia

Fatores de risco em caso de reação adversa ao tratamento

- Sistêmicos: uso frequente de corticosteroide oral, altas doses de ICS, uso de inibidores de P450 (ritonavir, cetoconazol, itraconazol)
- Locais: altas doses de ICS, técnica inalatória inadequada

ICS: corticosteroide inalatório; SABA: beta2-agonista de curta duração; VEF$_1$: volume expiratório forçado no primeiro segundo.
Adaptado de Global Initiative for Asthma, 2017.

Gravidade

É avaliada retrospectivamente a partir do nível de tratamento necessário para controlar os sintomas e as exacerbações (Quadro 33.4). Pode ser investigada quando o paciente estiver controlado há vários meses em decorrência do tratamento ou após *step down* (para achar o nível mínimo e efetivo de tratamento). A gravidade da asma não é uma característica estática e pode mudar ao longo de meses ou anos.

Quadro 33.4 Avaliação da gravidade da asma.

Asma leve

Bem controlada com ICS de baixa dose, antagonistas dos receptores de leucotrienos ou cromonas

Asma moderada

Bem controlada com baixa dose ICS/LABA

(continua)

Quadro 33.4 (*Continuação*) Avaliação da gravidade da asma.
Asma grave
Requer alta dose de ICS/LABA ou permanece sem controle apesar do tratamento Embora possa ser difícil tratar pacientes com asma não controlada em virtude de terapêutica inadequada, problemas persistentes, como aderência, ou comorbidades, por exemplo, rinossinusite crônica ou obesidade, definição de asma grave deve ser reservada a pacientes com asma refratária e resposta incompleta ao tratamento de comorbidades

ICS: corticosteroide inalatório; LABA: agonista dos receptores beta2-adrenérgicos de longa ação.
Adaptado de Global Initiative for Asthma, 2017.

TRATAMENTO

Objetiva manter as atividades normais de vida diária (Figura 33.2), minimizar o risco de exacerbações e propiciar limitação fixa do fluxo aéreo e efeitos colaterais.

Tratamento farmacológico

As opções farmacológicas para tratamento a longo prazo enquadram-se nas seguintes categorias principais:

- Manutenção: reduzem a inflamação das vias aéreas, controlam os sintomas e diminuem os riscos futuros, como exacerbações e declínio na função pulmonar
- Resgate: são fornecidos a todos os pacientes para aliviar sintomas agudos, inclusive durante o agravamento da asma ou exacerbações. Também são recomendados para prevenir, a curto prazo, broncoespasmo induzido por exercício. Reduzir e, idealmente, eliminar a necessidade de tratamento para causar alívio dos sintomas consiste tanto em um objetivo importante no manejo da asma como em uma medida que garante o sucesso do tratamento
- Terapias adicionais: considerados quando os pacientes apresentam sintomas persistentes e/ou exacerbações apesar do tratamento otimizado com dose alta de medicamentos de controle [geralmente ICS e um agonista dos receptores beta2-adrenérgicos de longa ação (LABA)] e terapêutica de fatores de risco modificáveis.

O Quadro 33.5 apresenta os tratamentos recomendados para controlar os sintomas da asma, e o Quadro 33.6, as doses recomendadas para ICS.

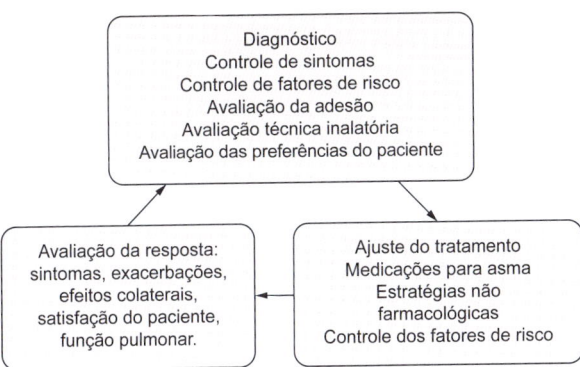

Figura 33.2 Ciclo de manejo da asma. Adaptada de Global Initiative for Asthma, 2017.

Quadro 33.5 Escala de tratamento para controlar os sintomas da asma (stepwise).

Step 1	Step 2	Step 3	Step 4	Step 5
Estratégia de primeira escolha				
–	Baixa dose de ICS	Baixa dose de ICS/LABA**	Dose moderada a alta de ICS/LABA	Dose alta ICS/LABA e considerar adição de tiotrópio, anti-IgE, anti-IL5
Outras opções				
Considerar baixa dose de ICS	LTRA	Dose moderada a alta de ICS ou baixa dose de ICS + LTRA	Considerar tiotrópio, alta dose de ICS + LTRA	Adicionar corticosteroide oral
Resgate				
SABA, conforme necessário	SABA, conforme necessário, ou baixa dose de ICS/formoterol			

ICS: corticosteroide inalatório; LABA: agonista dos receptores beta2-adrenérgicos de longa ação; anti-IgE: anti-inibidores de imunoglobulina E; anti-IL5: anti-interleucina 5; LTRA: antagonista de receptor de leucotrieno; SABA: beta2-agonista de curta ação. Adaptado de Global Initiative for Asthma, 2017.

Quadro 33.6 Doses de corticosteroides inalatórios.

Fármaco	Dose diária (µg)		
	Baixa	Moderada	Alta
Beclometasona	100 a 200	> 200 a 400	> 400
Budesonida	200 a 400	> 400 a 800	> 800
Fluticasona	100 a 250	> 250 a 500	> 500
Mometasona	110 a 220	> 220 a 440	> 440
Triancinolona	400 a 1.000	> 1.000 a 2.000	> 2.000

Adaptado de Global Initiative for Asthma, 2017.

Tratamento da asma em idosos

É preciso considerar a minimização do risco e o impacto de comorbidades, assim como a falta de habilidade do paciente de autogestão. Dados sobre a eficácia de medicamentos para asma nessa faixa etária são limitados porque, com frequência, excluem-se esses pacientes dos principais ensaios clínicos.

Os efeitos colaterais dos beta2-agonistas, como a cardiotoxicidade, e os efeitos colaterais de corticosteroides, como hematomas na pele, osteoporose e cataratas, são mais comuns nos idosos que nos adultos mais jovens. A depuração da teofilina também é reduzida. Devem-se considerar fatores como artrite, fraqueza muscular, visão prejudicada e fluxo inspiratório ao escolher dispositivos inalatórios para pacientes mais velhos e verificar, a cada visita, a técnica de inalação. Pacientes idosos podem ter dificuldades com regimes complexos de medicação, portanto, recomenda-se, se possível, evitar a prescrição de vários dispositivos inalatórios. Pacientes com deficiência cognitiva podem requerer um auxiliar para ajudá-los na administração de seus medicamentos para asma.

ASMA NO PRONTO-SOCORRO

O diagnóstico de asma no pronto-socorro é clínico. No entanto, exames complementares, como a radiografia de tórax e a gasometria arterial, ajudam na classificação da gravidade da doença para avaliar complicações e identificar fatores precipitantes.

Consideram-se pacientes com alto risco de evolução desfavorável os que apresentam: história de intubação ou necessidade de internação em UTI, história de exacerbação grave e de início súbito, má autopercepção dos sintomas, piora clínica rápida, uso de mais de três frascos de beta-agonista por mês, acompanhamento ambulatorial inadequado, comorbidades, hospitalização no último ano, doença psiquiátrica e uso de corticosteroide oral. O Quadro 33.7 descreve uma das formas de classificação da gravidade da crise de asma.

Quadro 33.7 Classificação da gravidade da crise de asma.

Sinais e sintomas	Leve	Moderada	Grave	Parada respiratória iminente
Dispneia	Durante a atividade física	Ao falar	Durante o repouso	Durante o repouso
Frequência respiratória	Aumentada	Aumentada	> 30 irpm	> 30 irpm
Uso de musculatura acessória	Não usa	Usa comumente	Usa sempre	Respiração paradoxal
Ausculta respiratória	Sibilos expiratórios moderados	Sibilos expiratórios difusos	Sibilos inspiratórios e expiratórios difusos	Tórax silente
Frequência cardíaca	< 100 bpm	100 a 120 bpm	> 120 bpm	Bradicardia
Capacidade de falar	Sentenças maiores	Frases curtas	Palavras	Incapaz de falar
Nível de consciência	Normal	Agitado	Agitado	Confuso ou sonolento
Posição corporal	Capaz de deitar	Prefere ficar sentado	Incapaz de deitar	Incapaz de deitar
SpO_2	> 95%	91 a 95%	< 91%	< 91%

SpO_2: saturação de oxigênio no sangue.
Adaptada de Global Initiative for Asthma, 2017.

O uso de beta2-agonistas deve ser prescrito assim que o paciente chegar à emergência porque o benefício se potencializa. Recomendam-se três inalações na primeira hora, com intervalos de 15 a 20 min. Em geral, utiliza-se 10 a 20 gotas de fenoterol ou salbutamol. Nas crises graves, adicionar anticolinérgico, como o ipratrópio (40 gotas). Os corticosteroides sistêmicos podem ser utilizados durante as crises nas doses:

- Hidrocortisona: 100 mg IV a cada 6 h; ou
- Metilprednisolona: 40 mg IV a cada 6 h; ou
- Prednisona: 1 mg/kg/dia.

BIBLIOGRAFIA

Boulet LP, FitzGerald JM, Reddel HK. The revised 2014 GINA strategy report: opportunities for change. Curr Opin Pulm Med. 2015;21(1):1-7.

Global Initiative for Asthma. Global Strategy for Asthma Management and Prevention, 2017. Disponível em: https://ginasthma.org/wp-content/uploads/2017/02/wmsGINA-2017-main-report-final_V2.pdf. Acesso em: 18/04/2019.

Reddel HK, Bateman ED, Becker A, Boulet LP, Cruz AA, Drazen JM *et al*. A summary of the new GINA strategy: a roadmap to asthma control. Eur Respir J. 2015;46:622-39.

Reddel HK, Hurd SS, FitzGerald JM. World Asthma Day. GINA 2014: a global asthma strategy for a global problem. Int J Tuberc Lung Dis. 2014;18 (5):505-6.

Reddel HK, Levy ML. The GINA asthma strategy report: what's new for primary care? NPJ Prim Care Respir Med. 2015;25:15050.

34 Doença Pulmonar Obstrutiva Crônica

Jane Érika Frazão Okazaki • Flavio Arbex

EPIDEMIOLOGIA

A doença pulmonar obstrutiva crônica (DPOC) é prevalente em indivíduos de meia-idade, previamente tabagistas ou submetidos a outras exposições. Associa-se a altos custos e morbimortalidade, constituindo, atualmente, a terceira causa de morte nos EUA.

O principal fator de risco é o tabagismo; porém, em países em desenvolvimento, como o Brasil, outras exposições também têm grande influência na prevalência da enfermidade. Os principais fatores de risco são:[1]

- Tabagismo
- Poeira ocupacional
- Irritantes químicos
- Fumaça de lenha
- Infecções respiratórias graves na infância
- Condição socioeconômica
- Deficiência de alfa-1-antitripsina
- Deficiência de glutamina transferase
- Alfa-1-antitripsina
- Hiper-responsividade brônquica
- Desnutrição
- Prematuridade
- Desequilíbrio protease-antiprotease.

Cerca de 60% dos pacientes com DPOC apresentam doença progressiva, sendo o valor do volume expiratório forçado no primeiro segundo (VEF_1) um dos principais preditores de mortalidade.

O tratamento adequado, no entanto, objetiva reduzir os sintomas, principalmente a dispneia, bem como a frequência e a gravidade das exacerbações, com consequente melhora do estado clínico, da qualidade de vida, da capacidade de exercício e, por fim, da sobrevida.

DEFINIÇÃO

Segundo a Global Initiative for Chronic Obstructive Lung Disease (GOLD 2017)[2], a DPOC é uma doença comum, passível de prevenção e tratável, caracterizada por sintomas respiratórios persistentes e limitação ao fluxo aéreo decorrente de alterações nas vias aéreas e nos alvéolos, causadas por exposições significativas a partículas e gases nocivos.

A GOLD foi criada em 1998 como uma cooperação entre os grupos World Health Organization (WHO) e National Heart, Lung, and Blood Institute (NHLBI), e é uma diretriz revisada periodicamente para diagnóstico e manejo da DPOC. A nova definição da DPOC, trazida na atualização de 2017, visa a incluir o impacto dos sintomas respiratórios e o papel de anormalidades do tecido pulmonar e das vias aéreas no desenvolvimento da doença, assim como alterar os conceitos de DPOC inflamatória e progressiva presentes nas diretrizes anteriores, com objetivo de enfatizar a recomendação do uso preferencial de broncodilatadores, reduzindo corticosteroides.

DIAGNÓSTICO

A espirometria é fundamental para o diagnóstico de DPOC; no entanto, infelizmente, ainda é pouco utilizada, resultando no subdiagnóstico da doença. Seu uso para fins diagnósticos foi revisado para a GOLD 2017 (Figura 34.1), e a classificação passou a se basear apenas nos sintomas e nas exacerbações.

Realiza-se a espirometria antes e após a administração de um broncodilatador para determinar obstrução ao fluxo expiratório, pois o marco da DPOC é essa limitação ser irreversível ou parcialmente reversível. A relação entre o VEF_1 e a capacidade vital forçada (CVF) menor que

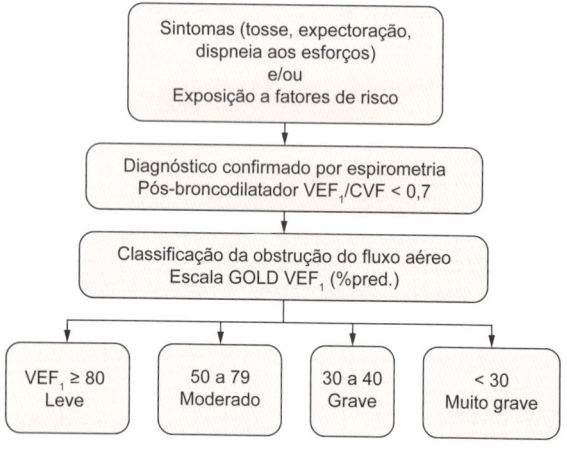

Figura 34.1 Diagnóstico e classificação de DPOC. %pred: porcentagem do predito. Adaptada de GOLD, 2017.[2]

0,70 após a administração de uma medicação inalatória broncodilatadora diagnostica DPOC.[2]

A espirometria pode, ainda, determinar a gravidade da obstrução ao fluxo aéreo e a resposta ao tratamento, bem como avaliar a evolução da doença.

CLASSIFICAÇÃO

A classificação da DPOC em A, B, C ou D baseia-se somente nos sintomas respiratórios e no histórico de exacerbações, ainda conforme a GOLD 2017. A gravidade dos sintomas é avaliada pelo índice desenvolvido por Modified Medical Research Council (mMRC; Quadro 34.1) ou pelo *COPD Assessment Test* (CAT; Quadro 34.2).

Quadro 34.1 Índice de dispneia adaptado do Medical Research Council.

mMRC 0	Falta de ar ao realizar exercício intenso
mMRC 1	Falta de ar quando apressa o passo no plano ou sobe escadas ou inclinação leve
mMRC 2	Precisa parar algumas vezes quando anda no plano ou caminha mais devagar que outras pessoas da mesma idade
mMRC 3	Precisa parar muitas vezes em decorrência de falta de ar quando anda cerca de 100 metros ou após poucos minutos de caminhada no plano
mMRC 4	Falta de ar a ponto de não sair de casa ou precisar de ajuda para se vestir ou tomar banho

Adaptado de Fletcher *et al.*, 1959.[3]

Quadro 34.2 COPD *Assessment Test*.

Nunca tusso	1	2	3	4	5	Tusso sempre
Não tenho expectoração (catarro)	1	2	3	4	5	O meu peito está cheio de expectoração (catarro)
Não sinto aperto no peito	1	2	3	4	5	Sinto bastante aperto no peito
Não sinto falta de ar ao subir uma ladeira ou um lance de escada	1	2	3	4	5	Quando subo uma ladeira ou um lance de escada, sinto bastante falta de ar
Não sinto limitação nas minhas atividades em casa	1	2	3	4	5	Sinto limitação nas minhas atividades em casa
Sinto confiança para sair de casa, apesar da minha doença pulmonar	1	2	3	4	5	Não sinto confiança para sair de casa em virtude de minha doença pulmonar
Soma de pontos						Total:

O estadiamento da gravidade da DPOC baseava-se, até a GOLD 2011, no valor percentual do VEF_1 em relação ao previsto. Entretanto, outros aspectos, como gravidade dos sintomas, risco de exacerbações e comorbidades, são importantes na avaliação do paciente e para prognóstico, de modo que foram incluídos na nova classificação da doença (Figura 34.2). Desse modo, um paciente com VEF_1 de 30% e sem exacerbações, antes classificado como D, passou a ser B, conforme a recomendação de 2017. Essa mudança reflete a importância que as exacerbações têm para as decisões em relação ao manejo terapêutico do paciente.

MANIFESTAÇÕES CLÍNICAS

Deve-se suspeitar e investigar DPOC em pacientes tabagistas atuais ou passados e naqueles com histórico de outras exposições, como fogão a lenha. Tabagistas com elevado número de maços/ano estão sob maior risco. Índices menores que 10 a 15 maços/ano costumam não causar DPOC, enquanto, na maioria dos pacientes, valores maiores que 40 resultam em limitação ao fluxo aéreo na espirometria. As queixas geralmente se caracterizam por início insidioso de dispneia com progressão lenta, sibilância, tosse crônica e produção de expectoração. No entanto, é importante questionar constantemente sobre dispneia, o que pode ser feito utilizando-se as escalas mMRC ou CAT, pois, muitas vezes, os pacientes limitam suas atividades progressivamente, sem perceber o sintoma.

O exame físico pode resultar normal; porém, na doença avançada, evidencia-se aumento do diâmetro anteroposterior do tórax (tórax em tonel) e aumento do tempo expiratório. A ausculta do tórax costuma revelar diminuição do murmúrio vesicular, roncos, sibilos e estertores. A cianose pode aparecer com hipoxemia. No *cor pulmonale*, pode haver edema dos membros inferiores, turgência jugular patológica e congestão hepática. Os pacientes com doença avançada po-

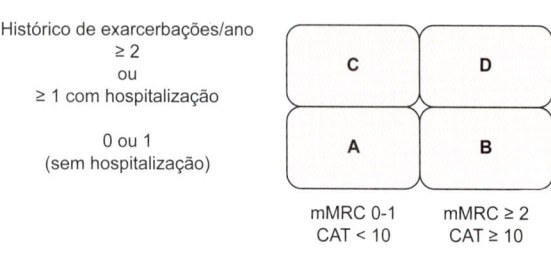

Figura 34.2 Classificação da DPOC pela GOLD 2017. Adaptada de GOLD, 2017.[2]

dem adotar posturas que aliviam a dispneia, como a posição sentada, levemente inclinada para frente, com braços apoiados e semiflexionados sobre a coxa. Pode-se verificar, ainda, retração paradoxal dos espaços intercostais inferiores durante a inspiração (sinal de Hoover) e asteríxis secundário à hipercapnia acentuada.

EXAMES COMPLEMENTARES

Radiografia de tórax

Pode ser normal, especialmente nos estágios iniciais, mas é particularmente útil no diagnóstico diferencial com carcinoma de pulmão, doenças pleurais, bronquiectasias, doença intersticial pulmonar e insuficiência ventricular esquerda. É importante, também, quando há intensificação dos sintomas, para avaliar complicações como pneumotórax ou pneumonia. Os achados típicos são hiperinsuflação pulmonar, achatamento do diafragma, aumento do espaço retroesternal, verticalização do coração e redução das marcas vasculares, porém essas alterações ocorrem apenas em fases avançadas da doença, quando, provavelmente, a espirometria já fez o diagnóstico.

Em pacientes com doença mais grave, a parede das bolhas enfisematosas pode ser vista como finas linhas curvas e o enfisema acentuado identificado como áreas de hipertransparência marcante.

Tomografia computadorizada de tórax

Não é rotineiramente indicada para diagnóstico de DPOC, embora identifique melhor a magnitude e a distribuição do enfisema. É particularmente útil no rastreamento de carcinoma broncopulmonar ou durante as exacerbações, para avaliar complicações, na suspeita de tromboembolismo pulmonar ou na avaliação de paciente candidato à cirurgia de redução de volume pulmonar.

TRATAMENTO

O manejo do paciente com DPOC estável objetiva melhorar os sintomas, aumentar a tolerância ao exercício, melhorar a qualidade de vida, prevenir a progressão da doença, prevenir e tratar as exacerbações e reduzir a mortalidade. As estratégias de tratamento envolvem cessação do tabagismo, redução de fatores de risco, uso de agentes broncodilatadores, reabilitação pulmonar, terapia com oxigênio em casos selecionados, imunização e grupos de suporte.

Cessação do tabagismo

A cessação do tabagismo reduz a tosse e a produção de expectoração na maioria dos pacientes. Além disso, após 10 anos, a taxa de declínio do VEF_1 em pacientes com doença leve ou moderada se iguala à observada em não fumantes. Observa-se, ainda, redução da mortalidade por causas respiratórias e cardiovasculares.

A farmacoterapêutica para minimizar abstinência inclui reposição de nicotina, bupropiona e vareniclina. Deve-se iniciar a bupropiona 7 dias antes da data marcada para cessação do tabagismo e manter por, pelo menos, 12 semanas, embora prolongar o uso possa prevenir recaídas. A medicação também pode atenuar o ganho de peso após interromper o tabagismo. Os efeitos colaterais mais comuns são insônia, agitação, xerostomia e cefaleia. Está contraindicada em pacientes com história de crises convulsivas. As taxas de efeitos colaterais são mais altas se utilizada em associação com reposição de nicotina.

Imunizações

A GOLD 2017 recomenda a vacinação anual contra influenza para todos os pacientes, e as vacinas pneumocócicas conjugada 13-valente (PCV13) e polissacarídica 23-valente (PPSV23) para os pacientes acima de 65 anos. A PPSV23 também é recomendada para pacientes mais jovens portadores de DPOC com comorbidades significativas, como insuficiência cardíaca.

Oxigenoterapia

Em pacientes com hipoxemia persistente, a oxigenoterapia prolongada pode aumentar a sobrevida, reduzir a policitemia e a hipertensão arterial pulmonar e melhorar a função neuropsiquiátrica. Os pacientes com pressão arterial parcial de oxigênio (PaO_2) menor que 56 mmHg e saturação arterial de oxigênio ($SatO_2$) menor que 89% em ar ambiente, durante repouso e em condição de estabilidade, são candidatos a oxigenoterapia. Pacientes com PaO_2 menor que 60 mmHg e $SatO_2$ menor que 90% em ar ambiente com *cor pulmonale* ou policitemia também devem receber esta modalidade terapêutica.

Terapia medicamentosa

A base da terapêutica medicamentosa da DPOC são os broncodilatadores inalatórios (beta2-agonistas e anticolinérgicos). O tratamento, segundo a GOLD, é guiado conforme a classificação nos grupos A, B, C e D.

Pacientes do grupo A devem ser tratados com broncodilatador de curta ou longa ação. A terapia broncodilatadora deve ser mantida caso se observe melhora dos sintomas.

No grupo B, a escolha do broncodilatador [agonista dos receptores beta2-adrenérgicos de longa ação (LABA) ou antagonista muscarínico de longa ação (LAMA)] nos pacientes menos sintomáticos depende da percepção do paciente com relação ao alívio dos sintomas. Pacientes com sintomas persistentes, em monoterapia, devem passar a usar LABA + LAMA. No entanto, aqueles com muita falta de ar já podem iniciar com essa combinação.

A GOLD 2017 trouxe algumas alterações no tratamento, e o corticosteroide inalatório (CI; p. ex., fluticasona) não é mais o medicamento preferencial para pacientes do grupo C, pelo risco de pneumonia associado ao uso do fármaco. A diretriz latino-americana de DPOC aponta o LAMA (tiotrópio), em vez do LABA (salmeterol), como tratamento de primeira linha para esse grupo de pacientes, dadas as evidências de redução da frequência de exacerbações. Contudo, os pacientes com exacerbações persistentes podem se beneficiar da adição de LABA ou do uso combinado de LABA + CI. Não há evidências suficientes para sugerir superioridade de LABA + CI sobre LABA + LAMA, e a tripla terapia não é recomendada.

Nos pacientes do grupo D, por sua vez, a dupla broncodilatação é o tratamento preferencial, pois a combinação LABA + LAMA demonstrou superioridade na prevenção de exacerbações quando comparada ao broncodilatador em monoterapia e a LABA + CI. Todavia, LABA + CI pode ser o tratamento de escolha em pacientes com histórico ou sintomas sugestivos de sobreposição asma/DPOC. Nos pacientes classificados como exacerbadores, apesar do tratamento com LABA + LAMA ou LABA + CI, deve-se instituir a tripla terapia, ainda que não haja evidências suficientes para comparar sua eficácia com o tratamento LABA + LAMA. Caso as exacerbações continuem, mesmo com terapia tripla, recomenda-se considerar a adição de macrolídeo ou roflumilaste ao tratamento de pacientes com VEF_1 menor que 50%. A GOLD 2017 sugere, ainda, retirada do CI caso as exacerbações persistam apesar de seu uso. Essa estratégia também vem ganhando força nos pacientes que estão há mais de 1 ano sem exacerbação. A Figura 34.3 resume as orientações de tratamento da GOLD 2017.

Os LABA mais utilizados são: salmeterol, formoterol, vilanterol e indacaterol. Já os agonistas dos receptores beta2-adrenérgicos de curta ação, como fenoterol e salbutamol, são utilizados como medicação de resgate. Anticolinérgicos inalatórios de curta ação também são usados como medicação de resgate. Os LAMA mais empregados são o tiotrópio e o glicopirônio. O brometo de tiotrópio é um LAMA, mais eficaz que o ipratrópio, com seletividade farmacológica para receptores muscarínicos M1 e M3, o que possibilita sua utilização em dose única diária. O Quadro 34.3 resume as principais medicações utilizadas com doses e efeitos colaterais.

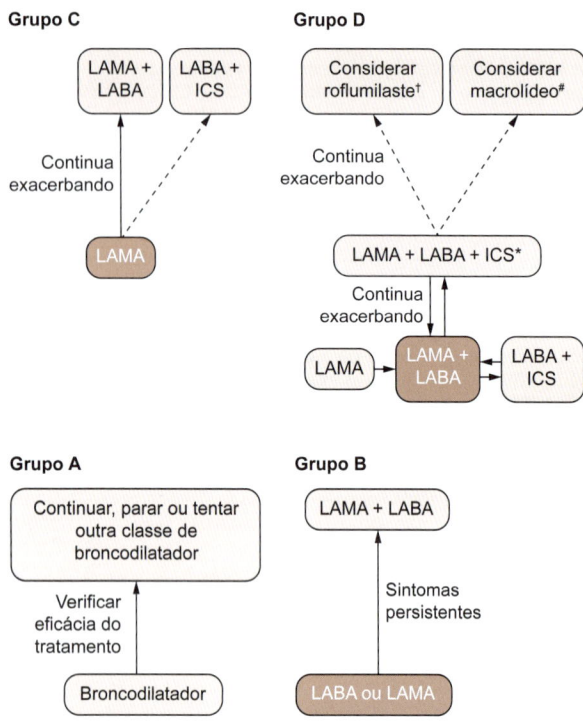

Figura 34.3 Tratamento da DPOC. Em destaque, os tratamentos preferenciais. Adaptada de GOLD, 2017.[2] *Para alguns pacientes com histórico de asma relacionada e alto IgE. [†]Se houver exacerbações com a terapia tripla, considerar adição de inibidor de fosfodiesterase 4 (IPDE4), se VEF_1 < 50% do predito. Se bronquite crônica, considerar adição de antibiótico. [#]Em fumantes.

Quadro 34.3 Medicações comumente utilizadas para DPOC estável.

Medicação	Apresentação/dose/frequência	Efeitos colaterais
Broncodilatadores de curta duração		
Salbutamol (beta2-agonista)	MDI (inalador dosimetrado): 100 µg por inalação (1 a 2 inalações a cada 4 a 6 h) Nebulização: 2,5 mg a cada 4 a 6 h	Palpitações, tremor, taquicardia, reação de hipersensibilidade
Ipratrópio (anticolinérgico)	MDI (inalador dosimetrado): 17 µg por inalação (2 inalações a cada 4 a 6 h) Nebulização: 0,5 mg a cada 6 a 8 h	Boca seca, tosse, borramento visual, reação de hipersensibilidade
Broncodilatadores de longa ação		
Formoterol (beta2-agonista)	Inalatório: 12 µg por inalação ou 20 µg 2 vezes/dia	Vertigem, tremor, faringite, reação de hipersensibilidade
Salmeterol (beta2-agonista)	Inalatório: 50 µg 2 vezes/dia	Cefaleia, tremor, faringite, reação de hipersensibilidade
Indacaterol (beta2-agonista)	Inalatório: 75 µg 1 vez/dia	Tosse, odinofagia, nasofaringite, cefaleia, náuseas, reação de hipersensibilidade
Olodaterol (beta2-agonista – LABA)	Solução para inalação: 2,5 µg 4 µg por *puff* (dose diária 5 µg), 2 *puffs* 1 vez/dia	Nasofaringite, bronquite, *rash* cutâneo, tosse
Tiotrópio anticolinérgico – LAMA)	Inalatório: 18 µg 1 vez/dia	Boca seca, retenção urinária, glaucoma de ângulo fechado, reação de hipersensibilidade
Glicopirrônio anticolinérgico – LAMA	Inalador de pó seco: 50 µg 1 vez/dia	Nasofaringite, coriza, tontura, cefaleia, tosse, odinofagia

(continua)

Quadro 34.3 (Continuação) Medicações comumente utilizadas para DPOC estável.

Medicação	Apresentação/dose/frequência	Efeitos colaterais
Corticosteroides inalatórios		
Fluticasona	Inalador de pó seco: 250 µg 1 a 2 inalações 2 vezes/dia	Odinofagia, disfonia, candidose, cefaleia, reação de hipersensibilidade
Budesonida	Inalador de pó seco: 200 µg 1 a 2 inalações 2 vezes/dia	Nasofaringite, candidose, reação de hipersensibilidade
Associações		
Fenoterol/ipratrópio	Inalatório: 90 µg + 18 µg por inalação, 2 inalações 4 vezes/dia	Considerar os efeitos colaterais listados para cada fármaco isoladamente
Fluticasona/salmeterol	Inalador de pó seco: 250 µg/50 µg 2 vezes/dia	
Formoterol/budesonida	Inalador de pó seco: 12 µg/400 µg 2 vezes/dia	
Vilanterol/fluticasona	Inalador de pó seco: 25 µg/100 µg 1 vez/dia	
Indacaterol/glicopirrônio	Inalador de pó seco: 110 µg/50 µg 1 vez/dia	
Umeclinídeo/vilanterol	Inalador de pó seco: 22 µg/55 µg 1 vez/dia	
Inibidor específico da fosfodiesterase tipo 4		
Roflumilaste	Comprimido 500 µg 1 vez/dia	Depressão, ideação suicida, insônia, hiporexia, perda de peso, diarreia

Adaptada de Freitas e Py, 2016.[4]

REFERÊNCIAS BIBLIOGRÁFICAS

1. Rennard SI. COPD: Overview of Definitions, Epidemiology, and Factors Influencing Its Development. Chest. 1998;113(4):235S-241S.
2. Global Initiative for Chronic Obstructive Lung Disease (GOLD). GOLD 2017 Global Strategy for the Diagnosis, Management and Prevention of COPD. Bethesda: GOLD; 2017.
3. Fletcher CM, Elmes PC, Fairbairn MB, Wood CH. Significance of respiratory symptoms and the diagnosis of chronic bronchitis in a working population. British Medical Journal. 1959;2(5147): 257-66.
4. Freitas EV, Py L. Tratado de Geriatria e Gerontologia. 4.ed. Rio de Janeiro: Guanabara Koogan; 2016.

35 Pneumonias

Julyane Souto Lopes da Silva •
Jane Érika Frazão Okazaki • Flavio Arbex

INTRODUÇÃO

A pneumonia está associada a uma elevada morbimortalidade e é causa frequente de atendimento de emergência e internação hospitalar. A incidência de pneumonia adquirida na comunidade (PAC) aumenta com a idade: estima-se que, na população com mais de 65 anos, seja de 25 a 44 casos por 1.000 habitantes/ano, podendo chegar a 52 casos por 1.000 pessoas, se 85 anos ou mais.

CLASSIFICAÇÃO

Pneumonia adquirida na comunidade
Pneumonia que acomete o indivíduo fora do ambiente hospitalar ou surge nas primeiras 48 h após a admissão hospitalar

Relacionada com os serviços de saúde
Essa classificação foi criada para identificar pacientes com risco aumentado de infecções multirresistentes, por exemplo, aqueles submetidos à terapia enteral ou parenteral, à terapia renal substitutiva, à quimioterapia, ou com curativos para tratamento de feridas até 30 dias antes de adquirir a infecção, hospitalizados nos últimos 90 dias por 2 ou mais dias, imunocomprometidos ou com imobilidade, que tenham tomado antibiótico nos últimos 90 dias ou que estejam usando agentes supressores da acidez gástrica, bem como os residentes de instituição de longa permanência. Os pacientes com infecções relacionadas com os serviços de saúde são mais idosos, apresentam mais comorbidades e infecções (pneumococos resistentes, estafilococos Gram-negativos e bactérias multirresistentes), têm com mais frequência pneumonia aspirativa e pior prognóstico do que os pacientes com PAC.

No entanto, há controvérsias na literatura sobre o seu conceito, bem como preocupação com a maior pressão antibiótica que pode estar envolvida em seu tratamento empírico, uma vez que se trata de população muito heterogênea, e o simples fato de a pneumonia estar relacionada com o serviço de saúde não seria suficiente para identificar o paciente portador ou não de patógeno multirresistente. A probabilidade é de que a infecção por germes multirresistentes esteja mais associada, no caso das infecções relacionadas com os serviços de saúde, à fragilidade do hospedeiro do que ao simples contato com o sistema de saúde

Hospitalar ou nosocomial

Ocorre 48 h ou mais após a hospitalização, associada à nova imagem radiológica e dois dos seguintes sinais: febre, leucocitose ou secreção purulenta. Entretanto, deve-se lembrar de que essas alterações quase nunca estão presentes em pacientes idosos, o que dificulta e retarda o diagnóstico nesse grupo de pacientes. Entre as pneumonias hospitalares, destacam-se as relacionadas com a ventilação mecânica, isto é, aquelas que aparecem 48 a 72 h após a intubação traqueal e o início da ventilação mecânica. Elas têm prevalência aumentada na população idosa.

FATORES DE RISCO

A incidência elevada de PAC na população idosa relaciona-se com uma série de alterações fisiológicas associadas com o envelhecimento, como no trato respiratório (redução do reflexo da tosse e da depuração mucociliar) e no sistema imune; também se associa a situações clínicas, sociais (idade, sexo masculino, saúde bucal deficiente, edentulismo, disfagia, má nutrição, institucionalização), doenças crônicas [diabetes melito, doença pulmonar obstrutiva crônica (DPOC), insuficiências cardíaca e renal crônicas, câncer, demência avançada e doença de Parkinson] e uso de medicamentos (fármacos antipsicóticos, inibidores da bomba de prótons e da enzima conversora de angiotensina). Todos esses fatores não só tornam os idosos mais vulneráveis às infecções, como aumentam o risco de pior desfecho.

Além disso, como existem várias condições relacionadas com o aumento do risco de aspiração em idosos, a colonização pode favorecer o desenvolvimento de pneumonia por meio da microaspiração. Tem-se observado uma porcentagem elevada de microaspirações silenciosas da faringe em pacientes idosos com PAC, chegando a atingir até metade dos pacientes hospitalizados por pneumonia. Os patógenos mais comuns isolados na flora orofaríngea são anaeróbios, cocos Gram-positivos e bacilos Gram-negativos.

ETIOLOGIA

A etiologia da PAC é condicionada por diferentes aspectos: comorbidade, situação funcional basal, gravidade do episódio agudo, tratamento antimicrobiano recebido, contato com o sistema hospitalar ou local de residência. Mesmo em pacientes institucionalizados, o *Streptococcus pneumoniae* é o microrganismo mais frequente na PAC em idosos; já o percentual de bactérias multirresistentes é baixo, mesmo quando estratificado de acordo com o conceito de pneumonia associada a cuidados de saúde.

A pneumonia associada à assistência à saúde inclui pacientes com fatores de risco para *Pseudomonas* e *Staphylococcus aureus* resistente à meticilina (MRSA). De fato, considera-se que esse conceito deve ser revisado e tem-se recomendado uma abordagem etiológica com base no perfil clínico dos pacientes e nos fatores de risco para infecções por esses microrganismos. Por outro lado, a probabilidade de infecção por *Pseudomonas* ou MRSA aumenta na PAC grave.

Nas exacerbações agudas das bronquites crônicas e nas pneumonias associadas à DPOC, os agentes etiológicos mais comuns são *Streptococcus pneumoniae, Haemophilus influenzae* e *Moraxella catarrhalis*.

Em relação à etiologia viral, o vírus influenza e o sincicial respiratório causam maior morbimortalidade em idosos, muitas vezes no contexto de surtos epidêmicos em pacientes institucionalizados.

SINAIS E SINTOMAS

O diagnóstico de pneumonia em pacientes idosos é desafiador porque sua apresentação clínica costuma ser atípica (ausência de anormalidades radiológicas e laboratoriais), com sintomas mais graves e maior mortalidade no longo prazo do que em comparação a pacientes mais jovens. Desse modo, o diagnóstico precoce é importante para reduzir as complicações associadas ao tratamento tardio. Os sinais e os sintomas associados à pneumonia em pacientes idosos são:

- Mais comuns:
  - Mudança aguda no estado funcional
  - Diminuição do apetite
  - Incontinência urinária
  - *Delirium*
  - Quedas
- Menos comuns:
  - Dor torácica pleurítica
  - Tosse
  - Dispneia
  - Febre
  - Leucocitose.

Além de ser considerado um desfecho clínico por si só, o estado funcional também pode prever como será a recuperação clínica, se haverá nova hospitalização ou se há risco de mortalidade. Em pacientes idosos admitidos na unidade de terapia intensiva por qualquer condição aguda, inclusive pneumonia, verificou-se que a mortalidade hospitalar não dependia apenas da gravidade da doença aguda e da idade, mas também de condições preexistentes, como perda de independência funcional, comprometimento cognitivo grave e moderado e baixo índice de massa corporal.

ESTRATIFICAÇÃO DE RISCO

A importância de estratificar a gravidade da pneumonia para tomada de decisão clínica e avaliação prognóstica já é bem estabelecida na literatura médica. O índice mais utilizado é o *Pneumonia Severity Index* (PSI). No cálculo do PSI, devem-se avaliar 20 itens, inclusive fatores demográficos, dados físicos, comorbidades e exame radiológico, para obter cinco classes de risco, cuja recomendação é:

- Classes I a III: tratamento ambulatorial
- Classes III e IV: tratamento hospitalar
- Classe V: tratamento hospitalar com admissão na UTI.

No entanto, uma das principais limitações do PSI é a sua complexidade e dificuldade de obter todos os dados em alguns níveis de atenção. O CURB-65 (Figura 35.1) demonstrou ser útil, com base na avaliação de cinco itens prontamente disponíveis na prática clínica: confusão, ureia, frequência respiratória, pressão arterial e idade.

Evidentemente, os índices ajudam no processo de tomada de decisão, mas devem ser complementados com julgamento clínico. Essas pontuações apresentam vieses na população idosa, particularmente quando se avaliam pacientes muito idosos. Além disso, estudos de diferentes países mostraram que os índices são pouco utilizados pelos médicos na prática clínica, principalmente pelo elevado número de variáveis necessárias para calcular cada pontuação.

Hipoxemia foi validada como critério de entrada para o escore diagnóstico PSI, independentemente da estratificação de risco, e sugeriu-se inclusive o uso de saturações abaixo de 92% como ponto de corte de segurança.

Nos idosos, a importância que as escalas de gravidade conferem à idade biológica pode causar superestimação do risco de alguns pacientes; portanto, outros fatores, como a adesão terapêutica, a ingestão oral correta ou o apoio social e, principalmente, o estado funcional, devem ser considerados.

AVALIAÇÃO DIAGNÓSTICA

O diagnóstico clínico de pneumonia em idosos é complexo. Os sintomas clássicos costumam ser menos frequentes do que em pacientes adultos. Ocasionalmente, as únicas expressões clínicas podem ser queixas inespecíficas, descompensação de doença crônica, quedas, comprometimento funcional, síndrome confusional ou falta de colaboração com os cuidadores. A ausência de febre, hipoxemia ou sintomas respiratórios não permite excluir o diagnóstico de pneumonia.

A radiografia de tórax continua sendo o padrão-ouro no diagnóstico de pneumonia, e aconselha-se solicitar o exame quando houver suspeita clínica, pois possibilita confirmar o diagnóstico, detectar outras doenças ou complicações e ajudar no prognóstico. Em idosos, até 7%

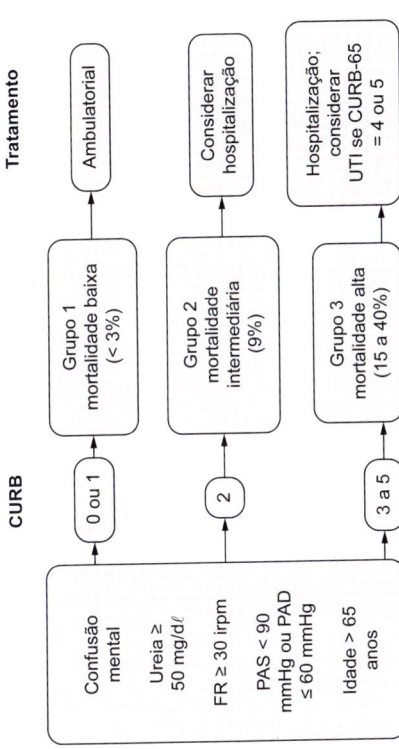

Figura 35.1 CURB-65.

das radiografias iniciais podem resultar em falsos negativos, principalmente em casos de desidratação e neutropenia. Além disso, a sensibilidade da radiografia para o diagnóstico de pneumonia em pacientes acamados é de apenas 65%. Portanto, em casos de alta suspeita em que existe o interesse de confirmar o diagnóstico, pode-se repetir a radiografia de tórax em 24 a 48 h ou mesmo fazer uma tomografia computadorizada torácica.

Com relação aos exames laboratoriais, a resposta inflamatória inadequada decorrente da imunossenescência pode condicionar os resultados, subestimando a gravidade do processo. O uso de marcadores biológicos, como proteína C reativa (PCR), foi generalizado.

A procalcitonina é outro marcador que aumenta a resposta a citocinas pró-inflamatórias de todos os tipos de parênquima. Geralmente, é mais específica para infecção bacteriana ou fúngica e tem como vantagem sua rápida síntese (pico máximo em 6 h). No entanto, estudos em idosos mostram que tem boa especificidade (94%), mas baixa sensibilidade (24% para procalcitonina < 0,5 ng/mℓ), o que seria útil para fazer o prognóstico ou decidir a duração do tratamento, mas não para orientar o início do tratamento com antibiótico.

O diagnóstico microbiológico inclui a coleta de hemoculturas, coloração e cultura de amostras respiratórias, bem como a detecção de antígenos bacterianos de pneumococos e *Legionella*. Deve-se obter duas culturas de sangue (de preferência antes do início do antibiótico) em pacientes com dor pleural e pneumonia grave (admissão em UTI, taquicardia > 125 bpm, taquipneia > 30 rpm ou hipotensão sistólica < 90 mmHg). Sobre o uso da antigenúria pneumocócica no paciente com pneumonia, estudos mostram que são úteis para reduzir o uso de antibióticos de amplo espectro. Sorologias são indicadas às pneumonias muito graves, sem diagnóstico, e àquelas que não respondem ao tratamento antibiótico.

TRATAMENTO

Diversas características relativas aos padrões microbiológicos entre pacientes idosos diferem das dos adultos com PAC, inclusive as taxas mais altas de pneumonia pneumocócica e por influenza e as menores taxas de patógenos atípicos.

Essas considerações são importantes na seleção de agentes antimicrobianos empíricos, seguindo as recomendações das mais recentes diretrizes de prática clínica, que focaram nos fatores de risco resistentes a múltiplos medicamentos, na gravidade das doenças e nos padrões locais de resistência antimicrobiana.

Para pacientes ambulatoriais e internados no hospital, exceto na UTI, são escolhas apropriadas fluoroquinolona respiratória isolada (levofloxacino ou moxifloxacino) ou betalactâmico com macrolídeo. No entanto, vale ressaltar que, recentemente, a Food and Drug Administration (FDA) emitiu uma advertência sobre efeitos colaterais graves associados a medicações antibacterianas à base de fluoroquinolonas, que muitas vezes superam os benefícios em pacientes com sinusite não complicada, bronquite e infecções do trato urinário e para os quais existem outras opções de tratamento. As fluoroquinolonas, portanto, devem ser reservadas para pacientes que não têm outras opções de tratamento.

A avaliação de segurança da FDA mostrou que as fluoroquinolonas, quando usadas sistemicamente (comprimidos, cápsulas ou injeções), estão associadas a efeitos colaterais incapacitantes e potencialmente permanentes, e que podem envolver tendões, músculos, articulações, nervos e sistema nervoso central.

Em doentes internados na UTI, deve-se considerar o tratamento composto por betalactâmico e fluoroquinolona ou macrolídeo. Em pacientes com risco de *Pseudomonas*, recomenda-se combinar piperacilina-tazobactam, cefepima, imipeném ou meropeném com levofloxacino ou ciprofloxacino.

O tempo de administração do antibiótico não está claramente definido. No entanto, as diretrizes recomendam que deve ser iniciado assim que a pneumonia for diagnosticada. Com relação à duração do tratamento, pode ser válido o esquema padrão de 7 a 10 dias, exceto se houver suspeita de infecção por *Pseudomonas*, recomendando-se, neste caso, prolongar o tratamento por 14 dias, mesmo se houver instabilidade clínica persistente, como nos casos de pneumonias cavitadas, de etiologia aspirativa ou causadas por *Legionella* spp. ou *S. aureus*.

Os idosos com PAC geralmente apresentam infecções mais graves e comorbidades, levam mais tempo para alcançar estabilidade clínica e têm PAC com mais frequência. Portanto, entre idosos, é importante individualizar a duração do tratamento em função dos resultados microbiológicos, da orientação etiológica presuntiva, do antibiótico utilizado e da evolução de biomarcadores.

O tratamento empírico da PAC de acordo com a condição clínica é apresentado no Quadro 35.1.

Quadro 35.1 Tratamento empírico da pneumonia.

Tratamento ambulatorial

- Moxifloxacino ou levofloxacino VO
- Amoxicilina ou amoxicilina-clavulanato + macrolídeo (azitromicina ou claritromicina)

Hospitalização

- Cefalosporinas de terceira geração IV (cefotaxima ou ceftriaxona) ou
- Amoxicilina-clavulanato IV + macrolídeo IV (azitromicina ou claritromicina)
- Levofloxacino IV ou VO em monoterapia

(continua)

Quadro 35.1 (*Continuação*) Tratamento empírico da pneumonia.
UTI
- Cefalosporina não antipseudomônica em altas doses (ceftriaxona 2 g/24 h, cefotaxima 2 g/6 a 8 h) IV + macrolídeo (azitromicina 500 mg/dia ou claritromicina 500 mg/12 h) IV
- Levofloxacino IV em altas doses (500 mg/12 h)
Suspeita de aspiração brônquica
- Amoxicilina-clavulanato (com doses de amoxicilina 2 g/8 h) IV
- Cefalosporina de terceira geração + clindamicina IV
- Moxifloxacino ou monoterapia com ertapeném
Suspeita de pseudomonas
- Piperacilina-tazobactam ou cefepima ou carbapenêmico (imipeném ou meropeném) IV + quinolona IV (ciprofloxacino 400 mg/8 h ou levofloxacino 500 mg/12 h)

PREVENÇÃO

Recomenda-se a vacinação anual contra influenza e contra pneumococo (que mostrou ser eficiente na doença pneumocócica invasiva). Atualmente, duas vacinas pneumocócicas estão disponíveis para adultos: a 23-valente (VPP23) e a conjugada proteína-polissacarídio 13-valente (VPC13).

A primeira é composta por partículas purificadas (polissacarídios) das cápsulas de 23 tipos de pneumococos. É indicada para pessoas acima de 60 anos, crianças com mais de 2 anos de idade e portadores de alguma doença crônica (diabetes, enfermidade cardíaca, problemas de imunidade e doença respiratória crônica). Inicia-se com uma dose da VPC13; 6 a 12 meses depois, ministra-se uma dose de VPP23, que é repetida 5 anos mais tarde. Para aqueles que já receberam uma dose de VPP23, recomenda-se o intervalo de 1 ano para a aplicação de VPC13. Então, a segunda dose de VPP23 deve ser feita 5 anos após a primeira, com intervalo de 6 a 12 meses da VPC13. Para os que já receberam duas doses de VPP23, recomenda-se uma dose de VPC13, com intervalo mínimo de 1 ano após a última dose de VPP23. Se a segunda dose de VPP23 foi aplicada antes dos 65 anos, recomenda-se uma terceira dose depois dessa idade, com intervalo mínimo de 5 anos da última.

A gripe é uma doença infecciosa grave causada por três tipos de vírus influenza: A, B e C. Os dois primeiros apresentam maior importância clínica. Estima-se que, em média, o tipo A cause 75% das infecções. O vírus é transmitido por secreções respiratórias, podendo também sobreviver algumas horas em diversas superfícies. A partir do contato com um doente ou com uma superfície contaminada, o vírus pode penetrar pela via respiratória, causando lesões pulmonares, que podem ser graves e mesmo fatais, se não tratadas a tempo.

Os sintomas mais comuns são febre alta e dores intensas no corpo, dor de cabeça (podendo ser até confundida com dengue), obstrução nasal, coriza, tosse e complicações, como otites, sinusites e até pneumonia, com ou sem infecção bacteriana secundária.

A vacina da gripe é composta por diferentes cepas do vírus *Myxovirus infuenzae* inativados, fragmentados e purificados, cultivados em ovos embrionados de galinha. Por conter vírus inativados e fragmentados, não é capaz de causar a doença. É indicada para pacientes de 6 meses a 5 anos de idade, gestantes, idosos acima de 60 anos, professores, profissionais de saúde e para pessoas com doenças crônicas. A única contraindicação são os pacientes com reação anafilática (alergia grave) conhecida ao ovo.

A vacinação contra influenza reduz o risco de infecções por influenza e mortalidade em pacientes idosos, e, apesar das preocupações em relação à proteção e à segurança da vacina em imunocomprometidos, existe consenso de que tanto a vacina contra influenza como aquela contra pneumococo devem ser recomendadas.

Outras medidas preventivas são abstenção do tabagismo e higiene bucal correta, que mostrou um nível de evidência 1A na prevenção da PAC.

BIBLIOGRAFIA

Alzaabi A, Marras TK. Management of community-acquired pneumonia in older adults. Geriatr Aging. 2005;8(1):18-27.

Avni T, Shiver-Ofer S, Leibovici L, Tacconelli E, DeAngelis G, Cookson B et al. Participation of elderly adults in randomized controlled trials addressing antibiotic treatment of pneumonia. J Am Geriatr Soc. 2015;63(2):233-43.

Dang TT, Majumdar SR, Marrie TJ, Eurich DT. Recurrent pneumonia: a review with focus on clinical epidemiology and modifiable risk factors in elderly patients. Drugs and Aging. 2014;32(1):13-9.

Faverio P, Aliberti S, Bellelli G, Suigo G, Lonni S, Pesci A et al. The management of community-acquired pneumonia in the elderly. Eur J Intern Med. 2014;25(4):312-9.

Freitas EV, Py L. Tratado de geriatria e gerontologia. 4.ed. Rio de Janeiro: Guanabara Koogan; 2016.

González-Castillo J, Martín-Sánchez FJ, Llinares P, Menéndez R, Mujal A, Navas E et al. Guidelines for the management of community acquired pneumonia in the elderly patient. Rev Esp Quimioter. 2014;27(1):69-86.

Ishida T. Treatment of pneumonia in the elderly. Japanese J Chest Dis. 2013;72(5):491-501.

Isturiz R, Webber C. Prevention of adult pneumococcal pneumonia with the 13-valent pneumococcal conjugate vaccine: CAPiTA, the community-acquired pneumonia immunization trial in adults. Hum Vaccines Immunother. 2015;11(7):1825-7.

Palmu AA, Saukkoriipi A, Snellman M, Jokinen J, Torkko P, Ziegler T et al. Incidence and etiology of community-acquired pneumonia in the elderly in a prospective population-based study. Scand J Infect Dis. 2014;46(4):250-9.

Petrosillo N, Cataldo MA, Pea F. Treatment options for community-acquired pneumonia in the elderly people. Expert Rev Anti Infect Ther 2015;13(4):473-85.

Pflug MA, Wesemann T, Heppner HJ, Thiem U. Risiko-scores zur ambulant erworbenen Pneumonie bei älteren und geriatrischen Patienten. Z Gerontol Geriatr 2015;48(7):608-13.

Torres A, Blasi F, Peetermans WE, Viegi G, Welte T. The aetiology and antibiotic management of community-acquired pneumonia in adults in Europe: a literature review. Eur J Clin Microbiol Infect Dis. 2014;33(7):1065-79.

Van Werkhoven CH, Bonten MJ. The Community-Acquired Pneumonia Immunization Trial in Adults (CAPiTA): what is the future of pneumococcal conjugate vaccination in elderly? Future Microbiol. 2015;10(9):1405-13.

Índice Alfabético

A

Ablação com I^{131}, 290
Acarbose, 298
Acatisia, 217
Acidente vascular cerebral e exercício físico, 36
Ácido(s)
– acetilsalicílico, 43
– graxos essenciais, 142
– nicotínico, 264
– zoledrônico, 155
Acinesia, 211
Acuidade visual e auditiva, 44
Agentes pró-cinéticos, 124
Agitação, 196, 199
Agomelatina, 190, 199
Agonistas do receptor GLP-1, 299
Agressividade, 196
Albumina, 20
Alendronato, 155
Alginato de cálcio, 141
Alimentação, 4
Alisquireno, 228
Alprazolam, 185, 207
Alteração do ciclo sono-vigília, 196
Alucinação visual, 196
Amantadina, 214
Amilorida, 227, 243
Amitriptilina, 190
Aneurisma de aorta abdominal, 44
Anlodipino, 228
Anorexia, 74
Ansiedade, 183, 196
Antagonista(s)
– da aldosterona, 243, 245
– do sistema renina-angiotensina-aldosterona, 228, 229
Anti-inflamatórios não hormonais ou corticosteroides, 290
Anticolinesterásicos, 102, 198
Anticonvulsivantes, 199, 207
Antidepressivos, 77, 189, 190, 192, 198, 206

– tricíclicos 190, 192, 199
Antimaláricos, 280
Antioxidantes, 89
Antipsicóticos, 103
Apatia, 195, 199
Apixabana, 178
Apneia obstrutiva do sono, 185
Apoio unipodal, 29
Arritmia cardíaca, 251
Articulações, 268
– ATM, 269
– coluna, 268
– joelhos, 268
– mãos, 268
– ombros, 269
– pés, 268
– quadril, 268
Artrite reumatoide, 273
– diagnóstico, 274
– prognóstico, 281
– quadro clínico, 274
– tratamento, 277
Asma, 303
– alérgica, 303
– avaliação, 308
– com obesidade, 303
– gravidade, 309
– não alérgica, 303
– no pronto-socorro, 312
– tardia, 303
– tratamento, 310
– – em idosos, 312
– – farmacológico, 310
Ataxias, 218
Atenolol, 229, 290
Atividade(s)
– básicas de vida diária, 27
– de lazer, 4
– física, 4, 33, 41
– sexual, 4
Atrofia de múltiplos sistemas, 210
Audição, 7
Avaliação

– antropométrica, 15
– clínica, 3
– cognitiva, 7
– da velocidade de marcha, 47
– de marcadores bioquímicos, 19
– dietética, 16
– do consumo alimentar, 16
– do humor, 8
– dos domínios cognitivos, 83
– física, 27
– – apoio unipodal, 29
– – força de preensão manual, 30
– – *Functional Reach Test*, 29
– – marcha estacionária, 30
– – *One Leg Balance*, 29
– – sentar e levantar em 30 s, 28
– – *Short Physical Performance Battery*, 28
– – *Step Test*, 30
– – teste de alcance funcional, 29
– – *Timed Up & Go Test*, 27
– funcional, 8
– geriátrica ampla, 3
– – clínica, 3
– – cognitiva, 7
– – do humor, 8
– – funcional, 8
– – sensorial, 7
– – social, 52
– – socioambiental, 8
– médica pré-participativa, 37, 38
– nutricional, 15
– – antropométrica, 15
– – dietética, 16
– – exames bioquímicos, 19
– – miniavaliação nutricional, 20
– – obesidade sarcopênica, 24
– sensorial, 7
– social, 51
– – avaliação geriátrica ampla, 52
– – entrevista social, 51
– socioambiental, 8
Azatioprina, 280

B

Benzodiazepínicos, 98, 103, 185, 199
Biguanidas, 297
Biofeedback, 114
Biperideno, 214
Bisfosfonato, 159
Bisoprolol, 229, 242, 243
Bloqueador(es)
– beta-adrenérgicos, 243, 245
– de canal de cálcio, 228
– dos receptores da angiotensina, 245
Boca seca, 74
Bradicinesia, 211
Bromazepam, 185
Bromocriptina, 214
Broncodilatadores, 320
– de curta duração, 323
– de longa ação, 323
Budesonida, 324
Bumetamina, 243
Bupropiona, 190
Buspirona, 185

C

Cálcio, 17, 153
Câncer
– colorretal, 45
– de colo uterino, 44
– de mama, 44
– de pele, 45
– de próstata, 45
– de pulmão, 45
Candesartana, 229, 242
Captopril, 229, 242
Carbamazepina, 199
Caregiver Burden Scale, 53
Carvedilol, 229, 242, 243
Ciclosporina, 280
Circunferência(s), 16
– abdominal, 17
– da panturrilha, 17
– do braço, 17
Citalopram, 190, 199
Clonazepam, 185, 204
Clortalidona, 227, 243
Colagenase, 142
Colapso aéreo, 202
Colesterol total, 20
Coma mixedematoso, 287, 288
Comportamento desinibido, 196
Cones vaginais, 114
Confusion Assessment Method, 95, 96
Constipação intestinal, 121
– avaliação, 122
– causas, 121
– complicações, 122
– tratamento, 123
Controle

– de infecção, 139
– glicêmico, 295
COPD Assessment Test, 317
Coreia, 218
Critérios Beers, 63

D

Dabigatrana, 178
Dapagliflozina, 299
Deficiência
– de niacina, 87
– de vitamina B_{12}, 86
Déficit
– auditivo, 7
– cognitivo, 8
Degeneração corticobasal, 86, 210
Delirium, 63, 91, 99
– causas de, 94
– classificação, 95
– complicações, 102
– diagnóstico, 95
– etiologia, 91
– hiperativo, 95
– hipoativo, 95
– incontinência urinária, 112
– misto, 95
– não classificado, 95
– nível de consciência alterado, 97
– prognóstico, 102
– quadro clínico, 94
– tratamento, 98
– – farmacológico, 103
– – não farmacológico, 102
Demência, 8, 80, 99, 212
– avançada, 89
– decorrente do HIV, 87
– e exercício físico, 36
– frontotemporal, 85, 196
– por corpúsculos de Lewy, 85, 196, 210
– rapidamente progressiva, 81
– semântica, 85
– vascular, 85, 196
Depressão, 8, 99 183, 185, 196
Desvenlafaxina, 190
Diabetes melito, 44, 293
– complicações, 300
– cuidados no fim da vida, 300
– diagnóstico, 294
– rastreamento, 293
– tipo 1, 293
– tipo 2, 293
– tratamento, 296
Difosfato de cloroquina, 280
Digitálicos, 244, 245
Digoxina, 244
Diltiazem, 228
Discinesia, 217
Disfagia, 75
Disgeusia, 74
Dislipidemias, 43, 259
Disosmia, 74
Distonias, 217
Distúrbio do sono, 112
Diuréticos, 227, 245
– de alça, 227, 243
– poupador de K, 227
– tiazídicos, 227, 243
– tiazídicos-*like*, 227
Doença(s)
– cardiorrespiratórias, 36
– da tireoide, 283
– de Alzheimer, 7, 85, 210
– de Creutzfeld-Jacob, 87
– de Graves, 291
– de Huntington, 210, 218
– de Parkinson, 209
– – e exercício físico, 36
– de Wilson, 210
– estruturais cardiopulmonares, 251
– neurológica, 185
– osteoarticulares e exercício físico, 36
– pulmonar obstrutiva crônica, 185, 315
– – classificação, 317
– – definição, 315
– – diagnóstico, 316
– – epidemiologia, 315
– – exames complementares, 319
– – manifestações clínicas, 318
– – tratamento, 319
Domínio cognitivo, 83
Donepezila, 88
Duloxetina, 190

E

Ecocardiograma, 239
Eletrocardiograma, 238
Eletroconvulsoterapia, 192
Empagliflozina, 299
Enalapril, 229, 242
Enemas, 124

Entacapone, 214
Erro médico, 61
Escala
– de atividades
– – básicas de vida diária, 11, 12
– – instrumentais de vida diária, 12
– de depressão geriátrica, 8, 11, 76
– de Zarit, 53
Escitalopram, 190
Escore
– de mobilidade, 27
– Marcha Estacionária (*Step Test*), 30
– sentar e levantar em 30 s, 29
Espiritualidade, 13
Espirometria, 316
Espironolactona, 227, 243
Estatinas, 263
Estimulação
– cerebral profunda (DBS), 215
– elétrica, 114
Estrogênio/progesterona, 157
Etilismo, 4, 42
Exames bioquímicos, 19
Exenatida, 299
Exercício físico, 33
– atividade física, 33
– comorbidades, 37
– modalidades de exercício, 33
– recomendações de exercícios, 33
– – aeróbios, 34
– – de equilíbrio e coordenação, 35
– – de flexibilidade, 35
– – de fortalecimento muscular, 34
– pélvicos de Kegel, 114
Expectativa de vida em idosos, 46
Ezetimiba, 263

F

Fatores de risco de quedas, 6
Febre amarela, vacina, 42
Fenoterol/ipratrópio, 324
Fibratos, 264
Fluência verbal, 8, 10
Fluticasona, 324
Força de preensão manual, 30, 31
Formoterol, 321, 323
Fragilidade, 4
Fratura de fêmur, 175
– classificação, 175
– diagnóstico, 176
– fatores de risco, 175
– prevenção, 177
– tratamento, 176
Fratura de quadril, 175
Freezing, 211
Função executiva, 79
Funcional Reach Test, 29
Furosemida, 227, 243

G

Gabapentina, 207
Galantamina, 88
Glicazida, 297
Glicopirrônio anticolinérgico, 323
Glimeperida, 297
Glinidas, 298
Glitazona, 298

H

Hábito(s)
– alimentar, 18
– de vida, 4
Haloperidol, 103
Hepatite
– A, vacina, 42
– B, vacina, 42
Herpes-zóster, vacina, 43
Hiato auscultatório, 221
Hidralazina, 244
Hidroclorotiazida, 227, 243
Hidrocoloide, 143
Hidrocortisona, 288
Hidrofibras, 143
Hidrogel, 143
Hidropolímeros, 144
Hidroxicloroquina, 280
Hiperatividade do detrusor, 112
Hipercapnia, 201
Hipertensão arterial 7, 43, 219
– avaliação complementar, 222
– definição, 219
– do avental branco, 221
– exame físico, 222
– fisiopatologia, 220
– mascarada, 221
– mecanismo, 220
– pseudo-hipertensão, 221
– sistêmica, 221
– sistólica isolada, 221
– tratamento, 222

Hipertireoidismo, 288, 289, 290
Hipoglicemia, 300
Hipotensão
– ortostática, 221, 249, 250
– pós-prandial, 221, 253
Hipotireoidismo, 86, 283
– subclínico, 286
Hipoxemia, 201
Histórico da queda, 6

I

Iatrogenias, 61
– diagnóstica, 62
– fatores de risco, 61
– por ocorrência, 62
– prevenção, 63
– terapêutica, 62
– tipos de, 62
Ibandronato, 155
Imunizações, 42, 320
– dupla tipo adulto (dT), 43
– febre amarela, 42
– hepatite
– – A, 42
– – B, 42
– herpes-zóster, 43
– influenza sazonal, 42
– pneumocócica, 42
Incontinência
– fecal, 117
– – causas, 117
– – tratamento, 117
– urinária, 4, 109
– – avaliação inicial, 109
– – causas reversíveis de, 111
– – classificação, 110
– – de esforço, 112
– – de urgência, 112
– – estabelecida, 112
– – funcional, 113
– – mista, 113
– – por transbordamento, 113
– – transitória ou reversível, 110
– – tratamento, 113
Indacaterol, 321, 323
Indapamida, 227, 243
Índice
– de dispneia, 317
– de massa corporal, 16
Influenza sazonal, vacina, 42

Inibidores
– adrenérgicos, 229, 230, 231
– da alfaglicosidase, 298
– da dipeptidil peptidase-4, 297
– da enzima
– – conversora da angiotensina, 245
– – SGLT-2, 299
– da neprilisina, 244, 246
– da PCSK9, 264
– do nó sinusal, 244
Insônia, 199, 205
– aguda, 205
– crônica, 205
– psicofisiológica, 205
– secundária, 205
Instabilidade postural, 211
Insuficiência cardíaca, 237
– classificação, 239
– diagnóstico, 238
– etiologia, 237
– fisiopatologia, 237
– tratamento, 239
– – farmacológico, 241
– – não farmacológico, 239
Insulina, 296, 300
– asparte, 300
– degludeca, 300
– detemir, 300
– glargina, 300
– lispro, 300
– NPH, 300
– regular, 300
Ipratrópio, 323
Ivabradina, 244, 246

L

Laxante(s)
– estimulantes, 123
– formadores de massa, 123
– lubrificante, 124
– osmóticos, 123
Leflunomida, 280
Lesão por pressão, 131
– sistema de classificação, 133
– – em membranas mucosas, 134, 137
– – estágio 1, 133, 134
– – estágio 2, 133, 135
– – estágio 3, 133, 135
– – estágio 4, 133, 136
– – não classificável, 134, 136

– – nutrição, 139
– – prevenção e cuidados, 138
– – relacionada a dispositivo médico, 134, 137
– – terapias adjuvantes, 141
– – tissular profunda, 134, 137
Levodopa, 214, 215
Levotiroxina, 286, 288
Linagliptina, 297
Liraglutida, 299
Lisinopril, 242
Lorazepam, 103, 185, 199, 207
Losartana, 229, 242

M
Marcha, 6
– estacionária, 30
– festinante, 211
Massa
– de gordura aumentada, 24
– muscular reduzida, 24
Medicações neurolépticas, 98
Megestrol, 77
Melatonina, 204, 207
Memantina, 88, 198
Memória, 79
– de trabalho, 83
– episódica, 83
– recente não verbal, 84
– recente verbal, 84
– semântica, 84
Metformina, 297
Metilfenidato, 199
Metimazol, 290
Metolazona, 243
Metoprolol, 229
Miniavaliação nutricional, 5, 20, 21, 22, 74
Miniexame do estado mental, 8, 9
Mirtazapina, 190, 199, 206
Mononitrato de isossorbida, 244

N
Nateglinida, 298
Náuseas, 75
Nebivolol, 229
Nefropatia diabética, 300
Nifedipino, 228
Nitrendipino, 228
Nódulos tireoidianos, 291

Nortriptilina, 190
Nutrição artificial, 77

O
Obesidade sarcopênica, 24
Olanzapina, 103, 199
Olmesartana, 229
Olodaterol, 323
Ômega-3, 264
One leg balance, 29
Osteoartrite, 267
– classificação, 267
– diagnóstico, 269
– primária, 267
– prognóstico, 272
– quadro clínico, 268
– secundária, 267
– tratamento, 270
Osteoporose, 44, 147
– avaliação, 151
– classificação, 147
– diagnóstico, 150
– fisiopatologia, 147
– primária, 147
– quadro clínico, 150
– secundária, 148
– tratamento, 152
– – farmacológico, 153
– – não farmacológico, 153
Oxigenoterapia, 320

P
Papaína, 143
Paralisia supranuclear, 86, 210
Parkinsonismo, 217
– atípico, 210
– primário, 209
– secundário, 209
– tipo heredodegenerativo, 210
– tipo Parkinson-plus, 210
Paroxetina, 190
Pé diabético, 300
Pelagra, 87
Perda
– de massa óssea, 148, 149
– de peso involuntária, 73
– – avaliação clínica, 74
– – avaliação cognitiva, 76
– – etiologia, 73
– – tratamento, 76

Perda ponderal, 15
Perindopril, 242
Perturbação motora, 196
Peso corporal, 15
Pioglitazona, 298
Pneumonias, 327
– adquirida na comunidade, 327
– associada à assistência à saúde, 329
– avaliação diagnóstica, 330
– classificação, 327
– estratificação de risco, 330
– etiologia, 328
– fatores de risco, 328
– hospitalar, 328
– nosocomial, 328
– prevenção, 334
– sinais, 329
– sintomas, 329
– tratamento, 332
Polifarmácia, 6
Poliúria noturna, 112
Pramipexole, 214
Praxias, 84
Pregabalina, 199, 207
Prevenção de doenças, 41
Procalcitonina, 332
Propiltiouracila, 290
Propranolol, 229, 290
Prótese auditiva, 7
Protetores pélvicos, 166
Pseudo-hipertensão, 221
Pseudodemência, 87
Psicoestimulantes, 199
Psicose(s), 99, 196

Q
Quedas, 6, 161
– avaliação, 163
– complicações, 172
– exame físico, 164
– fatores de risco, 161
– prevenção de quedas, 166
– tratamento, 166
Quetiapina, 103, 199, 206

R
Radiografia de tórax, 238, 319
Ramipril, 229, 242
Ranelato de estrôncio, 157
Rastreamento de doenças, 41

– crônicas não neoplásicas, 43
– neoplásicas, 44
Recordatório de 24 h, 16
Registro do consumo alimentar, 16
Remoção de tecido inviável, 140
Repaglinida, 298
Resinas, 263
Retinopatia diabética, 300
Risendronato, 155
Risperidona, 103, 199
Rivaroxabana, 178
Rivastigmina, 88
Roflumilaste, 324

S
Sacubitril, 244, 246
Salbutamol, 323
Salmeterol, 321, 323
Sarcopenia, 24, 68
Saxagliptina, 297
Selegilina, 214
Sentar e levantar em 30s, 28
Sertralina, 190, 199
*Short Physical Performance
    Battery*, 28, 165
Síncope, 249
– causas, 249
– diagnóstico, 253
– estratificação de risco, 256
– reflexa, 249
– vasovagal, 252
Síndrome
– da apneia obstrutiva do sono, 201
– da fragilidade, 67
– – alterações
– – – imunológicas, 68
– – – neuroendócrinas, 68
– – critérios diagnósticos, 69
– – diagnóstico diferencial, 70
– – exames complementares, 69
– – fisiopatologia, 68
– – incidência, 67
– – prevenção, 71
– – tratamento, 71
– da imobilidade, 127
– – causas, 127
– – consequências, 128
– – diagnóstico, 127
– – prevenção e abordagem, 129
– das pernas inquietas, 202

– de Godot, 196
– de Willis-Ekbom, 202
– demenciais, 80
– síncope-*like*, 252
Sitagliptina, 297
Sobrecarga do cuidador, 52
Sono REM, 204
Step test, 30
Succinato de metoprolol, 242, 243
Sulfadiazina de prata, 143
Sulfassalazina, 280
Sulfonilureias, 297
Suporte
– financeiro, 52
– nutricional, 77
– social, 52
– – afetivo, 52
– – formal, 52
– – informal, 52
– – informativo, 52
– – instrumental, 52
– – material, 52
Supositórios, 124

T

Tabagismo, 4, 41
Teriparatida, 158
Teste
– de alcance funcional, 29, 164
– de velocidade de marcha, 6, 28
– do desenho do relógio, 8, 10
– do sentar e do levantar, 6, 28
– do sussurro, 7
– Romberg, 28
– semitandem, 28
– tandem, 28
Timed Up & Go Test, 6, 27
Tiotrópio anticolinérgico, 323
Tireoidopatias, 44
Toxina botulínica, 115
Transferrina, 20
Transtorno(s)
– amnéstico, 79
– comportamental do sono REM, 204
– de ansiedade generalizada, 183
– de humor, 79
– do movimento, 209
– do sono, 201
– neurocognitivos maiores, 79
Trazodona, 192, 199, 206
Treinamento, 33
– vesical, 114
Tremor(es), 211, 215
– essencial, 217
– fisiológicos exacerbados, 217
– psicogênico, 217
Triantereno, 243

U

Umeclinídeo/vilanterol, 324

V

Vacinação, 4
Vacinas
– contra *influenza*, 335
– da gripe, 335
– dupla tipo adulto (dT), 43
– febre amarela, 42
– hepatite
– – A, 42
– – B, 42
– herpes-zóster, 43
– influenza sazonal, 42
– pneumocócica, 42
Valsartana, 229, 242, 244, 246
Vasodilatadores, 244, 245
Venlafaxina, 190
Verapamil, 228
Vilanterol, 321
Vilanterol/fluticasona, 324
Vildagliptina, 297
Vitamina
– D, 153
– E, 89
Vômitos, 75
Vortioxetina, 190

Z

Ziprasidona, 103
Zolpidem, 207

ROTAPLAN
GRÁFICA E EDITORA LTDA

Rua Álvaro Seixas, 165
Engenho Novo - Rio de Janeiro
Tels.: (21) 2201-2089 / 8898
E-mail: rotaplanrio@gmail.com

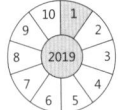